Ginecologia
Ambulatorial

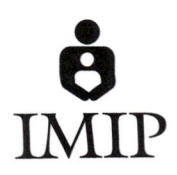

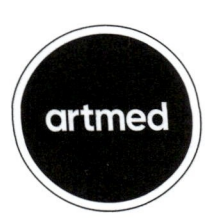

IMIP

artmed

NOTA

A medicina é uma ciência em constante evolução. À medida que novas pesquisas e a própria experiência clínica ampliam o nosso conhecimento, são necessárias modificações no tratamento e na farmacoterapia. Os autores desta obra consultaram as fontes consideradas confiáveis, em um esforço para oferecer informações completas e, geralmente, de acordo com os padrões aceitos à época da publicação. Entretanto, tendo em vista a possibilidade de falha humana ou de alterações nas ciências médicas, os leitores devem confirmar estas informações com outras fontes. Por exemplo, e em particular, os leitores são aconselhados a conferir a bula de qualquer medicamento que pretendam administrar, para se certificar de que a informação contida neste livro está correta e de que não houve alteração na dose recomendada nem nas contraindicações para o seu uso. Essa recomendação é particularmente importante em relação a medicamentos novos ou raramente utilizados.

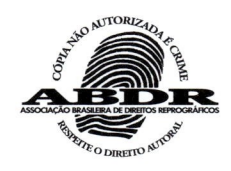

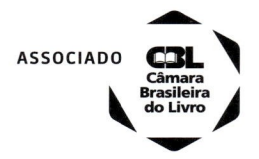

G492 Ginecologia ambulatorial : guia para o cuidado da saúde ao longo do ciclo vital / Organizadoras, Flávia Anchielle, Glaucia Guerra. – Porto Alegre : Artmed, 2025.
xii, 260 p. : il. color. ; 25 cm.

ISBN 978-65-5882-271-4

1. Medicina – Ginecologia. I. Anchielle, Flávia. II. Guerra, Glaucia.

CDU 618.1

Catalogação na publicação: Karin Lorien Menoncin – CRB 10/2147

Ginecologia Ambulatorial

GUIA PARA O CUIDADO DA SAÚDE
AO LONGO DO CICLO VITAL

ORGANIZADORAS

FLÁVIA ANCHIELLE
GLAUCIA GUERRA

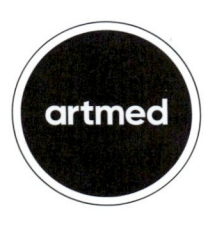

artmed

Porto Alegre
2025

© GA Educação Ltda., 2025.

Coordenador editorial: *Alberto Schwanke*
Editora: *Mirian Raquel Fachinetto*
Preparação de originais: *Carine Garcia Prates*
Leitura final: *Mirela Favaretto*
Capa: *Tatiana Sperhacke / Tat Studio*
Projeto gráfico: *Tipos – Design editorial e fotografia*
Editoração: *Kaéle Finalizando Ideias*

Reservados todos os direitos de publicação ao
GA EDUCAÇÃO LTDA.
(Artmed é um selo editorial do GA EDUCAÇÃO LTDA.)

Rua Ernesto Alves, 150 – Bairro Floresta
90220-190 – Porto Alegre – RS
Fone: (51) 3027-7000

SAC 0800 703 3444 – www.grupoa.com.br

É proibida a duplicação ou reprodução deste volume, no todo ou em parte, sob quaisquer formas ou por quaisquer meios (eletrônico, mecânico, gravação, fotocópia, distribuição na Web e outros), sem permissão expressa da Editora.

IMPRESSO NO BRASIL
PRINTED IN BRAZIL

AUTORES

Flávia Anchielle
Ginecologista e obstetra. Diretora médica do Instituto de Medicina Integral Professor Fernando Figueira (IMIP). Docente do Curso de Medicina da Faculdade Pernambucana de Saúde (FPS). Especialista em Auditoria dos Sistemas de Saúde pela Universidade Estácio de Sá e em Políticas Informadas por Evidências pelo Hospital Sírio Libanês. Mestra em Saúde Materno-infantil pelo IMIP. Doutora em Medicina Integral pelo IMIP.

Glaucia Guerra
Tocoginecologista. Coordenadora do Centro de Atenção à Mulher (CAM) do IMIP. Preceptora da Residência em Tocoginecologia do IMIP. Mestra em Saúde Materno-infantil pelo IMIP. Doutora em Ginecologia e Obstetrícia pela Universidade Estadual de Campinas (Unicamp). Diretora financeira da Associação Médica de Pernambuco (AMPE).

Adriana Scavuzzi
Ginecologista e obstetra especialista em Histeroscopia. Mestra e Doutora em Saúde Materno-infantil pelo IMIP.

Ana Carolina Barbosa Pordeus
Ginecologista e obstetra. Mestra em Cuidados Intensivos pelo IMIP. Doutora em Saúde Integral pelo IMIP.

Ana Laura Ferreira
Ginecologista. Especialista em Sexualidade Humana e Terapia Sexual pela Faculdade Salesiana de Vitória (ES). Mestra em Gerenciamento de Programas de Planejamento Familiar pela University of Exeter, Reino Unido. Doutora em Saúde Materno-infantil pelo IMIP.

AUTORES

Andressa de Farias Alves
Ginecologista e obstetra. Especialista em Endoscopia Ginecológica e Ginecologia Minimamente Invasiva pelo Núcleo Avançado de Videoendoscopia Ginecológica (Naveg)/Santa Casa de Misericórdia de São Paulo.

Ariani Impieri Souza
Ginecologista. Docente e pesquisadora da Pós-graduação *stricto sensu* do IMIP. Docente do Curso de Medicina da FPS. Especialista em Ginecologia Infanto-puberal pela Associação Brasileira de Obstetrícia e Ginecologia da Infância e Adolescência (Sogia-BR). Mestra em Saúde Materno-infantil pelo IMIP. Doutora em Nutrição pela Universidade Federal de Pernambuco (UFPE).

Artur Rangel
Uroginecologista do IMIP. Especialista em Saúde Pública pela Faculdade de Saúde Pública da Universidade de São Paulo (USP). Mestre em Ginecologia pela UFPE. Doutor em Cirurgia pela UFPE.

Aurélio Costa
Ginecologista. Professor adjunto da UFPE. Professor do Programa de Pós-graduação do IMIP. Especialista em Ginecologia Endoscópica pelo IMIP. Mestre em Saúde Materno-infantil pelo IMIP. Doutor em Tocoginecologia pela Unicamp.

Carla Eneida de Oliveira Queiroz
Ginecologista e obstetra. Preceptora da Residência Médica em Ginecologia e Obstetrícia do IMIP. Especialista em Ginecologia e Obstetrícia e em Endoscopia Ginecológica pelo IMIP.

Cinthia Maria de Oliveira Lima Komuro
Ginecologista e obstetra. Coordenadora do Ambulatório da Mulher do IMIP. MBA em Gestão Executiva na Área de Saúde pela FPS. Mestranda em Educação para o Ensino na Área de Saúde na FPS.

Emanuelle Pessa Valente
Ginecologista e obstetra. Mestra em Saúde Materno-infantil pelo IMIP. Ph.D. em Scienze della Riproduzione e dello Sviluppo pela Università Degli Studi di Trieste, Itália.

Flávio Cardoso
Tocoginecologista. Preceptor do *Fellowship* em Uroginecologia do IMIP. Especialista em Uroginecologia e Ginecologia Endócrina pelo IMIP e pela Sociedade de Ginecologia e Mastologia do Estado do Rio de Janeiro (Sogima/RJ).

AUTORES

João Vitor Torres
Ginecologista e obstetra. Especialista em Patologia do Trato Genital Inferior e Colposcopia pelo Hospital das Clínicas da UFPE.

Isis Helena Chaplin
Ginecologista e obstetra. Especialista em Uroginecologia pelo IMIP.

Marcella Falcão Leal
Ginecologista e obstetra. Preceptora do Serviço de Ginecologia Clínica e Cirúrgica do IMIP e do Hospital da Mulher do Recife (HMR). Plantonista do Centro Obstétrico do IMIP. Especialista em Oncologia Ginecológica pela Unicamp.

Maria Carolina Pessoa Valença Rygaard
Ginecologista e obstetra. Qualificação em Patologia do Trato Genital Inferior e Colposcopia pela Associação Brasileira de Patologia do Trato Genital Inferior e Colposcopia (ABPTGIC). Especialista em Infecções Sexualmente Transmissíveis pela Sociedade Brasileira de Doenças Sexualmente Transmissíveis (SBDST). Mestra em Tocoginecologia pela Universidade de Pernambuco (UPE).

Maria do Perpétuo Socorro Costa e Alvim
Ginecologista e obstetra do Ambulatório de Climatério do IMIP. Preceptora da Residência Médica em Ginecologia do IMIP.

Marta Cedrim Pituba
Preceptora do Ambulatório de Ginecologia Infanto-puberal do IMIP. Especialista em Ginecologia e Obstetrícia pela Federação Brasileira das Associações de Ginecologia e Obstetrícia (Febrasgo). Título de Qualificação em Ginecologia Infanto-puberal pela Sogia-BR.

Matheus Viana Soares Lima
Ginecologista e obstetra do Serviço de Ginecologia Cirúrgica do IMIP e do Serviço de Ginecologia do HMR. Professor e orientador da Liga Acadêmica de Ginecologia e Obstetrícia da Afya Jaboatão. Preceptor da Residência Médica do HMR e do IMIP. Especialista em Oncologia Ginecológica pelo IMIP.

Sandra de Andrade Heraclio
Tocoginecologista e citopatologista do IMIP. Preceptora do Ambulatório de Patologia do Trato Genital Inferior e Colposcopia do IMIP. Secretária de Saúde do Estado de Pernambuco. Especialista em Tocoginecologia e Citopatologia pela Fundação de Ensino Superior de Pernambuco (FESP/PE)/Associação Médica Brasileira (AMB). Mestra e Doutora em Saúde Materno-infantil pelo IMIP.

AUTORES

Sonia Figueiredo
Ginecologista e obstetra. Professora de Medicina da FPS. Especialista em Infecções Sexualmente Transmissíveis pela SBDST. Mestra em Saúde Materno-infantil pelo IMIP. Doutora em Medicina Tropical pela UFPE.

Telma Cursino
Ginecologista e obstetra do Ambulatório da Mulher do IMIP. Mestra em Saúde Materno-infantil pelo IMIP. Doutora em Saúde Integral pelo IMIP.

Thereza Selma Soares Lins
Endocrinologista pediátrica. Coordenadora do Serviço de Endocrinologia Pediátrica do IMIP.

APRESENTAÇÃO

O Instituto de Medicina Integral Professor Fernando Figueira (IMIP) foi fundado em 1960 pelo pediatra e professor Fernando Figueira. A Instituição nasceu da consciência desse pediatra de que algo precisava ser feito pela saúde da criança vulnerável que vive em situação de pobreza. Sua preocupação com esses pequenos que se encontravam desamparados no que se referia à saúde, associado à sua grande capacidade de articular e engajar, transformou o sonho em obra e, então, o desespero de muitos foi iluminado pela esperança de uma assistência digna à saúde. Logo em seguida, percebeu que as mães que traziam essas crianças para serem atendidas também necessitavam de igual cuidado. Foi assim que o IMIP teve sua primeira grande expansão em busca da integralidade do cuidado. Em 1987, junto com o médico e ginecologista Luís Carlos Santos, ampliou o Instituto para que este passasse a atender também às mulheres. Nascia, então, o Centro de Atenção à Mulher (CAM), cuja essência segue o mesmo princípio que norteia o IMIP: assistência integral para todos. Com 37 anos de existência, o CAM atua nas diferentes fases da vida dessa população: da infância às fases mais avançadas da vida, sempre com um olhar que envolve também o contexto econômico e social, os quais influenciam no ciclo saúde-doença.

Dentro da estrutura concebida para prestar assistência, foi criado o Ambulatório da Mulher, estrutura que conta tanto com médicos especialistas em ginecologia e obstetrícia, como também com toda uma equipe multiprofissional e interdisciplinar preparados para atender todas as necessidades de quem nos procura. Além da assistência, o IMIP tem também o ensino e a pesquisa como pilares, oferecendo formação de excelência para estudantes e profissionais, os quais têm no atendimento ambulatorial um importante campo de aprendizado.

Dessa forma, com o objetivo de fornecer um guia de boas práticas para os principais problemas que afetam a saúde de mulheres e pessoas LGBTQIAPN+, é

APRESENTAÇÃO

que o IMIP apoiou a edição desta importante obra, *Ginecologia ambulatorial: guia para o cuidado da saúde ao longo do ciclo vital*, trazendo orientações e diretrizes atualizadas para o diagnóstico e tratamento das afecções ginecológicas. Escrito por profissionais altamente qualificados, este livro será, sem dúvida, um manual prático que contempla os temas mais recorrentes na prática clínica de ginecologistas, residentes e estudantes. Sempre com base nas melhores e mais atuais evidências científicas disponíveis, IMIP e Artmed entregam à comunidade acadêmica mais um conteúdo de qualidade na área do cuidado à saúde. É importante ressaltar também que, além das fortes bases acadêmicas e científicas, o IMIP é um hospital-escola de ensino humanístico: indissociável da *expertise* técnica, o maior legado desta instituição é o tratamento humanizado dos pacientes.

Esse talvez seja o grande diferencial do nosso jeito de cuidar das pessoas – o entendimento de que o paciente não pode ser desmembrado e tratado em fatias. O todo que compõe a saúde de um ser humano é indissociável do seu contexto físico, mental e social. Esse princípio é essencial para entender que a cura vem tanto do remédio, como da palavra e da comida, sendo o diferencial para uma recuperação plena. Esse princípio é o que diferencia o uso de um medicamento desnecessário de uma palavra salvadora. Enfim, é o que faz a verdadeira diferença entre saúde e doença. E só se faz saúde integral olhando, ao mesmo tempo, o paciente no seu todo e na sua singularidade, colocando-o no centro do cuidado.

E o que precisamos fazer mais uma vez é usar nossa competência consciente para entender que protocolos são guias para uma boa assistência e não gesso em uma assistência massificada e generalizada. Somente assim proporcionaremos um atendimento de valor, com premissas humanitárias e forte comprometimento social, cumprindo, assim, com louvor nossa missão como médicos.

Desejo a todos uma excelente leitura e que o *Ginecologia ambulatorial: guia para o cuidado da saúde ao longo do ciclo vital*, junto com a sensibilidade do estudante/profissional, possa fazer a diferença no atendimento a todas as pessoas que nos procuram.

Adriana Scavuzzi
Superintendente de
Atenção à Saúde do IMIP

SUMÁRIO

1. **A CONSULTA AMBULATORIAL** 1
   Ana Laura Ferreira
   Glaucia Guerra

2. **RASTREAMENTO E DIAGNÓSTICO PRECOCE EM GINECOLOGIA** 9
   Emanuelle Pessa Valente
   Flávia Anchielle
   Glaucia Guerra

3. **PUBERDADE PRECOCE E TARDIA** 16
   Ariani Impieri Souza
   Thereza Selma Soares Lins
   Marta Cedrim Pituba

4. **VULVOVAGINITES** 26
   Maria Carolina Pessoa Valença Rygaard

5. **DOENÇA INFLAMATÓRIA PÉLVICA AGUDA** 48
   Ana Carolina Barbosa Pordeus

6. **INFECÇÃO DO TRATO URINÁRIO** 55
   Isis Helena Chaplin

7. **SÍNDROME DA ANOVULAÇÃO CRÔNICA** 63
   Aurélio Costa

8. **HIPERPROLACTINEMIA** 74
   Carla Eneida de Oliveira Queiroz

9. **TUMORES ANEXIAIS** 80
   Marcella Falcão Leal
   Matheus Viana Soares Lima

10. **SANGRAMENTO UTERINO ANORMAL** 87
    Telma Cursino
    Cinthia Maria de Oliveira Lima Komuro

SUMÁRIO

11. **DOENÇAS DA VULVA** 93
    Sandra de Andrade Heraclio

12. **DOENÇAS DO COLO DO ÚTERO** 114
    Maria Carolina Pessoa Valença Rygaard

13. **LESÕES PRECURSORAS DO CÂNCER DE ENDOMÉTRIO** 135
    Adriana Scavuzzi
    Ana Carolina Barbosa Pordeus
    Cinthia Maria de Oliveira Lima Komuro

14. **SEXUALIDADE FEMININA E ABORDAGEM DAS QUEIXAS SEXUAIS** 139
    Ana Laura Ferreira

15. **PLANEJAMENTO REPRODUTIVO EM SITUAÇÕES ESPECIAIS** 153
    Sonia Figueiredo
    Cinthia Maria de Oliveira Lima Komuro

16. **ATENDIMENTO AO PACIENTE LGBTQIAPN+** 165
    Flávio Cardoso
    Artur Rangel

17. **CLIMATÉRIO** 185
    Maria do Perpétuo Socorro Costa e Alvim

18. **O PRÉ-OPERATÓRIO EM GINECOLOGIA** 195
    Aurélio Costa

19. **CIRURGIA AMBULATORIAL** 209
    Aurélio Costa
    João Vitor Torres
    Andressa de Farias Alves

20. **PÓS-OPERATÓRIO** 232
    Telma Cursino

ÍNDICE 239

APÊNDICE 249

1

ANA LAURA FERREIRA
GLAUCIA GUERRA

A CONSULTA AMBULATORIAL

A consulta ginecológica atinge o seu objetivo à medida que o profissional assume uma postura de empatia em relação à paciente, abordando os aspectos emocionais, psicológicos e a forma como a mulher percebe a sua doença, bem como os mecanismos que utiliza para a sua cura.

Uma boa avaliação ginecológica não deve prescindir da seguinte rotina: anamnese completa, exame físico geral e ginecológico que compreende o exame das mamas, palpação abdominal, exame da genitália externa e interna.

Anamnese

- **Identificação** – Número de registro e data, nome da paciente (podemos perguntar, no início da consulta, o nome pelo qual ela prefere ser chamada), idade, etnia (autodeclarada), escolaridade, estado civil, profissão, naturalidade, procedência, endereço e telefone.

- **Queixa principal e duração e história da doença atual** – O motivo da consulta ginecológica e o seu início, sua duração e suas características principais associadas. Sangramentos genitais, dor

> **Importante**
> - Fazer uma abordagem receptiva, sem julgamentos.
> - A participação da mulher nas decisões e respeito da sua autonomia possibilita ao profissional fazer o diagnóstico e a condução do caso.
> - Registrar todos os dados no prontuário, preservando a confidencialidade da consulta médica e facilitando futuros atendimentos ambulatoriais.

pélvica e corrimentos vaginais são as queixas ginecológicas mais frequentes.

- **Antecedentes ginecológicos** – Idade da menarca, padrão menstrual (intervalos, duração do ciclo, estimativa do volume do fluxo menstrual), data da última menstruação, dismenorreia, síndrome pré-menstrual, história de nódulos mamários, data do último exame preventivo do colo do útero e mamografia.
- **História sexual, reprodutiva e contraceptiva** – Coitarca, parceiros(as), atividade sexual, satisfação na atividade sexual, frequência de atividade sexual, libido e orgasmo, dispareunia, sinusiorragia, passado de infecção sexualmente transmissível (IST), antecedentes de cirurgias pélvicas, métodos anticoncepcionais (MAC) já utilizados e duração.
- **Antecedentes obstétricos** – Número de gestações, partos e abortamentos (G/P/A), passado de gestação ectópica e/ou doença trofoblástica gestacional. História dos partos, se a paciente tem uma boa lembrança dos nascimentos dos filhos, via de parto, peso dos recém-nascidos, prematuridade anterior, gemelaridade e perdas fetais de repetição. Na história do parto, é importante que a mulher relate se nos partos anteriores apresentou hemorragia pós-parto, necessidade de transfusão sanguínea, curetagem ou outros tratamentos (p. ex., embolização das artérias uterinas) e infecções puerperais que poderiam comprometer o prognóstico reprodutivo. Lactação, se fez contato pele a pele com o bebê no momento do seu nascimento, se foi exclusiva e por quanto tempo, presença de complicações, como fissuras, turgência mamária, mastites ou outras intercorrências/dificuldades.
- **História pessoal pregressa/hábitos de vida** – Alergia medicamentosa, passado cirúrgico, hemotransfusões, uso de medicações, imunizações prévias, neoplasia (localização e tratamento realizado) e atividade física, ritmo e frequência. Questionar sobre etilismo, tabagismo (carga tabágica – número de cigarros fumados por dia dividido por 20 e multiplicado pelo número de anos do tabagismo), sobre não perder a oportunidade da consulta para reduzir ou cessar o tabagismo, drogas ilícitas (registro da duração e da quantidade utilizada por semana).
- **Antecedentes familiares** – Diabetes melito, hipertensão arterial, dislipidemias, tuberculose, doenças neurológicas, outras doenças hereditárias ou genéticas, câncer de mama e ovário.
- **Interrogatório sistemático**
    - **Cabeça** – Cefaleia, história de enxaqueca com ou sem aura, alterações visuais.
    - **Aparelho cardiovascular** – Palpitação, hipertensão, arritimia, antecedente de endocardite bacteriana.
    - **Aparelho respiratório** – Se é ou já foi asmática, dispneia, tosse, coriza.
    - **Aparelho digestivo** – Apetite, hábito intestinal, dor abdominal.
    - **Aparelho urinário** – Ardor à micção, urgência miccional, incontinência.
    - **Aparelho genital** – Características do fluxo (cor, odor, prurido).
    - **Mamas** – Mastalgia, alterações da pele, modularidades.

- **Extremidades** – Edema, dor em membros inferiores (MMII), varizes.
- **Pele** – Manchas e coloração.
- **Sistema nervoso** – Cefaleia, convulsão, tremores.

Exame físico

O profissional deve explicar previamente à paciente cada passo do exame físico geral e ginecológico, solicitar a sua permissão e colaboração durante as manobras e orientá-la a esvaziar a bexiga antes do exame.

■ Exame físico geral

Marcha da paciente, sua conformação corporal, estado nutricional, coloração da pele e das mucosas, distribuição de pelos, edema, úlceras, varizes, malformações, pulso, pressão, temperatura. Segue-se à palpação das cadeias ganglionares e ao exame do aparelho cardiopulmonar.

■ Exame físico especial

Exame das mamas

Antes de iniciar o exame físico das mamas, recomenda-se ao ginecologista proceder a orientação, motivação e discussão do autoexame mamário. O exame mamário deve ser realizado em duas etapas: (1) com a paciente sentada e (2) deitada.

Paciente sentada

- **Inspeção estática** – Com a paciente sentada e os membros superiores dispostos (MMSS) ao longo do tronco, observa-se o estágio de desenvolvimento das mamas, (volume, forma, simetria, contorno, vascularização), a presença de abaulamentos e retrações da pele e o complexo aréolo-papilar e a presença ou não de mamas supranumerárias.
- **Inspeção dinâmica** – Com a paciente ainda sentada, observa-se abaulamentos e/ou retrações e assimetrias das mamas durante a realização de uma ou mais das seguintes manobras:
  - Mãos nos quadris, relaxando e contraindo os grandes peitorais.
  - Mãos atrás da cabeça, movimentando os cotovelos para frente.
  - Inclinando o corpo para frente e os braços estendidos, tornando as mamas pendulares, sendo possível observar a presença de tumorações, retrações.

Palpação axilar e fossas supraclaviculares

Palpar axilas e regiões supra e infraclaviculares para avaliar linfonodos. Para palpação dos linfonodos axilares: levantar o membro superior contralateral ao do examinador e, com a outra mão, realizar a palpação; colocar a mão direita da paciente sobre o ombro esquerdo do examinador e, com a mão esquerda, palpar os linfonodos da axila direita. Proceder da mesma forma para a axila contralateral. Realizar a palpação superficial das regiões supra e infraclavicular.

Paciente deitada e o médico à direita dela

Palpação e expressão mamária – Paciente em decúbito dorsal, com as mãos colocadas atrás do pescoço, palpa-se as seis sub-regiões da mama, sempre palpando-se primeiro a mama normal, caso haja queixa mamária. A palpação superficial deverá ser feita com as pontas dos dedos em movimentos circulares ou radiais (no sentido horário), da periferia para o centro da mama ou em paralelo, enquanto a palpação profunda deverá ser feita com a mão espalmada ou com dedilhação mais aprofundada. Começar a palpação pelo quadrante superior externo da mama a ser examinada e realizar a expressão mamária (no sentido da periferia para o centro).

Exame do abdome

Inspeção e palpação do abdome devem ser realizadas antes do exame ginecológico e com a paciente de bexiga vazia.

- **Inspeção** – Observa-se forma, volume, aspecto da pele, circulação colateral, presença de cicatrizes e abaulamentos nas nove regiões do abdome.
- **Palpação superficial** – Com as mãos espalmadas, percorrendo todo o abdome, exercendo leve pressão, busca-se por irregularidades, com início sempre pelas áreas não dolorosas, caso haja queixa.
- **Palpação profunda** – Exerce-se maior pressão no abdome, com o objetivo de encontrar alterações e/ou definir melhor os achados da palpação superficial. Examina-se também o hipogástrio e as fossas ilíacas nesse momento. Se a paciente referir dor, observar sua localização, irradiação e se é espontânea ou provocada pela palpação. Nos casos de tumor, verificar localização, volume, forma, superfície, limites, consistência e mobilidade.

Exame da genitália externa

A paciente deve assumir a posição ginecológica (posição de litotomia), persistindo em decúbito dorsal, com as nádegas posicionadas na borda da mesa, pernas fletidas sobre as coxas e estas sobre o abdome, de modo a permanecer em uma posição confortável. Explicar previamente à paciente os procedimentos que serão realizados e, então, iniciar o exame.

- **Inspeção estática da vulva** – Verifica-se a pilificação e a conformação anatômica da vulva, do monte de Vênus, do clitóris, dos grandes e pequenos lábios, do introito e da fúrcula vaginal. O vestíbulo é exposto por meio do afastamento das formações labiais, possibilitando o exame himenal, bem como o da região vestibular, observando os lábios internos, o clitóris e o meato uretral, a fúrcula vulvar e a região das glândulas de Skene (parauretrais) e de Bartholin.
- **Inspeção dinâmica da vulva** – Ao solicitar à mulher que realize a manobra

de Vassalva, avalia-se a presença de distopias e perda urinária.

- **Inspeção estática do períneo, da região perianal e inguinocrural** – Observa-se a presença de lesões, verrugas, ulcerações, discromias, inclusive cicatrizes.

Exame da genitália interna

O exame da genitália interna é iniciado após o afastamento dos grandes lábios, o que possibilita a visualização do meato uretral, do hímen e das carúnculas himenais. O exame especular permite a visualização do canal vaginal e do colo do útero. A introdução do espéculo deve ser realizada suavemente, afastando-se os pequenos lábios com os dedos da mão esquerda, expondo a fenda vulvar. A seguir, o espéculo é introduzido, com a mão dominante, de forma bem suave para não gerar desconforto ou dor, de modo que o eixo sagital do instrumento seja colocado ligeiramente inclinado na fenda vulvar à esquerda da paciente e levemente para baixo, realizando um movimento de rotação à medida que vai sendo introduzido, com a finalidade de horizontalizar as valvas. Após ser colocado, suas lâminas são afastadas lentamente, possibilitando a visualização do conteúdo vaginal, sua quantidade, sua coloração e se há presença de bolhas. Observa-se a coloração das paredes vaginais, a presença de cistos, tumorações, cicatrizes e o aspecto do colo do útero.

Vários são os procedimentos diagnósticos que podem ser realizados concomitantemente ao exame especular: a coleta de material para o exame de Papanicolaou (exame citopatológico para prevenção do câncer cervical) e a coleta do conteúdo vaginal e endocervical para exame direto e cultura, se possível.

Coleta de material para o exame de Papanicolaou

Identificar a porção fosca da lâmina (a lápis grafite) previamente com as iniciais do nome da paciente e o número de registro; após, limpar com gaze seca. Realizar o preenchimento da ficha do Sistema de Informação do Controle do Câncer do Colo do Útero (Siscolo) do Instituto Nacional de Câncer[1] antes da coleta dos dados. Para a coleta do material da ectocérvice, usar a extremidade com borda recortada da espátula de Ayre, adaptar a parte protrusa no orifício cervical externo (OCE) e realizar um movimento giratório de 360°. Distribuir o material na metade da lâmina, introduzir a escova no canal endocervical, realizar movimento giratório de 180° e distribuir o material na outra metade da lâmina. Depositar essa lâmina em recipiente com a solução fixadora.

Nesse momento do exame especular, se houver a presença de secreção vaginal clinicamente suspeita, realiza-se a coleta do material na tentativa de identificação do agente patogênico por meio do exame a fresco. Usando-se uma gota de hidróxido de potássio a 10% (KOH), ocorre a liberação de aminas com odor forte e desagradável de peixe, caracterizando a vaginose bacteriana. A presença de um muco cervical turvo e espesso nos leva a considerar a presença de *Neisseria gonorrhoeae* e *Chlamydia trachomatis*.

O exame especular também pode ser utilizado para realização de colposcopia e procedimentos complementares (bióp-

> **Importante**
>
> Na coleta de material para o exame Papanicolaou em pacientes histerectomizadas, recomenda-se verificar se o colo foi mantido. Havendo colo, o exame deve ser procedido regularmente. Caso o colo tenha sido retirado e ainda seja necessária a coleta, esta deve ser realizada com a extremidade lisa da espátula de Ayre, com movimentos horizontais para recolher o material da cúpula vaginal. Distribuir o material coletado em toda a lâmina, que deve ser preparada da mesma maneira indicada para o esfregaço cervical.

sias, cauterizações e outros), se necessário (ver Capítulo 4 – Vulvovaginites, e Capítulo 12 – Doenças do colo do útero). Após a avaliação da vagina e do colo do útero, procede-se à retirada cuidadosa do espéculo, fechando-o lentamente e observando as paredes vaginais. O material deve ser desprezado, e realiza-se, a seguir, o toque vaginal.

Toque vaginal combinado

Com as mãos enluvadas, o profissional introduz a mão mais hábil na vagina (um ou dois dedos no canal vaginal, cuidadosamente) da paciente, e a outra mão realiza a palpação das estruturas pélvicas por meio da parede abdominal. Os dedos enluvados devem estar previamente lubrificados com vaselina e, após, deve-se afastar os pequenos lábios com os dedos polegar e médio e introduzir o indicador e o médio, realizando leve pressão na parede vaginal. Observa-se a profundidade, a elasticidade e a integridade da vagina e dos fundos de saco, que podem estar abaulados por infiltrações inflamatórias ou neoplásicas e massas pélvicas. Fístulas ou roturas vaginais, defeitos congênitos e tumores poderão ser verificados nessa etapa do exame ginecológico. A seguir, procede-se a palpação do corpo uterino, avaliando-se tamanho, forma, volume, consistência, regularidade, mobilidade, versão e flexão uterina. Segue-se à palpação das tubas e dos ovários, do fundo de saco de Douglas e dos paramétrios, sendo os ovários e as tubas uterinas de difícil palpação em condições de normalidade.

Ao terminar a palpação anexial, retirar parcialmente os dedos da vagina e exercer uma leve pressão no terço inferior da parede anterior da vagina para realizar a expressão uretral.

Toque retal

Pode ser realizado mediante a permissão e a colaboração da paciente.

- **Indicações** – Queixas de dor ou sangramento, estadiamento de câncer genital.
- **Procedimento** – A paciente deve assumir a posição ginecológica (posição de litotomia), persistindo em decúbito dorsal, com as nádegas posicionadas na borda da mesa, pernas fletidas sobre as coxas e estas sobre o abdome, de modo a permanecer numa posição

confortável. O examinador deve calçar a luva e lubrificar o dedo indicador, avaliando o tônus do esfincter anal, as paredes e o conteúdo da ampola retal, verificando também a presença de ocasional retocele.

Consulta ginecológica da adolescente

Atenção!
O interesse e a participação familiar devem ser encorajados, porém se deve permitir que a própria adolescente defina o grau de participação dos responsáveis em sua consulta.

As jovens que procuram atendimento ginecológico esperam ser ouvidas atentamente, bem como encontrar respostas para suas dúvidas. A maioria das adolescentes têm muita dificuldade de falar da sua vida sexual e o fazem com mais espontaneidade quando encontram um profissional receptivo, sem julgamentos e que consiga estabelecer uma relação de empatia.

Na abordagem da adolescente, o profissional deve sempre ter como foco:

- A possibilidade de iniciação sexual precoce. De acordo com legislação vigente (**Lei nº 12.015, de 7 de agosto de 2009**),[2] a iniciação sexual em idade inferior a 14 anos é considerada estupro de vulnerável e deve ser notificada. No momento da notificação, é de extrema importância a abordagem multidisciplinar (psicologia, serviço social).
- Os riscos de ISTs.
- A prevenção de uma gravidez não planejada.

O estabelecimento de uma boa relação médico-paciente permite uma fácil abordagem sobre aspectos da vida sexual da adolescente. É muito importante que o primeiro exame ginecológico seja feito em ambiente propício e reservado e que o profissional esclareça previamente todos os procedimentos a serem realizados, para que uma rotina de prevenção seja estabelecida.

Cada adolescente deve receber atenção individualizada, e, após uma avaliação criteriosa, o ginecologista profissional e a paciente podem decidir em conjunto pela contracepção, sempre garantindo privacidade, confidencialidade, sigilo e autonomia no atendimento. Àquelas pacientes que já tenham iniciado sua vida sexual ou a estejam planejando, compete ao profissional esclarecer a importância de métodos contraceptivos e o conceito de dupla-proteção, visando a uma melhor assistência à saúde reprodutiva da adolescente.

A não aceitação da realização do exame ginecológico pode ocorrer e deve ser respeitada, porém a rejeição ou a intolerância exacerbada ao exame ginecológico pode sugerir um histórico de abuso sexual. Esses casos são, em sua maioria, cercados por medo e vergonha e podem ocorrer no próprio meio familiar. Segundo o Estatuto da Criança e do Adolescente (ECA),[3] identificada a presença ou a suspeita de maus-tratos dirigidos ao adolescente, o Conselho Tutelar deve ser acionado.

É comum as adolescentes dispensarem o preservativo quando têm um parceiro fixo, tornando-se vulneráveis às ISTs, entre elas a infecção pelo papilomavírus humano (HPV, do inglês *human papiloma virus*), que é diretamente relacionado às lesões neoplásicas e pré-neoplásicas do colo do útero. Cabe ao profissional esclarecer sobre as medidas preventivas e recomendar a cobertura vacinal para essas meninas, de preferência antes do início da atividade sexual (entre 9 e 14 anos).

Referências

1. Instituto Nacional de Câncer. Sistema de informação do controle do câncer de mama (SISMAMA) e do câncer do colo do útero (SISCOLO): manual gerencial [Internet]. Rio de Janeiro: INCA, 2011 [capturado em 30 jun. 2024]. Disponível em: https://bvsms.saude.gov.br/bvs/publicacoes/inca/Sistema_de_informacao_do_controle_do_cancer_de_mama.pdf.

2. Brasil. Lei nº 12.015, de 7 de agosto de 2009. Altera o Título VI da Parte Especial do Decreto-Lei no 2.848, de 7 de dezembro de 1940 - Código Penal, e o art. 1o da Lei no 8.072, de 25 de julho de 1990, que dispõe sobre os crimes hediondos, nos termos do inciso XLIII do art. 5o da Constituição Federal e revoga a Lei no 2.252, de 1o de julho de 1954, que trata de corrupção de menores [Internet]. Brasília: Presidência da República; 2009 [capturado em 30 jun. 2024]. Disponível em: https://www.planalto.gov.br/ccivil_03/_ato2007-2010/2009/lei/l12015.htm.

3. Brasil. Lei nº 8.069, de 13 de julho de 1990. Dispõe sobre o Estatuto da Criança e do Adolescente e dá outras providências [Internet]. Brasília: Presidência da República; 1990 [capturado em 30 jun. 2024]. Disponível em: https://www.planalto.gov.br/ccivil_03/leis/l8069.htm.

Leituras Recomendadas

Accetta SG, Herter LD. Atendimento ginecológico na infância e adolescência. In: Duncan BB, Schmidt MI, Giuliani ER, Duncan MS, Giuliani C, organizadores. Medicina ambulatorial: condutas de atenção primária baseada em evidências. 4. ed. Porto Alegre: Artmed; 2014. p. 332-343.

Hoffman BL, Schorge JO, Schaffer JI, Halvorson LM, Bradshaw KD, Cinningham FG. Atenção preventiva a mulher. In: Hoffman BL, Schorge JO, Schaffer JI, Halvorson LM, Bradshaw KD, Cunningham FG, organizadores. Ginecologia de Wiliams. 2. ed. Porto Alegre: AMGH; 2014. p. 2-32.

Lasmar RB, Bruno RV, Santos RLC, Soares MCC, Macchione RF. Anamnese e exame físico. In: Lasmar RB, Bruno RV, Santos RLC, Lasmar BP, organizadores. Tratado de ginecologia. Rio de Janeiro: Guanabara Koogan; 2017. p. 3-10.

Matos MS, Bari EA, Ramos E, Machado MSC, Oliveira PM. Consulta ginecológica. In: Matos MS, Machado MSC, Oliveira PM, Ramos E, Bari EA, Machado CA, organizadores. Manual de ginecologia. Salvador: Edufba; 2017. p. 25-38.

Oliveira FA, Pellanda LC. A consulta ambulatorial. In: Duncan BB, Schmidt MI, Giuliani ER, Duncan MS, Giuliani C, organizadores. Medicina ambulatorial: condutas de atenção primária baseada em evidências. 4. ed. Porto Alegre: Artmed; 2014. p. 118-123.

Urbanetz AA, Piazza MJ, Teixeira AC, Urbanetz LA. A consulta ginecológica. In: Fernandes EC, Sá MFS, Silva Filho AL, Pompei LM, organizadores. Tratado de ginecologia da Febrasgo. São Paulo: Elsevier; 2019. p. 33-46.

EMANUELLE PESSA VALENTE
FLÁVIA ANCHIELLE
GLAUCIA GUERRA

2

RASTREAMENTO E DIAGNÓSTICO PRECOCE EM GINECOLOGIA

Definições

■ Rastreamento

É a ação de rastrear, por meio de exame, procedimento ou teste, uma população que esteja aparentemente saudável e assintomática, com o objetivo de identificar lesões sugestivas de doença e de encaminhar para investigação e tratamento.

Como qualquer procedimento, o rastreamento tem potenciais consequências e riscos que são desconhecidos pela população (**Figura 2.1**). Alguns exemplos são listados a seguir.

- **Resultados falso-positivos** – Podem ocasionar ansiedade e estresse psicológico para a paciente, gastos desnecessários para os serviços de saúde relacionados ao prosseguimento da investigação e utilização de recursos humanos e tecnológicos desnecessariamente, gerando filas e aumentando o tempo de espera para pessoas realmente doentes.
- **Resultados falso-negativos** – Podem criar uma falsa sensação de segurança e atrasar o diagnóstico correto e o tratamento adequado da doença.
- **Superdiagnósticos** – O diagnóstico obtido é correto, porém irrelevante, seja porque o tratamento adequado não está disponível ou porque a doença é "benigna" ou não se manifestará com relevância clínica durante a expectativa de vida da paciente.

> **Importante**
>
> O teste ideal para um programa de rastreamento deve ser seguro e de fácil aceitação pela população, ter sensibilidade e especificidade comprovadas e baixo custo para os sistemas de saúde.

GINECOLOGIA AMBULATORIAL

■ Diagnóstico precoce

É o reconhecimento e a determinação de doenças por meio de exames, procedimentos ou testes diagnósticos em pessoas com sinais e/ou sintomas precoces. É relevante para vários tipos de câncer, pois melhora os resultados do tratamento (redução de morbidade e aumento das taxas de sobrevida).

Rastreamento para toda a população

O Ministério da Saúde[1] recomenda, para adultos, a avaliação e o rastreamento de:

- Risco cardiovascular (muitos fatores de risco inter-relacionados – avaliação oportunística).
- Dislipidemias.
- Hipertensão arterial sistêmica (HAS).
- Diabetes melito tipo 2.
- Tabagismo.
- Abuso de álcool.
- Obesidade.

Essas atividades fazem parte da assistência à saúde e, no âmbito do Sistema Único de Saúde (SUS), da missão básica da Atenção Primária à Saúde (APS) por meio da Estratégia Saúde da Família (ESF). Entretanto, o ginecologista é, mui-

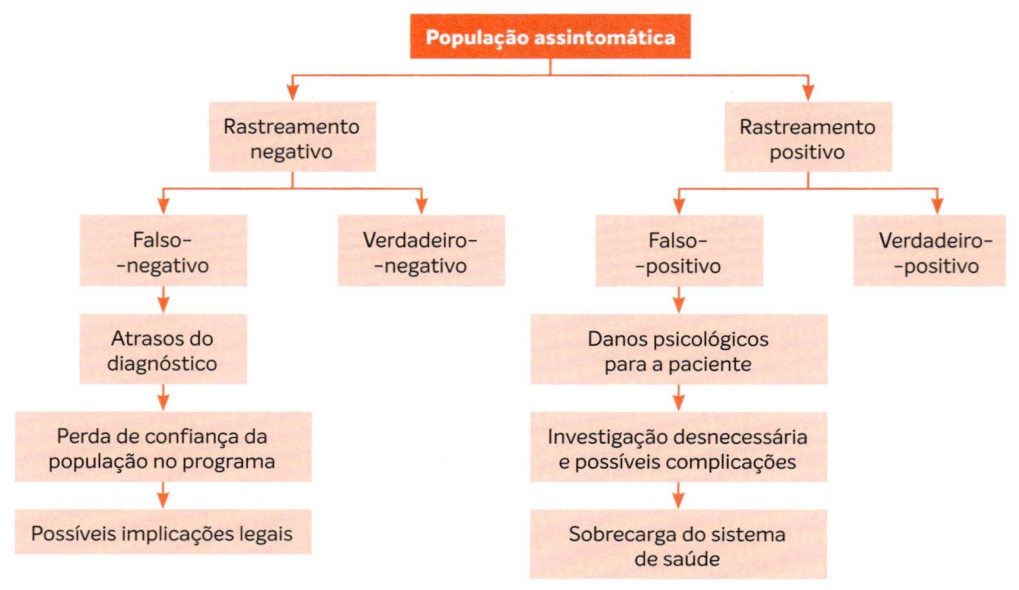

```
                    População assintomática
                    /                    \
          Rastreamento              Rastreamento
            negativo                   positivo
           /        \                 /        \
       Falso-    Verdadeiro-      Falso-    Verdadeiro-
      -negativo   -negativo      -positivo   -positivo
         |                          |
      Atrasos do              Danos psicológicos
      diagnóstico              para a paciente
         |                          |
   Perda de confiança da      Investigação desnecessária
   população no programa      e possíveis complicações
         |                          |
   Possíveis implicações legais   Sobrecarga do sistema
                                      de saúde
```

FIGURA 2.1 ■ Possíveis consequências de um programa de rastreamento.
Fonte: Elaborada com base em World Health Organization.[2]

tas vezes, o único profissional de saúde com o qual as mulheres entram em contato. Dessa forma, é de extrema importância que esse profissional incentive a realização de atividade física e boas práticas de saúde. Para mais informações sobre as recomendações mais importantes para a prática clínica, consulte os cadernos específicos do Ministério da Saúde, incluindo o "Caderno de Atenção Primária: Rastreamento".[1]

Este capítulo não tem o objetivo de esgotar as recomendações de rastreamento na população feminina, mas de dar instrumentos ao ginecologista, com base em evidências e no contexto do SUS, para o rastreamento dos cânceres mais frequentes em nosso meio: de mama, colorretal e do colo do útero.

Câncer de mama

Segundo o Instituto Nacional de Câncer José Alencar Gomes da Silva,[3] o câncer de mama é o mais frequente em mulheres no Brasil, após o câncer de pele não melanoma, com taxa ainda ascendente de mortalidade.

O rastreamento para câncer de mama faz parte das políticas públicas brasileiras desde 2004.

- **Estratégia de rastreamento** – Repetição periódica de mamografias bilaterais.
- **População-alvo** – Todas as mulheres assintomáticas, com idade entre 50 e 69 anos (nessa faixa etária observa-se balanço favorável entre riscos e benefícios do rastreamento).
- **Rotina recomendada pelo Ministério da Saúde** – Uma vez a cada dois anos.
- **Conduta após rastreio positivo** – As condutas são baseadas nas categorias do Sistema de Laudos e Registro de Dados de Imagem da Mama (BI-RADS®, do inglês *breast imaging reporting and data system*) (**Quadro 2.1**). A **Figura 2.2** apresenta um fluxo simplificado da linha de cuidados recomendada pelo Ministério da Saúde do Brasil. Mulheres com categorias BI-RADS® 0 e 3 que necessitem de nova mamografia devem preferencialmente realizar o acompanhamento no mesmo serviço onde fizeram a mamografia inicial.

QUADRO 2.1 ■ Categorias BI-RADS®

CATEGORIA BI-RADS®	ACHADOS MAMOGRÁFICOS
1 – Negativo	Sem achados
2 – Benigno	Achados benignos
3 – Provavelmente benigno	Achados provavelmente benignos
4 – Suspeito (baixa, média e alta suspeição)	Achados suspeitos de neoplasia maligna
5 – Altamente suspeito	Achados altamente suspeitos de neoplasia maligna
0 – Incompleto ou não conclusivo	Necessidade de avaliação adicional (outras incidências mamográficas, manobras e ultrassonografia)

Fonte: Elaborado com base em American College of Radiology, Colégio Brasileiro de Radiologia.[4]

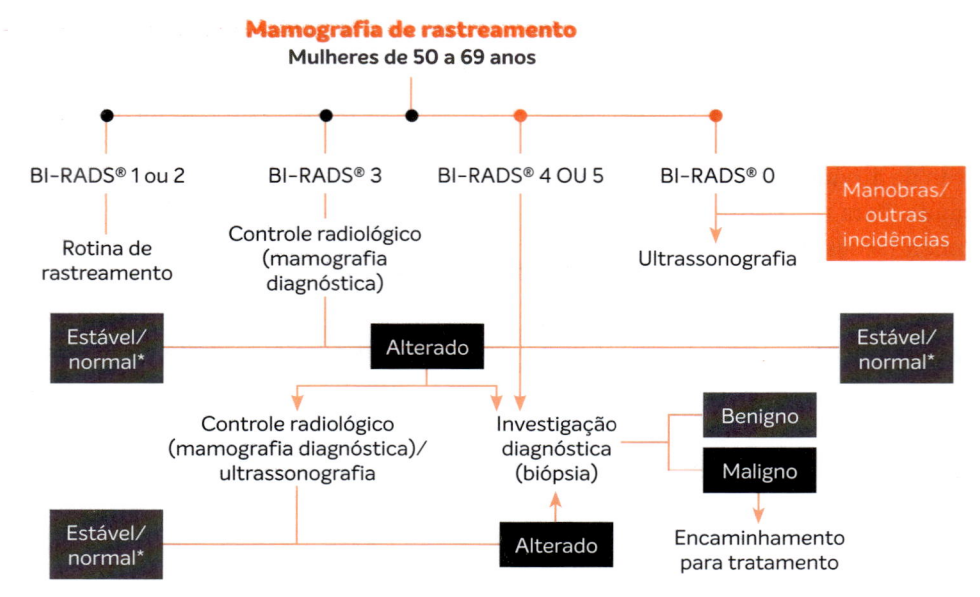

GINECOLOGIA AMBULATORIAL

Mamografia de rastreamento
Mulheres de 50 a 69 anos

- BI-RADS® 1 ou 2 → Rotina de rastreamento
- BI-RADS® 3 → Controle radiológico (mamografia diagnóstica)
- BI-RADS® 4 OU 5 → Investigação diagnóstica (biópsia)
- BI-RADS® 0 → Ultrassonografia
- Manobras/outras incidências

Controle radiológico (mamografia diagnóstica) → Estável/normal* (Rotina de rastreamento bienal) ou Alterado

Controle radiológico (mamografia diagnóstica)/ultrassonografia → Estável/normal* ou Alterado → Investigação diagnóstica (biópsia)

Ultrassonografia → Estável/normal* ou Alterado

Investigação diagnóstica (biópsia) → Benigno ou Maligno → Encaminhamento para tratamento

*Rotina de rastreamento bienal

FIGURA 2.2 ■ Fluxograma dos procedimentos referentes ao rastreamento e à investigação diagnóstica do câncer de mama.
Fonte: Instituto Nacional de Câncer José Alencar Gomes da Silva.[5]

Importante

As estratégias para a detecção precoce do câncer de mama são o **diagnóstico precoce** (abordagem de pessoas com sinais e/ou sintomas iniciais da doença) e o **rastreamento** (aplicação de teste ou exame numa população sem sinais e sintomas sugestivos de câncer de mama, com o objetivo de identificar alterações sugestivas de câncer e encaminhar as mulheres com resultados anormais para investigação diagnóstica).[5,8] A Sociedade Brasileira de Mastologia (SBM), o Colégio Brasileiro de Radiologia e Diagnóstico por Imagem (CBR) e a Federação Brasileira das Associações de Ginecologia e Obstetrícia (Febrasgo) recomendam a mamografia anual para as mulheres a partir dos 40 anos de idade. O Instituto Nacional do Câncer (INCA) e o Ministério da Saúde recomendam o rastreio em mulheres partir dos 50 anos. Destaca-se a importância da educação da mulher no autoconhecimento do seu corpo, com realização de autoexame das mamas de forma regular, e do treinamento dos profissionais de saúde para o reconhecimento dos sinais e sintomas suspeitos de câncer de mama listados a seguir, bem como o encaminhamento para um especialista:[9]

- Qualquer nódulo mamário em mulheres com mais de 50 anos.
- Nódulo mamário em mulheres com mais de 30 anos que persiste por mais de um ciclo menstrual.
- Nódulo mamário de consistência endurecida e fixo ou que vem aumentando de tamanho, em mulheres adultas de qualquer idade.
- Descarga papilar sanguinolenta unilateral.
- Lesão eczematosa da pele que não responde a tratamentos tópicos.
- Presença de linfadenopatia axilar.
- Aumento progressivo do tamanho da mama com a presença de sinais de edema, como pele com aspecto de casca de laranja.
- Retração na pele da mama.
- Mudança no formato do mamilo.

Tumores de cólon e reto

O INCA estima que, para cada ano do triênio 2020/2022, tenham sido diagnosticados 20.470 novos casos de câncer colorretal em mulheres no Brasil.[6]

- **Grupos de médio risco** – Pessoas com 50 anos ou mais.
- **Grupos de alto risco** – Sujeitos com história pessoal ou familiar desse câncer, de doenças inflamatórias do intestino ou síndromes genéticas, como a de Lynch.
    - O Ministério da Saúde preconiza o rastreamento sistemático com pesquisa de sangue oculto nas fezes para pessoas acima de 50 anos nos serviços com condições de garantir "a confirmação diagnóstica, a referência e o tratamento".[7]
- **Estratégia de rastreamento** – O exame de sangue oculto nas fezes é uma estratégia utilizada como um primeiro teste de suspeição (triagem), que necessitará, nos casos positivos, de exame complementar/confirmatório (p. ex., retossigmoidoscopia e colonoscopia).
- **Protocolo de encaminhamento** – O protocolo da Atenção Básica para a Atenção Especializada do Ministério da Saúde[7] define que o rastreamento de paciente com história familiar de câncer colorretal ou suspeita de síndrome de Lynch ou polipose adenomatosa familiar deve ser feito em serviço especializado de genética e gastrenterologia.

Atenção!

História familiar de cânceres de ovário, colorretal e de mama está associada a risco aumentado de câncer de ovário. No entanto, não existem evidências científicas de que o rastreamento do câncer de ovário traga mais benefícios do que riscos e, portanto, até o momento, não é recomendado.

Câncer do colo do útero

- **Estratégia de rastreamento** – No Brasil, o método de rastreamento do câncer do colo do útero é o exame de Papanicolaou (citopatológico).
- **População-alvo** – Qualquer pessoa com colo do útero que já teve atividade sexual, o que inclui homens trans e pessoas não binárias designadas mulheres ao nascer.
- **Idade recomendada para o rastreamento** – Entre 25 e 64 anos (faixa etária em que se concentra a maior ocorrência das lesões de alto grau, passíveis de serem tratadas efetivamente).
- **Rotina recomendada pelo Ministério da Saúde**[10] – Repetição do exame de Papanicolaou a cada três anos, após dois exames normais consecutivos realizados com um intervalo de 1 ano. Para detalhes sobre a técnica de coleta, ver Capítulo 1, A consulta ambulatorial.
- **Situações especiais**
  - Mulheres que vivem com HIV ou estão imunodeprimidas apresentam maior vulnerabilidade para as lesões precursoras do câncer do colo do útero. Pra elas, deve-se iniciar o rastreamento logo após o começo da atividade sexual e repetir o exame de Papanicolaou com periodicidade anual após dois exames normais consecutivos realizados com intervalo semestral. Essas pacientes devem ser vacinadas para o papilomavírus humano (HPV, do inglês *human papiloma virus*).
  - Mulheres histerectomizadas por outras razões que não o câncer do colo do útero não devem ser submetidas ao rastreamento se não tiverem colo do útero.

> **Atenção!**
> Não existem evidências de que o rastreamento anual seja significativamente mais efetivo do que se realizado em intervalo de três anos.
> A repetição em um ano após o primeiro teste reduz a possibilidade de um resultado falso-negativo no primeiro teste.
> A periodicidade de três anos tem como base a recomendação da OMS e as diretrizes da maioria dos países com programa de rastreamento organizado.

- **Conduta após rastreio positivo** – As mulheres diagnosticadas com lesões intraepiteliais do colo do útero no rastreamento devem ser encaminhadas à unidade secundária para confirmação diagnóstica (colposcopia com biópsia dirigida) e tratamento adequado.

Referências

1. Brasil. Ministério da Saúde. Cadernos de atenção primária: rastreamento [Internet]. Brasília: MS; 2013 [capturado em 30 jun. 2024]. Disponível em: http://bvsms.saude.gov.br/bvs/publicacoes/rastreamento_caderno_atencao_primaria_n29.pdf.

2. World Health Organization. Screening programmes: a short guide: increase effectiveness, maximize benefits and minimize harm [Internet]. Copenhagen: WHO; 2020 [capturado em 30 jun. 2024]. Disponível em: https://apps.who.int/iris/bitstream/handle/10665/330829/9789289054782-eng.pdf.

3. Instituto Nacional de Câncer José Alencar Gomes da Silva. Estimativa 2020: incidência do Câncer no Brasil [Internet]. Rio de Janeiro: INCA; 2019 [capturado em 30 jun. 2024]. Disponível em: https://www.inca.gov.br/sites/ufu.sti.inca.local/files/media/document//estimativa-2020-incidencia-de-cancer-no-brasil.pdf.

4. American College of Radiology, Colégio Brasileiro de Radiologia. Atlas BI-RADS® do ACR: sistema de laudos e registro de dados de imagem da mama. 5. ed. São Paulo: CBR; 2016.

5. Instituto Nacional de Câncer José Alencar Gomes da Silva. Parâmetros técnicos para rastreamento do câncer de mama [Internet]. Rio de Janeiro: Inca; 2021 [capturado em 30 jun. 2024]. Disponível em: https://www.inca.gov.br/publicacoes/livros/parametros-tecnicos-para-o-rastreamento-do-cancer-de-mama.

6. Instituto Nacional de Câncer José Alencar Gomes da Silva. Câncer de intestino: versão para profissionais de saúde [Internet]. Rio de Janeiro: Inca; 2022 [capturado em 30 jun. 2024]. Disponível em: https://www.inca.gov.br/tipos-de-cancer/cancer-de-intestino/profissional-de-saude.

7. Brasil. Ministério da Saúde. Protocolos de encaminhamento da atenção básica para a atenção especializada. [Internet]. Brasília: MS; 2016 [capturado em 30 jun. 2024]. Disponível em: https://bvsms.saude.gov.br/bvs/publicacoes/protocolos_atencao_basica_especializada_proctologia_v_VII.pdf.

8. World Health Organization. Early detection [Internet]. Geneva: WHO; 2007 [capturado em 24 jul. 2024]. Disponível em: https://apps.who.int/iris/bitstream/handle/10665/43743/9241547338_eng.pdf?sequence=1.

9. Instituto Nacional de Câncer José Alencar Gomes da Silva. Nota técnica para os gestores do SUS sobre a mudança do método do rastreamento do câncer do colo do útero no Brasil [Internet]. Rio de Janeiro: Inca; 2024 [capturado em 24 jul. 2024]. Disponível em: https://www.inca.gov.br/publicacoes/notas-tecnicas/nota-tecnica-para-os-gestores-do-sus-sobre-mudanca-do-metodo-do.

10. Instituto Nacional de Câncer José Alencar Gomes da Silva. Diretrizes brasileiras para o rastreamento do câncer do colo do útero. 2. ed. Rio de Janeiro: Inca; 2016. Disponível em: https://www.inca.gov.br/sites/ufu.sti.inca.local/files/media/document/diretrizesparaorastreamentodocancerdocolodoutero_2016_corrigido.pdf.

3

ARIANI IMPIERI SOUZA
THEREZA SELMA SOARES LINS
MARTA CEDRIM PITUBA

PUBERDADE PRECOCE E TARDIA

Puberdade (do latim *pubetas*) é o processo de amadurecimento biológico que, nas meninas, em geral, inicia-se entre 8 e 13 anos.

O primeiro sinal de puberdade é o surgimento do "broto mamário" (telarca). Na sequência, surgem os pelos pubianos (pubarca), os pelos axilares (axilarca), odor axilar, acne e aumento da oleosidade da pele. Em seguida, a menarca (1ª menstruação), que ocorre em média dois anos depois do aparecimento das mamas.

Exame físico ginecológico

O ambiente deve ser adequado, com boa iluminação e com todo o material disponível e apropriado para a faixa etária.

> Deve-se dar especial atenção para a preservação do pudor da criança/adolescente na hora do exame físico.

■ Anamnese

A preparação do exame ginecológico começa na anamnese. Antes de ser iniciado o exame físico das meninas menores, a explicação sobre as suas etapas em geral é dirigida à mãe ou ao responsável, porém o médico também pode e deve dirigir-se à própria menina, quando perceber que ela é capaz de compreender o que será feito. É conveniente que a mãe/responsável permaneça na sala de exame. Em recém-nascidas, crianças muito pequenas ou pouco cooperativas, o exame físico pode ser feito com a criança sentada no colo da mãe/responsável.

■ Exame físico

Geralmente, o exame começa pelas mamas, depois são examinados o abdome e os órgãos genitais externos (vulva, grandes e pequenos lábios, clitóris, introito vaginal). Avalia-se o estágio de desenvolvimento puberal, o qual é comparado com os critérios de estadiamento da maturação puberal adaptados por Tanner (**Figura 3.1**).

Puberdade precoce

A puberdade precoce é um distúrbio endócrino que atinge mais comumente as meninas em comparação com os meninos. Considera-se precoce a puberdade que surge, nas meninas, antes dos 8 anos de idade.

Essa condição pode ser causa de graves repercussões para elas, como a redução na estatura final do adulto, mas também pode favorecer a ocorrência de distúrbios de comportamento, abuso sexual e gravidez indesejável. Necessita de acompanhamento especializado e informação para a família.

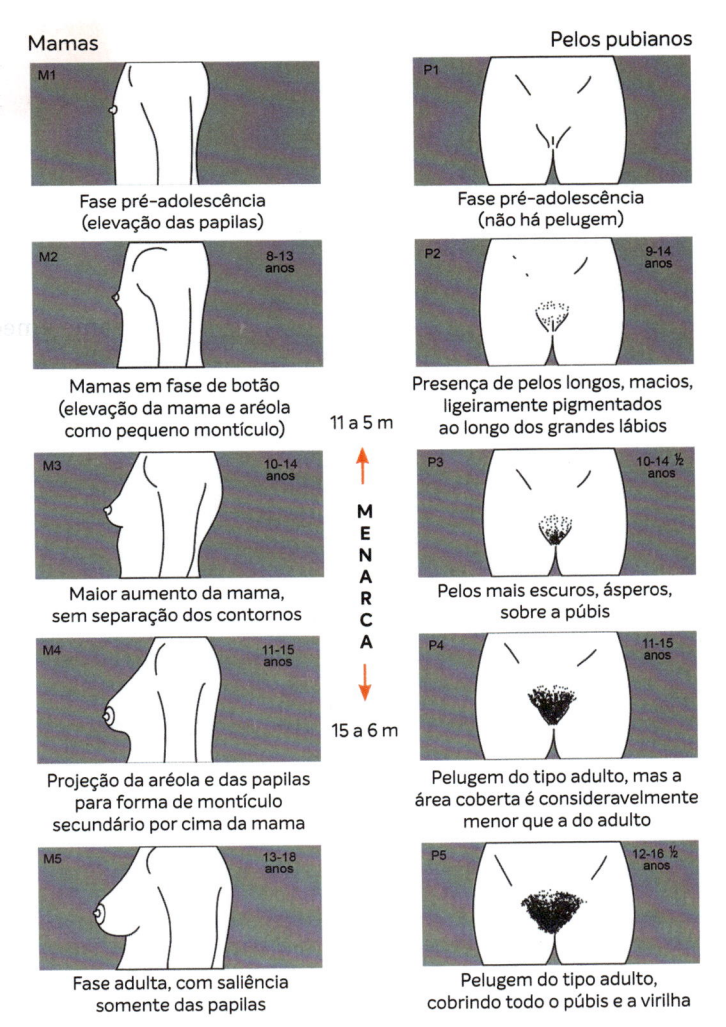

FIGURA 3.1 ■ Estágios de Tanner.

Classificação

A puberdade precoce pode ser classificada em três grandes grupos.

1. **Variação da normalidade do desenvolvimento pubertário** – Quando há aparecimento de algum dos sinais de puberdade de maneira isolada (mama ou pelos), sem progressão puberal e que não requer tratamento.
   - **Telarca precoce**
     - Há desenvolvimento mamário (telarca) uni ou bilateral nas meninas antes dos 8 anos de idade, de maneira isolada e sem outros sinais de maturação sexual.
     - O exame de avaliação da idade óssea (IO) e a velocidade de crescimento (VC) linear da menina são compatíveis com a idade cronológica (IC).
     - É mais comum entre 0 e 2 anos e tende a desaparecer até os 6 anos.
     - O acompanhamento ambulatorial dessa condição é necessário, uma vez que 10 a 20% das meninas com telarca precoce evoluem para um quadro de puberdade precoce completa ou verdadeira.
   - **Pubarca precoce**
     - Consiste no aparecimento prematuro de pelos pubianos e/ou de pelos axilares, acne ou odor axilar, sem outros sinais de maturação sexual.
     - O termo adrenarca é utilizado para definir a elevação precoce dos androgênios suprarrenais, especialmente o sulfato de desidroepiandrosterona (DHEAS, do inglês *dehydroepiandrosterone sulfate*), cujos níveis podem estar aumentados para a IC.
     - Os exames podem mostrar leve avanço da IO e aumento da VC, sem comprometimento da estatura final da menina.

2. **Puberdade precoce completa, central ou verdadeira (PPC)** – Há um aparecimento precoce e progressivo dos caracteres sexuais secundários devido à ativação prematura do eixo hipotálamo-hipófise-ovário (HHO) e, portanto, é dependente de hormônio liberador de gonadotrofina (GnRH, do inglês *gonadotropin-releasing hormone*).

   O "gatilho" que provoca o início antecipado desse mecanismo permanece desconhecido na maioria das vezes, porém têm sido sugeridas causas genéticas, ambientais e a aceleração secular do crescimento e desenvolvimento.

   Outros fatores, como melhoria da nutrição, da saúde geral e das condições socioeconômicas, o uso de alimentos e produtos que contenham estrogênio ou a exposição a agentes químicos que mimetizem a ação estrogênica, também têm sido referidos.

   - **Sequência do aparecimento dos eventos puberais** – Similar à da puberdade normal: começa por telarca, pela pubarca e axilarca e, na evolução, pela menarca. No entanto, a progressão entre os estágios puberais é mais rápida, associada a uma VC acelerada e ao avanço da IO, promovendo fechamento prematuro das cartilagens de crescimento, com redução da estatura final. Paradoxalmente, a menina tem alta estatura na infância e baixa estatura na vida adulta.

- Causas
    - Na maioria das vezes, é idiopática (80-90% dos casos), quando não se encontra uma causa para a ativação do eixo HHO após avaliação clínica e laboratorial.
    - Outras causas identificáveis para PPC são distúrbios congênitos ou adquiridos do sistema nervoso central (SNC) e exposição prolongada a esteroides sexuais, como a hiperplasia congênita das suprarrenais ou tumores virilizantes.
    - A PPC pode ainda ser considerada constitucional quando a menina desenvolve a puberdade mais precocemente, mas no limite inferior da normalidade, com VC acima da média da população da mesma idade, porém com avanço proporcional da IO e com previsão de estatura final dentro do padrão familiar.
3. **Puberdade precoce incompleta ou periférica ou pseudopuberdade precoce (PPP)** – Ocorre desenvolvimento precoce dos caracteres sexuais secundários na ausência de liberação do eixo HHO, ocasionado por secreção autônoma de esteroides sexuais. Dependendo do tipo de esteroide liberado, pode se apresentar como PPP isossexual ou heterossexual, se os caracteres sexuais forem idênticos ou opostos aos do sexo feminino.

    Apesar de haver desenvolvimento dos caracteres sexuais secundários, não há a liberação do eixo HHO, levando a uma maturação incompleta e ao não desenvolvimento da fertilidade.
    - **PPP isossexual** – O quadro clínico é compatível com a liberação autônoma de estrogênio, e pode haver desenvolvimento de mama, aumento do volume uterino e sangramento vaginal, não necessariamente nessa ordem.
        - **Causas** – Administração inadvertida de medicamento contendo estrogênios, cisto ovariano, tumor ovariano produtor de estrogênio, hipotireoidismo primário e prolongado ou como parte do quadro de síndrome de hiperfunção endócrina, como a síndrome de McCune-Albright, caracterizada pela tríade clássica de manchas cutâneas café com leite, displasia fibrosa de ossos longos e puberdade precoce.

            Cisto ovariano é a causa mais comum de PPP isossexual, podendo secretar estrogênios de forma flutuante, causando desenvolvimento mamário e hemorragia vaginal. O diagnóstico é feito por ultrassonografia pélvica.
    - **PPP heterossexual** – O quadro clínico é consequência do excesso de androgênios e é caracterizado por aparecimento precoce de pelos pubianos e axilares e acne, podendo

> **Atenção!**
> Clinicamente, a PPP se distingue da PPC por não apresentar o desenvolvimento dos caracteres sexuais secundários na mesma sequência da puberdade normal e, laboratorialmente, pela ausência da resposta puberal ao teste do GnRH.

ocorrer hipertrofia de clitóris, além de avanço na IO.

Em geral, as causas são hiperplasia congênita da suprarrenal, tumores suprarrenais e tumores ovarianos produtores de androgênios (arrenoblastoma) que levam a um quadro de virilização na menina, com presença de hirsutismo. Administração inadvertida de androgênios, como anabolizante esteroide derivado da testosterona (principalmente oxandrolona), também pode ser causa de PPP heterossexual.

■ Diagnóstico

Anamnese

É importante determinar a idade do início, a velocidade e a progressão das manifestações clínicas. Investigar queixas relacionadas a doenças neurológicas e da tireoide. Perguntar sobre o uso de medicações hormonais.

Exame físico

É essencial avaliar os caracteres sexuais secundários de acordo com os critérios de Tanner (ver **Figura 3.1**) e realizar o exame da genitália externa. Examinar a pele à procura de manchas café com leite. Deve-se analisar os dados antropométricos de peso e altura para determinar em qual ponto na curva a criança se encontra, bem como para calcular a estatura-alvo.

> ■ Cálculo da estatura-alvo
> Nas meninas, o cálculo da estatura-alvo é feito da seguinte forma:
> [Altura do pai (cm) + altura da mãe (cm)] −13, e divide-se o resultado por 2.

> **Atenção!**
> O monitoramento da velocidade de crescimento, bem como o da progressão dos caracteres sexuais secundários, ajuda a classificar a puberdade precoce e a definir se a conduta será intervir ou observar.

Exames complementares

- **Radiografia de mãos e punhos para definir IO** – Está alterada tanto na PPC quanto na PPP, porém normal nas variações da normalidade (telarca e pubarca precoces benignas). Um avanço na IO maior do que dois desvios-padrão (DP) é mais indicativo de PPC ou PPP do que de uma variante puberal benigna (telarca e pubarca precoces benignas).
- **Ultrassonografia pélvica** – A morfologia e o volume do útero e dos ovários estão aumentados em uma fase mais tardia da PPC ou em alguns casos de PPP, porém estão normais na telarca e pubarca precoces benignas.

> **Atenção!**
> Na ultrassonografia pélvica, a visualização dos dois ovários aumentados sugere PPC. A observação dos dois ovários diminuídos sugere PPP. O achado de um ovário normal e outro aumentado pode sugerir cisto ou tumor ovariano.

- **Dosagens hormonais** – Solicitadas de acordo com os achados da anamnese, do exame físico, da IO e da ultrassonografia pélvica. Em geral, incluem dosagens séricas de hormônio luteinizante (LH, do inglês *luteinizing hormone*), hormônio folículo-estimulante (FSH, do inglês *follicle-stimulating hormone*), DHEAS, hormônio tireoestimulante (TSH, do inglês *thyroid-stimulating hormone*), tiroxina (T_4 livre) e estradiol.

  Com o advento de métodos laboratoriais de alta sensibilidade e especificidade, a concentração basal de LH é utilizada na triagem inicial para identificar a ativação do eixo hipotálamo-hipófise-gonadal.
  - Para identificação da PPC, os níveis dependerão da técnica utilizada.
    - Por ensaio imunoquiminulométrico (ICMA): concentrações de LH > 0,2 a 0,3 UI/L.
    - Por ensaio imunofluorométrico (IFMA): concentrações > 0,6 UI/L.
  - Valores de LH na faixa pré-puberal (i.e., < 0,2 UI/L) e em caso de progressão puberal, prossegue-se a investigação com o **teste de estímulo com análogo GnRH**.

> **Teste de estímulo com análogo GnRH**
> Coleta-se uma dosagem de LH após 30 a 120 minutos da aplicação do análogo do GnRH na dose de 3,75 mg, intramuscular (IM). Nível de LH T> 5 a 8 UI/L sugere puberdade de origem central ou gonadotrofina dependente (PPC). O grau dessa elevação do LH vai depender do tipo de ensaio utilizado.

Tratamento

Os quadros de telarca e adrenarca precoces com ausência de progressão puberal devem ser monitorados e não requerem tratamento.

Puberdade precoce central

Inicialmente, o tratamento é dirigido à causa básica que está provocando a ativação do eixo HHO, caso seja identificada. Por exemplo, o tratamento de tumores ou doenças.

Considerando que em 80 a 90% dos casos a causa da PPC é idiopática, o tratamento medicamentoso é feito como descrito a seguir.

Agonistas do GnRH

Tratamento de escolha para inibir a liberação das gonadotrofinas, disponível em preparações para uso subcutâneo (SC) ou IM de depósito mensal, como leuprorrelina e triptorrelina, nas doses de 3,75 mg e 7,5 mg, SC ou IM, a cada 4 semanas, e na dose de 11,25 mg, de uso trimestral.

- **Indicações**
  - Puberdade de progressão rápida.
  - Avanço significativo da IO em relação à idade estatural, com queda importante na previsão da estatura final.
  - Crianças com grave comprometimento intelectual ou emocional (a

menstruação poderia acarretar ainda mais dificuldades nos cuidados com a criança).

- **Objetivos do tratamento** – Desaceleração da puberdade, redução do avanço da IO com aumento da previsão de estatura final.
- **Seguimento e duração** – Durante o tratamento, as crianças devem ser acompanhadas de monitoramento cuidadoso do desenvolvimento puberal, IO, VC, previsão da estatura final e supressão do LH após administração do agonista de GnRH. A duração do tratamento é variável, mas, em geral, ele é suspenso quando a IO for compatível com a IO de 12 ou 12,5 anos.

Puberdade tardia

Em meninas, é definida pela ausência de mamas após a idade cronológica de 13 anos, pelo atraso superior a 4 anos entre o início da puberdade (telarca) e a sua conclusão (menarca), ou pela ausência de menarca (amenorreia primária) após os 16 anos.

Classificação

As causas de atraso na puberdade estão classificadas em quatro grupos.

1. **Retardo constitucional do crescimento e da puberdade (RCCP)** – É uma variante normal do desenvolvimento puberal e é mais frequente em meninos do que em meninas.
   - Meninas nas quais o desenvolvimento dos caracteres sexuais secundários se inicia espontaneamente após o limite superior da normalidade, sem causas identificáveis e sem prejuízo na estatura final.

Atenção!

O retardo constitucional do crescimento e da puberdade é um diagnóstico de exclusão, podendo ser confirmado somente após o afastamento de outras causas de atraso puberal em pacientes acima dos 17 a 18 anos.

   - O processo da maturação sexual, embora de início tardio, progredirá espontaneamente, concluindo o desenvolvimento dois a quatro anos após o período normal. Na anamnese, observam-se casos familiares de menarca após os 15 anos.
   - A criança apresenta-se saudável e a IO, em geral, está atrasada em dois anos em relação à IC, porém compatível com a idade estatural. A avaliação laboratorial não mostra alterações.

2. **Hipogonadismo hipogonadotrófico funcional** – Atraso da puberdade por uma doença de base, como doenças sistêmicas crônicas (p. ex., doença cardíaca, pulmonar, renal ou gastrintestinal), endocrinopatia, déficit nutricional (p. ex., anorexia nervosa) e atividade física rigorosa (p. ex., atletas de alto rendimento).

3. **Hipogonadismo hipogonadotrófico** – Quando há deficiência de produção de gonadotrofinas, que pode ser secundária a um defeito genético ou a uma condição adquirida, que não foi identificada até a idade da puberdade. Por ser condição irreversível, exige reposição hormonal. Entre as causas de

> **Atenção!**
> No diagnóstico do hipogonadismo hipogonadotrófico, laboratorialmente, não há resposta ou a resposta está diminuída ao teste de estímulo do GnRh.

hipogonadismo hipogonadotrófico, as mais comuns são as seguintes.

- **Lesões do SNC** – Malformações (displasia septo-óptica, hidrocefalia, etc.); tumores (craniofaringeoma, glioma, prolactinoma, etc); infecções (meningite, encefalite); anomalias vasculares; e radioterapia do SNC para tratamento de leucemias podem levar a infantilismo sexual.
- **Deficiência isolada de gonadotrofinas (LH/FSH)** – A estatura e a IO são normais antes da puberdade. Como a menina não entra na puberdade, apresenta IO atrasada em relação à IC, com crescimento ósseo persistente, causando estatura final alta com proporções eunucoides.
- **Síndrome de Kallmann** – É a forma mais comum da deficiência isolada de gonadotrofinas, caracterizada por anosmia ou hiposmia.
- **Pan-hipopituitarismo** – Quando, além da deficiência de gonadotrofinas, há outras deficiências hormonais, como TSH, hormônio adrenocorticotrófico (ACTH, do inglês *adrenocorticotropic hormone*) e hormônio de crescimento (GH, do inglês *growth hormone*), resultando em baixa estatura final.
- **Outras doenças genéticas raras** em que o hipogonadismo faz parte do quadro clínico, como as síndromes de Prader-Willi e de Laurence-Moon-Biedl, principalmente em meninas com obesidade.

4. **Hipogonadismo hipergonadotrófico** – Elevação dos níveis de gonadotrofinas na tentativa de estimular as gônadas não responsivas. As gônadas não produzem os hormônios esteroides, tanto por distúrbios congênitos quanto por distúrbios adquiridos.
   - **Congênitos** – Consistem nas disgenesias gonadais, sendo a mais comum a **síndrome de Turner** (cariótipo 45X), cujo quadro clínico típico é: baixa estatura, atraso puberal, estigmas somáticos, como pescoço curto, implantação baixa da linha do cabelo, hipertelorismo mamário, hipoplasia do quarto metacarpiano e cúbito valgo.
   - **Adquiridos** – Falência ovariana precoce causada por tratamento quimioterápico ou radioterápico na infância.

■ Diagnóstico

Após anamnese e exame físico cuidadosos, a conduta deve obedecer a um roteiro adequado, evitando desperdício de tempo e exames. Seguindo um roteiro de investigação simplificado, conforme a **Figura 3.2**, podemos direcionar o raciocínio para as causas mais comuns.

Anamnese

Indagar sobre doenças pregressas pessoais e familiares, condições de nasci-

```
                    ┌─────────────────────────────────────┐
                    │   Ultrassonografia pélvica          │
                    │ (para avaliar presença de útero     │
                    │          e ovários)                 │
                    │              +                      │
                    │ Dosagens de gonadotrofinas (LH/FSH) │
                    └─────────────────────────────────────┘
                              │                │
                   ┌──────────┘                └──────────┐
                   ▼                                      ▼
           ┌───────────────┐                    ┌───────────────┐
           │   Elevadas    │                    │    Baixas     │
           │(Hipogonadismo │                    │(Hipogonadismo │
           │hipergonadotró-│                    │hipogonadotró- │
           │     fico)     │                    │     fico)     │
           └───────────────┘                    └───────────────┘
                   │                                    │
                   ▼                                    ▼
```

Investigar doenças que afetam o ovário: disgenesias gonadais (pura, mista, Turner) ou falência ovariana adquirida

Investigar doenças que afetam o eixo hipotálamo–hipófise:
- Tumor hipofisário
- Doenças da tireoide
- Síndrome de Kallman
- Constitucional

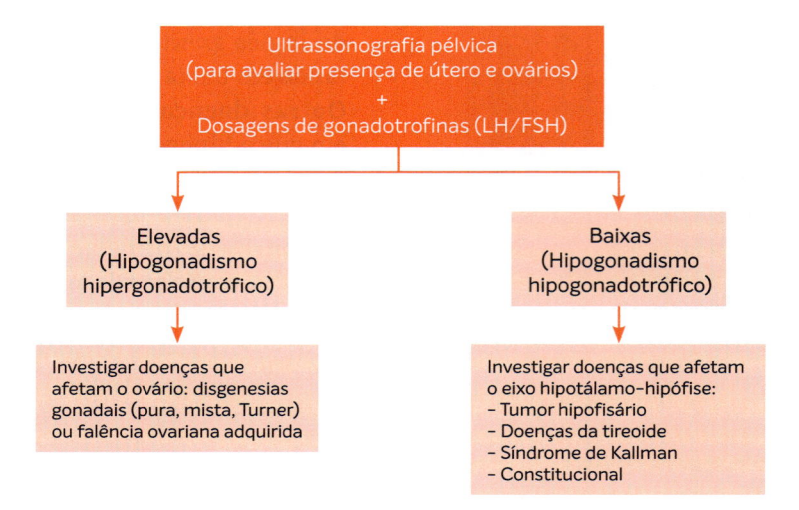

Figura 3.2 ■ Roteiro de investigação de amenorreia primária na presença de caracteres sexuais secundários ausentes ou hipodesenvolvidos e idade acima de 14 anos.

mento, uso de medicações e tratamentos realizados, hábitos, atividade física, transtornos alimentares, distúrbios neurológicos, alteração de olfato, condições emocionais, idade do início da puberdade dos pais e irmãos.

Exame físico

Procurar por sinais específicos de doenças crônicas, sinais de virilização, condições nutricionais, presença de dismorfismos, estigmas da síndrome de Turner e medidas antropométricas, como peso, altura, envergadura, distância púbis-pés e púbis-vértice. Caracterizar o estágio puberal pelos critérios de Tanner (ver **Figura 3.1**).

Exames complementares

A investigação inicial consiste em ultrassonografia pélvica, dosagens séricas de gonadotrofinas (LH/FSH) e raios X de mãos e punho para avaliar IO.

Outros exames podem ser solicitados, dependendo do resultado dos anteriores:

- TSH e T4 livre para avaliar função da tireoide.
- Prolactina para avaliar tumor de hipófise microprolactinoma.
- DHEAS, cortisol, fator de crescimento insulina-símile I (IGF-I, do inglês *insulin-like growth factor I*), proteína ligadora tipo 3 do fator de crescimento insulina-símile tipo I (IGFBP-3, do inglês *insulin-like growth factor binding protein 3*) para avaliar pan-hipopituitarismo.
- Ressonância magnética de crânio e hipófise para avaliar as causas de hipogonadismo hipogonadotrófico.
- Cariótipo para investigar síndromes genéticas.

■ Tratamento

- **RCCP** – Pode ser apenas acompanhado, com tranquilização dos pais de que a menina terá seu desenvolvimento completo e normal no devido tempo.

Caso a menina tenha idade > 14 anos e IO ≥ 11 anos OU apresente prejuízo psicossocial importante, pode ser feito um estímulo da indução puberal, o qual é realizado por meio de doses baixas de estrogênios* por um tempo limitado (3-6 meses).

- **Hipogonadismo hipogonadotrófico funcional** – Tratar a doença de base.
- **Hipogonadismo hipo ou hipergonadotrófico** – Para ambas as condições, o tratamento é a reposição hormonal com estrogênios, que deve ser iniciada a partir dos 12 anos de idade. A terapia tradicional utiliza estrogênios conjugados, iniciando com doses baixas (0,3 mg, VO, 1x/dia) que aumentam gradativamente nos dois anos subsequentes, com monitoramento até que atinja um desenvolvimento puberal satisfatório. A partir disso, inicia-se a indução da menarca com associação de progestogênio de forma cíclica.

A reposição estrogênica ideal deve ser feita com 17β-estradiol, VO ou via transdérmica (VTD), para evitar metabolismo hepático do estrogênio conjugado. Quando a dose de estrogenização plena for atingida, em média 16 meses após o seu início, deve-se associar a ela um progestogênio.

> Os contraceptivos hormonais orais são uma opção cômoda para a reposição combinada de estrogênio e progestogênio.

Leituras Recomendadas

Alves CA. Puberdade atrasada. In: Alves CA. Endocrinologia pediátrica. Barueri: Manole; 2019. p. 68-87.

Paula LCC, Puñales M. Puberdade precoce [Internet]. São Paulo: SBP; 2016 [capturado em 30 jun. 2024]. Disponível em: https://www.sbp.com.br/fileadmin/user_upload/2016/09/Puberdade-Precoce.Leila_.Ve4_.pdf.

Siviero-Miachon AA. Atraso puberal: quando se preocupar? In: Sociedade de Pediatria de São Paulo. Recomendações: atualização de condutas em pediatria [Internet]. São Paulo: SPSP; 2019 [capturado em 30 jun. 2024]. Disponível em: https://www.spsp.org.br/site/asp/recomendacoes/Rec88_Endocrino.pdf.

Souza AI, Soares Lins TS. Puberdade normal e patológica. In: Santos LC, Mendonça VG, Schettini JAC, Ferreira ALCG, Leite SRRF, Menezes TC, organizadores. Ginecologia ambulatorial baseada em evidências. Rio de Janeiro: Medbook; 2011. p. 83-92.

---

* Estrogênio equino conjugado (EEC), 0,9 a 1,25 mg, 1x/dia, ou valerato de estradiol (VE), 2,0 mg, 1x/dia, ou 17β-estradiol (17β-E), 2,0 mg, 1x/dia.

4

MARIA CAROLINA PESSOA VALENÇA RYGAARD

VULVOVAGINITES

Conceito

O termo vulvovaginites engloba o conjunto de sinais e sintomas consequentes de infecção, inflamação ou alterações na biota vaginal normal. Os sintomas geralmente incluem:

- Corrimento vaginal
- Odor
- Prurido
- Queimação
- Irritação
- Eritema
- Dispareunia
- *Spotting*
- Disúria e desconforto

Nem sempre todos os sintomas são reportados pela paciente em um mesmo momento ou em um mesmo episódio.

Fisiopatologia

O epitélio escamoso estratificado não queratinizado da vagina em mulheres na pré-menopausa normalmente estrogenizadas é rico em glicogênio.

O glicogênio das células descartadas é o substrato dos lactobacilos de Döderlein (*Lactobacillus*), que convertem glicose do meio vaginal em ácido láctico, criando um ambiente ácido com pH 4,0 a 4,5.

Essa acidez ajuda a manter a biota vaginal normal e equilibrada e inibe o crescimento de organismos patogênicos. O desequilíbrio desse ecossistema normal pode levar a condições favoráveis ao desenvolvimento de vaginite.

Em mulheres na idade reprodutiva, a descarga vaginal fisiológica, em um ecossistema equilibrado, consiste na produção de 0,1 a 0,4 mL de fluido a cada 24 horas.

Fatores potencialmente perturbadores para o bom funcionamento do ecossistema:
- Infecções sexualmente transmissíveis (ISTs).
- Uso de antimicrobianos.
- Presença de corpo estranho na vagina (areia, objetos depositados propositalmente ou acidentalmente, absorventes internos ou tampões usados de forma prolongada ou esquecidos).
- Nível de estrogênio.
- Uso de produtos de higiene.
- Higiene inadequada.
- Gravidez.
- Atividade sexual.
- Uso de contraceptivos.

Etiologia

A **vaginite** geralmente é o resultado de agentes infecciosos. As infecções mais comuns que chegam a representar mais de 90% dos casos são a vaginose bacteriana, a candidíase e a tricomoníase.

A **cervicite** é geralmente causada por IST, como gonorreia e clamídia, e pode se apresentar com sintomas vaginais inespecíficos.

Os outros casos de vaginite são de etiologia não infecciosa e incluem:
- Atrofia vaginal (vaginite atrófica).
- Presença de corpo estranho.
- Irritantes e alérgenos (preservativos, lubrificantes, brinquedos sexuais ou objetos usados durante a relação sexual, lavagens por duchas vaginais ou produtos de higiene com corantes ou perfumes).
- Doenças sistêmicas (como artrite reumatoide e lúpus eritematoso sistêmico).
- Uso de medicações sistêmicas (como a isotretinoína) causa mais rara de vaginite.

Diagnóstico

A anamnese com a caracterização dos sintomas clínicos é fundamental para o diagnóstico e o tratamento corretos.

O corrimento vaginal deve ser caracterizado de acordo com a quantidade, o odor, a consistência e a coloração.

> O conteúdo vaginal fisiológico geralmente é transparente ou esbranquiçado, espesso ou mucoide e, na maioria das vezes, sem odor. É composto pelo conjunto de secreção mucoide cervical, células vaginais descamadas, bactérias da biota vaginal normal e transudato vaginal. Pode se tornar mais notável em algumas situações, como no meio do ciclo (fase ovulatória), na gestação ou nas pacientes que usam anticoncepcionais combinados. Outros fatores que podem interferir na descarga vaginal normal são dieta, atividade sexual, estresse e uso de medicações.

Mesmo que as características descritas sejam consideradas padrão de normalidade da descarga vaginal, caso esta se apresente amarelada, com um odor levemente diferente, acompanhada de leves sintomas irritativos, mas sem prurido, dor, queimação, eritema, erosões locais (cervical ou vaginal), friabilidade ou significativa irritação, pode não estar associada a um processo patológico.

Sintomas

Sintomas como queimação, irritação e outros desconfortos podem variar de acordo com a causa da vaginite. Dependem também da intensidade do processo inflamatório causado pelo agente patogênico. Lembre-se de que outras causas não infeciosas, como a vulvodínea, também podem se apresentar com esses sintomas.

Quando há prurido e dor, em geral, a vulvovaginite pode estar associada a um processo difuso, seja ele de causa infecciosa (maioria), alérgica ou pela presença de alguma dermatose. Os fatores podem estar sobrepostos, ou seja, a paciente apresenta mais de uma causa para o prurido. A dor também pode estar associada, na exclusão de processo infeccioso, à vulvodínea. Disúria e dispareunia podem sugerir processo inflamatório secundário à inflamação ou alergia, bem como atrofia vulvovaginal.

Queixas como *spotting* e sangramentos genitais não são classicamente compatíveis com sintomas de vulvovaginites. Devem ser investigados o uso de anticoncepcionais, neoplasias do trato genital inferior e hipotrofia.

O *status* estrogênico da mulher é avaliado a partir de dados como idade, regularidade dos ciclos, pacientes no pós-parto, uso de medicações antiestrogênicas ou de contraceptivos. A queixa de ressecamento vaginal nesses casos pode estar associada às queixas sugestivas de vaginite.

Caracterizar o período de aparecimento dos sintomas é importante. As queixas podem ser relatadas em período próximo ao pré-menstrual ou no menstrual, durante a relação ou pouco depois de relações sexuais, após processos cirúrgicos ou radioterapia pélvica. Verificar presença de tecido de granulação ou fístulas. Deve-se averiguar o uso de preservativos de forma regular, a realização de procedimentos recentes nos quais tenha sido necessária a colocação de tampão e o hábito de uso de absorventes internos ou coletores vaginais que possam ser esquecidos na cavidade vaginal.

Exames complementares

- **Medida do pH vaginal**
    - A medida do pH vaginal é importante e de fácil realização.
    - Técnica: uma fita apropriada para a medida do pH deve ser aplicada por alguns segundos nas paredes vaginais laterais. Nestas, evita-se a contaminação com sangue, sêmen ou muco cervical, que, se depositados no fundo do saco vaginal posterior, podem eventualmente distorcer os resultados.

Fatores que podem alterar o pH (com frequência, elevando o valor): uso de géis lubrificantes, sêmen,

Atenção!

O pH normal das mulheres na pré-menopausa com os níveis estrogênicos normais varia entre 4,0 e 4,5. Logo, nos extremos de idade ou em pacientes que estejam em situações de hipoestrogenismo, o teste de pH perde sua eficácia. A produção do glicogênio vaginal consequente ao estímulo estrogênico estará diminuída, e o pH vaginal normal não será o mesmo (geralmente maior que 4,7).

sangue, uso de duchas, medicações intravaginais e gestantes com perda de líquido amniótico.

- **Microscopia**
  - A microscopia pode auxiliar o diagnóstico, mas não está sempre disponível e pode ser influenciada pela experiência do profissional.
  - Técnica com soro fisiológico a 0,9% (SF 0,9%): colocação da secreção vaginal em uma lâmina com a adição de uma ou duas gotas de soro fisiológico a 0,9% e visualização. O ideal é que seja feita entre 10 e 20 minutos após a coleta da amostra, para que não se perca a possibilidade de avaliação da motilidade de *Trichomonas*, por exemplo.

> O exame normal ao microscópio evidencia células escamosas descamadas, poucos linfócitos polimorfonucleares e espécies de *Lactobacillus*.

  - Técnica com hidróxido de potássio a 10% (KOH 10%): O KOH 10% destrói os elementos celulares quando colocado no conteúdo vaginal da lâmina, ajudando na identificação das hifas presentes na infecção por *Candida*. Essa substância também pode ser usada no conteúdo vaginal imediatamente coletado em algodão ou gaze para realização do teste das aminas (teste de Whiff).
- **Cultura**
  - Raramente indicada em mulheres com corrimento.
  - Existem várias espécies de bactérias que colonizam a vagina e não são agentes patogênicos. A identificação dessas bactérias pode dar origem a tratamentos desnecessários com antimicrobianos.

Vaginose bacteriana

A vaginose bacteriana (VB) é uma síndrome clínica polimicrobiana que resulta na alteração da biota bacteriana vaginal normal. Há diminuição dos lactobacilos produtores de peróxido de hidrogênio e consequente crescimento da população das bactérias anaeróbias. Esses lactobacilos ajudam na manutenção do pH, impedindo o crescimento das bactérias anaeróbias presentes fisiologicamente em pequena quantidade no conteúdo vaginal.

É a forma mais comum de vaginite, podendo corresponder a 40 a 50% dos casos. Estima-se que a prevalência seja de 29% nas mulheres de 14 a 49 anos, incluindo infecções sintomáticas e assintomáticas.

> As principais bactérias detectadas em mulheres com VB são *Gardnerella vaginalis*, *Prevotella*, *Porphyromonas*, *Bacteroides*, *Peptostreptococcus*, *Mycoplasma hominis* e *Ureaplasma urealyticum*, bem como *Mobiluncus*, *Megasphaera*, *Sneathia* e *Clostridiales*. Espécies de *Fusobacterium* e *Atopobium vaginae* também são comuns.

As bactérias anaeróbias podem ser encontradas em menos de 1% da biota normal das mulheres. Na presença de uma vaginose bacteriana, a concentração dessas pode estar aumentada de 100 a 1.000 vezes mais do que em mulheres sadias.

Fisiopatologia

O mecanismo exato de causa desse desequilíbrio não é conhecido.

Acredita-se que fatores que possam atuar na modificação do pH vaginal, expondo o meio à alcalinização, com diminuição dos lactobacilos, sejam a causa do desequilíbrio.

Alguns desses fatores são: vida sexual ativa, devido à presença do esperma com pH alcalino; sangramentos vaginais anormais, uma vez que o pH do sangue também é mais alcalino; e utilização de duchas ou outros objetos no canal vaginal que possam modificar o pH ou retirar os lactobacilos do conteúdo vaginal.

Após diminuição da quantidade desses organismos, o restabelecimento da biota vaginal é difícil, e a VB recorrente pode ser comum.

Evidências crescentes sugerem que G. vaginalis é a principal bactéria envolvida na patogênese da VB.

O desenvolvimento de um biofilme pode ser um componente essencial desse processo, além do crescimento gradual da microbiota vaginal anaeróbia residente. O biofilme é formado por uma comunidade complexa e estruturada de microrganismos, envoltos por uma matriz extracelular de polissacarídeos, aderidos entre si a uma superfície ou interface. Nesse modelo, uma forma coesa de G. vaginalis adere ao epitélio vaginal e se torna o andaime ao qual outras espécies aderem. A presença de um biofilme pode dificultar a erradicação da VB e aumentar a taxa de recorrência.

Critério de Amsel

De 50 a 75% das pacientes com VB são assintomáticas.

> **Atenção!**
> A ausência de inflamação é a base para o termo "vaginose" e não "vaginite" bacteriana.

Para o diagnóstico da VB, podem ser levados em consideração os critérios a seguir, conhecidos como critérios de Amsel, os quais são verificados no atendimento ambulatorial.

- Três destes sinais ou sintomas caracterizam a VB:
    - Odor vaginal "de peixe", particularmente notado após a relação sexual ou durante o período menstrual, associado a corrimento genital.
    - Conteúdo vaginal acinzentado ou branco-acinzentado, fluido e bolhoso (**Figura 4.1**).
    - pH do conteúdo vaginal maior que 4,5 (em geral está entre 4,7 e 5,7).
    - Microscopia com solução salina do conteúdo vaginal revelando um aumento do número de *clue-cells*, e leucócitos ausentes.
    - Testes das aminas positivo – colocação de gotas de solução de KOH a 10% na secreção vaginal: elimina aminas voláteis, que caracterizam o cheiro de "peixe podre".

Tratamento

O tratamento ideal da VB seria a eliminação dos anaeróbios de forma seletiva, sem prejuízo aos lactobacilos.

- **Primeira escolha** – O metronidazol é um antimicrobiano com excelente eficácia contra anaeróbios e com pouca atividade contra os lactobacilos, por

VULVOVAGINITES

> **Atenção!**
>
> A cultura da secreção vaginal para o diagnóstico da *G. vaginallis* não é recomendada, pelo risco de falha da especificidade do diagnóstico. Médicos que não tenham microscopia disponível ou que não sejam treinados em tal função devem dar preferência à observação dos outros critérios.

isso se torna o fármaco de primeira escolha para o tratamento da VB, inclusive em pacientes gestantes (**Quadro 4.1**).

- Administrado por via oral, em doses terapêuticas, não é teratogênico e pode ser usado com segurança inclusive durante o primeiro trimestre de gestação.
- Alguma intolerância gastrintestinal de intensidades variáveis pode ser observada e reportada pelas pacientes, assim como sabor metálico.
- Deve-se ter o cuidado de orientar as pacientes a evitarem a ingestão de bebidas alcoólicas durante e até um dia após o término do tratamento. Em associação com o consumo de álcool, o metronidazol pode gerar um "efeito antabuse", conhecido como "*dissulfiran-like*". Neutropenia transitória pode acontecer em 7,5% dos casos.

■ **Segunda escolha** – Tratamentos à base de clindamicina têm boa eficácia, porém são menos eficazes do que o metronidazol. A clindamicina não é um antimicrobiano tão seletivo aos lactobacilos quanto o metronidazol. Nesses casos, a taxa de cura pode variar entre 75 e 84% (**Quadro 4.1**).

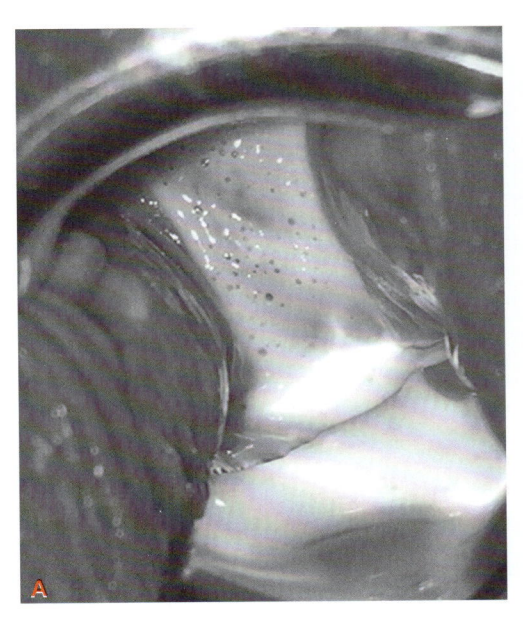

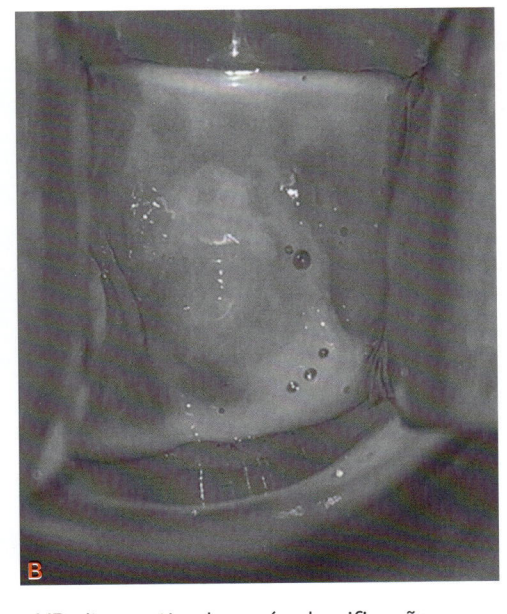

FIGURA 4.1 ■ Conteúdos vaginais de pacientes com VB, diagnosticadas após classificação baseada nos critérios de Amsel. *Veja imagem em cores no Apêndice, ao final deste livro.*

> No caso da VB, o tratamento do parceiro sexual não está indicado, uma vez que não melhora a taxa de sucesso do tratamento da mulher e não diminui as taxas de recidivas.

■ Recorrências

Infecções envolvendo biofilmes podem ser mais difíceis de erradicar.

Aproximadamente 30% das pacientes com respostas iniciais à terapia apresenta erradicação dos organismos agressores ou no restabelecimento da microbiota vaginal protetora normal dominada pelos lactobacilos.

No caso da VB recorrente, são administrados metronidazol ou tinidazol, VO, por 7 dias, e o ácido bórico vaginal, 600 mg, 1x/dia, ao deitar-se, é iniciado ao mesmo tempo, sendo continuado por mais 21 dias. As pacientes são acompanhadas por 1 ou 2 dias após a última dose vaginal de ácido bórico; se estiverem em remissão, pode ser iniciado imediatamente o gel de metronidazol 0,75%,

QUADRO 4.1 ■ Tratamento da vaginose bacteriana (VB)

MULHERES SINTOMÁTICAS	MULHERES ASSINTOMÁTICAS	GESTANTES	VB RECORRENTE
Metronidazol, 500 mg, VO, 2x/dia, por 7 dias*	Não é recomendado rotineiramente	Metronidazol, 500 mg, VO, 2x/dia, por 7 dias*	Metronidazol, 500 mg, VO, 2x/dia, por 7 dias*
		Metronidazol, 250 mg, VO, 3x/dia, por 7 dias	Clindamicina, 300 mg, VO, 2x/dia, por 7 dias
		Clindamicina, 300 mg, VO, 2x/dia, por 7 dias	Ácido bórico, 600 mg, óvulo vaginal, por 28 dias[&]
Clindamicina creme vaginal 2%, 5 g, via vaginal, por 7 dias[†]	O tratamento é indicado para mulheres assintomáticas que serão submetidas a procedimentos ginecológicos cirúrgicos	Gestantes assintomáticas não deverão ser tratadas	
Clindamicina, 300 mg, VO, 2x/dia, por 7 dias			
Tinidazol, 1 g, VO, 1x/dia, por 5 dias, ou 2 g, VO, 1x/dia, por 2 dias[‡@]			
Secnidazol, 2 g, VO, em dose única[§@]			

*Tratamento de escolha. [†]Não deve ser utilizado concomitantemente com preservativos de látex, que podem ter sua eficácia diminuída. [‡]Uso alternativo à ausência do metronidazol e clindamicina. [§]Não é superior ao metronidazol. [@]Não devem ser usados em pacientes lactantes. [&]Letal por via oral; manter fora do alcance de crianças.

VULVOVAGINITES

> **Atenção!**
>
> Qualquer paciente com mais de três episódios documentados de VB nos 12 meses anteriores deve receber um regime de manutenção a longo prazo, consistindo em gel vaginal de manutenção com metronidazol. Regimes de clindamicina a longo prazo, orais ou tópicos, não são recomendados devido à toxicidade e à falta de eficácia documentada (Quadro 4.1).

2x/semana, por 4 a 6 meses, como terapia supressora. A terapia é interrompida assim que o tratamento for concluído.

Alguns estudos relataram taxas reduzidas de recorrência durante abstinência sexual ou quando parceiros sexuais usavam preservativos rotineiramente. Por isso, alguns especialistas sugerem essas intervenções comportamentais para mulheres com infecção recorrente.[1]

Em alguns estudos, observa-se que tratamentos combinados de metronidazol com fluconazol ou miconazol parecem diminuir as chances de recidiva das crises de VB em 12 meses.

> As únicas intervenções comprovadas para reduzir o desenvolvimento ou a recorrência da VB são a terapia supressora crônica e a circuncisão de parceiros masculinos, quando necessário.

Não há evidências científicas que suportem o uso de probióticos e agentes acidificantes para o tratamento da VB.

Quanto às gestantes, acrescenta-se que o American College of Obstetricians and Gynecologists (ACGO), o United States Preventive Services Task Force (USPSTF), o Center for Disease Control and Prevention (CDC) e a Society of Obstetricians and Gynaecologists of Canada recomendam não rastrear e tratar rotineiramente todas as gestantes com VB assintomática para prevenir o parto prematuro e suas consequências.[2]

Candidíase vulvovaginal

A candidíase vulvovaginal (CVV) é a segunda causa mais comum dos sintomas de vaginite e é responsável por aproximadamente um terço dos casos.

Estima-se que pelo menos 75% da população feminina experimente pelo menos um episódio de CVV durante a vida. Aproximadamente 45% das mulheres podem apresentar dois ou mais episódios.

Poucas apresentam a CVV na forma de infecção crônica e recorrente. Nove por cento das mulheres relatam ter tido quatro ou mais infecções em um período de 12 meses, o que caracteriza a candidíase vulvovaginal recorrente (CVVR).

O distúrbio é incomum em mulheres na pós-menopausa, a menos que elas estejam sob terapia com estrogênio. Também é incomum em meninas pré-púberes, nas quais é frequentemente superdiagnosticada.

Alguns autores classificam a CVV como complicada e não complicada (**Quadro 4.2**).[3]

QUADRO 4.2 ■ Classificação da candidíase vulvovaginal (CVV)	
NÃO COMPLICADA (90% DOS CASOS)	COMPLICADA (10% DOS CASOS)
Ocorrência esporádica ou infrequente (até 3 episódios ao ano)	Sintomas recorrentes (4 ou mais episódios ao ano)
Poucos sintomas ou de moderada intensidade	Sintomas de grande intensidade
Geralmente causada por *Candida albicans*	Geralmente causada por espécies de *Candida* não *albicans* (*Candida glabrata*)
Mulheres imunocompetentes e não gestantes	Mulheres imunocomprometidas (portadoras de HIV, transplantadas, em uso de outras medicações imunossupressoras), diabéticas não controladas, gestantes
Cultura não necessária	Culturas vaginais sempre devem ser obtidas para confirmar o diagnóstico e identificar espécies menos comuns de *Candida*

da germinação dos esporos, incrementam a colonização e facilitam a invasão tecidual, provocando o processo inflamatório. O grau e a intensidade desse processo inflamatório ocasionam os sintomas comuns de vaginite, prurido e eritema.

Embora a vulvovaginite por *Candida* seja frequentemente autodiagnosticada, o diagnóstico no ambulatório com microscopia é o preferido.

A CVV não é considerada uma IST, uma vez que ocorre em mulheres celibatárias. As espécies de *Candida* são consideradas parte do ecossistema vaginal normal.

Isso não significa que a transmissão sexual de *Candida* não ocorra ou que a CVV não esteja associada à atividade sexual. Uma frequência aumentada de CVV foi relatada quando a maioria das mulheres tem atividade sexual regular.

Os parceiros de mulheres infectadas têm quatro vezes mais chances de serem colonizados do que os parceiros de mulheres não infectadas. A colonização costuma ser da mesma cepa nos dois parceiros. No entanto, o número de episódios de CVV em uma mulher não parece estar relacio-

■ Etiologia

O principal agente etiológico é o *Candida albicans*, responsável por 80 a 92% dos casos de infeção.

Outras espécies como o *C. glabrata* e o *Candida tropicalis* podem causar sintomas vulvovaginais e ser mais resistentes ao tratamento.

O *Candida* é um fungo dimórfico. A forma de bastosporos (esporos) é responsável pela transmissão e pela colonização, e as formas de micélios ou hifas, resultantes

Importante

A identificação isolada de *Candida* na região vulvovaginal não é indicativa de doença. As espécies de *Candida* fazem parte da microbiota normal de aproximadamente 25% das mulheres. Ao contrário da candidíase orofaríngea, geralmente não é considerada uma infecção oportunista.

nado ao número de parceiros sexuais de sua vida ou à frequência do coito.

Mulheres que fazem sexo exclusivamente com mulheres não parecem ter um risco aumentado de infecção vulvovaginal.

■ Fisiopatologia

Todas as espécies de *Candida* produzem sintomas vulvovaginais semelhantes, embora a gravidade dos sintomas apresente uma forma mais leve com *C. glabrata* e *Candida parapsilosis*.

As espécies de *Candida* provavelmente acessam a vagina por migração do reto por meio da área perineal. Ao contrário da VB, a CVV não está associada a uma redução dos lactobacilos.

A doença sintomática está associada a um crescimento excessivo do organismo e à penetração de células epiteliais superficiais pelo fungo. O mecanismo pelo qual as espécies de *Candida* passam da colonização assintomática para a forma invasiva, causando a doença vulvovaginal sintomática, é complexo, pois envolve respostas inflamatórias do hospedeiro e fatores de virulência da levedura.

■ Fatores precipitantes

Os episódios esporádicos da CVV geralmente ocorrem sem um fator precipitante identificável. No entanto, vários fatores predispõem à infecção sintomática, como diabetes melito, uso de antimicrobianos e níveis aumentados de estrogênios.

- Mulheres com diabetes melito que fazem controle glicêmico inadequado são mais propensas à CVV. Em particular, mulheres com diabetes melito tipo 2 parecem propensas a espécies de *Candida* não *albicans*.
- Um quarto a um terço das mulheres desenvolve vulvovaginite durante ou depois de tomar antimicrobiano de largo espectro. A inibição da microbiota bacteriana normal favorece o crescimento de possíveis agente patogênicos fúngicos.
- A CVV parece ocorrer com mais frequência no cenário de níveis aumentados de estrogênio, provocados pelo uso de contraceptivos orais, por gravidez e por terapia com estrogênio.
- Também são mais comuns em pacientes imunossuprimidas, como as usuárias de glicocorticosteroides ou de outros medicamentos imunossupressores, transplantadas ou com infecção pelo vírus da imunodeficiência humana (HIV, do inglês *human immunodeficiency virus*).
- A associação de dispositivos contraceptivos, como diafragmas e dispositivos intrauterinos (DIU), com o aparecimento da CVV não é consistente.
- Os espermicidas não estão associados à infecção por *Candida*.

■ Diagnóstico

A anamnese com caracterização dos sintomas, o exame físico ginecológico, a avaliação do pH vaginal e a microscopia são importantes para o diagnóstico.

Dor vaginal, dispareunia, queimação vulvar e irritação podem estar presentes. Pode ocorrer disúria externa quando, durante a micção, houver o contato da urina com o epitélio vulvar e vestibular inflamado.

São vistos eritema e edema dos lábios e da pele vulvar. Podem ocorrer lesões periféricas pustulopapulares discretas. A vagina pode estar eritematosa. O colo do útero parece normal.

O conteúdo vaginal pode variar de aquoso a homogeneamente espesso, geralmente é amarelado, misto (fluido e com grumos que se aderem às paredes vaginais; **Figuras 4.2** e **4.3**).

Com frequência, o pH vaginal em mulheres com infecção por *Candida* é normal (4,0-4,5). Nas infecções mistas, *Candida* pode ser observado em níveis mais altos de pH. A microscopia com KOH a 10% destrói os elementos celulares e facilita o reconhecimento de leveduras, pseudo-hifas e hifas.

A microscopia é negativa em até 50% das pacientes com CVV confirmada por cultura.

■ Tratamento da CVV não complicada

Estão disponíveis no mercado muitas preparações em dose única ou doses múltiplas, para administração oral e tópica. A venda de medicamentos sem receita médica facilita a automedicação e dificulta a caracterização da quantidade de crises reais de uma paciente. Em estudos randomizados, os antimicóticos orais e tópicos alcançaram taxas de cura clínica comparáveis, superiores a 90%; a cura micológica de curto prazo é um pouco menor (70-80%).

Estudos que avaliaram a preferência da paciente relataram consistentemente uma preferência pela conveniência do tratamento oral. No entanto, os medicamentos orais aliviam os sintomas após um dia ou dois a mais do que a terapia tópica e podem causar intolerância gastrintestinal, dor de cabeça, erupção cutânea e anormalidades transitórias da função hepática. Os tratamentos tópicos têm menos efeitos colaterais (possível queimação ou irritação local).

> A ausência de superioridade de qualquer formulação, agente ou via de administração sugere que custo, preferência da paciente e contraindicações são as principais considerações na decisão de prescrever um antifúngico.

Se a terapia tópica for escolhida, o tratamento vulvar por si só não é adequado para erradicar o reservatório vaginal de organismos, mesmo em mulheres cujos principais sintomas são vulvares. Enquanto o tratamento vulvar pode melhorar os sintomas vulvares, a terapia vaginal é necessária para tratar completamente a doença.

- Sugerimos o uso de fluconazol por via oral, uma vez que a maioria das mulheres considera os medicamentos orais mais convenientes do que os aplicados por via intravaginal.
- O fluconazol mantém concentrações terapêuticas nas secreções vaginais por pelo menos 72 horas após a ingestão de um único comprimido de 150 mg.
- Os efeitos colaterais do fluconazol em dose única tendem a ser leves e pouco frequentes. Para avaliação dos esquemas terapêuticos da CVV não complicada, observe o **Quadro 4.3**.

■ Tratamento da CVV complicada

- Mulheres com inflamação grave ou com fatores do hospedeiro sugestivos de infecção complicada precisam de cursos mais longos de medicamentos antimicóticos orais ou tópicos.
- Há dúvidas quanto à eficácia de uma via ou de outra, pois não foram reali-

VULVOVAGINITES

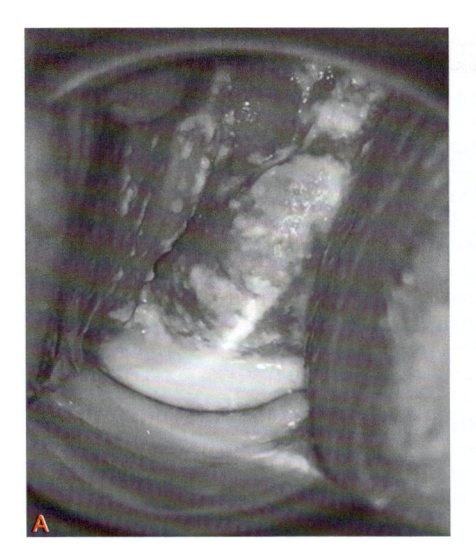

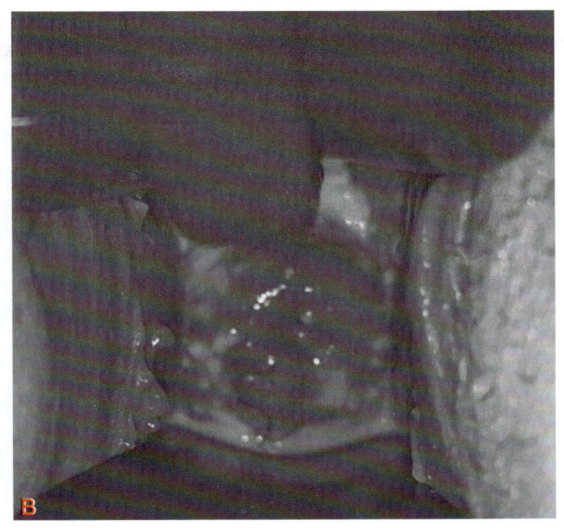

FIGURA 4.2 ■ Conteúdos vaginais de pacientes diagnosticadas com candidíase. (**A**) Conteúdo misto (fluido e grumoso, aderente às paredes vaginais); hiperemia de mucosa do colo e das paredes vaginais. (**B**) Nota-se os fios do DIU se exteriorizando pelo orifício cervical externo (OCE). *Veja imagem em cores no Apêndice, ao final deste livro.*

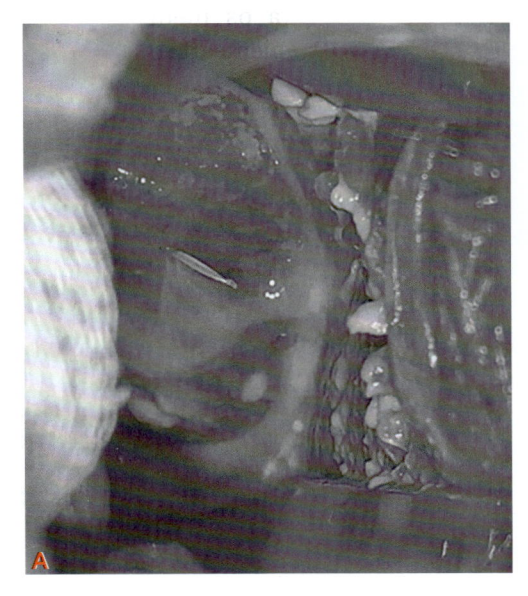

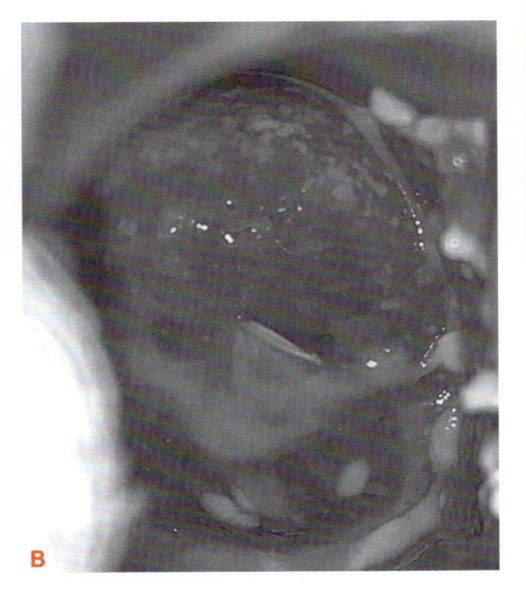

FIGURA 4.3 ■ Conteúdos vaginais de pacientes diagnosticadas com candidíase II. (**A**) Conteúdo misto (fluido e grumoso, aderente às paredes vaginais); hiperemia de mucosa do colo e das paredes vaginais. (**B**) Em ambas as fotos, nota-se os fios do DIU se exteriorizando pelo OCE. *Veja imagem em cores no Apêndice, ao final deste livro.*

QUADRO 4.3 ■ Tratamento da CVV não complicada

FÁRMACO	DOSE	POSOLOGIA
Fluconazol	150 mg	1 comprimido ou cápsula, VO
Butoconazol	Creme a 2%	1 aplicador intravaginal em dose única de 5 g
Miconazol	Creme a 2%	1 aplicador intravaginal em dose única de 5 g, por 14 dias consecutivos
	Óvulo vaginal, 100 mg	1 supositório, 1x/dia, por 7 dias
	Óvulo vaginal, 200 mg	1 supositório, 1x/dia, por 3 dias
	Óvulo vaginal, 1.200 mg	1 supositório, dose única
Nistatina	100.000 UI	1 aplicador intravaginal, 5 g, 1x/dia, por 14 dias
Clotrimazol	Creme a 1%	1 aplicador intravaginal, 5 g, 1x/dia, por 7 dias
	Creme a 2%	1 aplicador intravaginal, 5 g, 1x/dia, por 3 dias
	Comprimido vaginal, 500 mg	1 unidade em dose única intravaginal profunda

Não há diferenças significativas na eficácia entre os azóis tópicos e sistêmicos (taxas de cura > 80% para candidíase vulvovaginal não complicada).

zados estudos comparativos de tratamento tópico *versus* oral de infecção complicada.

- Em razão da conveniência da terapia oral, sugere-se, nesses casos, fluconazol, VO, duas a três doses sequenciais com 72 horas de intervalo, dependendo da gravidade da infecção.
- Se a paciente preferir terapia tópica, séries observacionais relatam que pacientes com CVV complicada necessitam de 7 a 14 dias de terapia tópica com azol. Para vulvite micótica importante, corticosteroides tópicos (em associação aos antimicóticos) podem ser aplicados na vulva por 48 horas, até que os antifúngicos exerçam seu efeito (**Quadro 4.4**).

O *C. glabrata* tem baixa virulência vaginal e raramente causa sintomas, mesmo quando é identificado por cultura. Deve-se excluir outras causas coexistentes dos sintomas e só então tratar a vaginite por *C. glabrata*. Nesse caso, a falha no tratamento com azóis é comum (cerca de 50%). O sucesso moderado (65-70%) em mulheres infectadas com esse organismo pode ser alcançado com ácido bórico intravaginal (**Quadro 4.4**). Melhores resultados (> 90% de cura) foram obtidos com creme intravaginal de flucitosina ou creme de anfotericina B de 4 a 10% (5 g, 1x/noite, por 2 semanas).

Candida krusei em geral é resistente ao fluconazol, mas é altamente suscetível a cremes e supositórios tópicos de azol. Também é provável que responda ao itraconazol ou cetoconazol por via oral (itraconazol, 200 mg, 2x/dia, por 7 a 14 dias; ou cetoconazol, 400 mg, 1x/dia, por

QUADRO 4.4 ■ Tratamento da CVV complicada e da CVVR

CANDIDÍASE VULVOVAGINAL COM SINTOMAS INTENSOS

- Fluconazol, 150 mg: 1 comprimido, VO, a cada 72 horas, em 2 ou 3 doses, a depender da gravidade
- Azol intravaginal, 1x/dia, por 7 a 14 dias. Corticosteroide tópico de baixa potência pode ser aplicado à vulva por 48 horas

CANDIDÍASE VULVOVAGINAL RECORRENTE

Primeira escolha
- Ataque: fluconazol, 150 mg, a cada 72 horas, em 3 doses
- Manutenção: fluconazol, 150 mg, 1x/semana, por 6 meses.

Na inviabilidade do fluconazol
- Azol tópico ou azol oral alternativo (p. ex., itraconazol), por 7 a 10 dias, seguido de terapia de manutenção tópica por 6 meses (p. ex., clotrimazol, 200 mg, 10 g de creme vaginal 2%, 2x/semana; ou supositório vaginal, 500 mg, 1x/semana).

VAGINITE POR ESPÉCIES DE *CANDIDA* NÃO *ALBICANS*: DEPENDE DA ESPÉCIE CLASSIFICADA

- *C. glabrata*: óvulos de ácido bórico, 600 mg, 1 óvulo/dia, por 14 dias
Se falhar: flucitosina creme a 17%, 5 g, 1x/noite, por 14 dias

- *C. krusei*: clotrimazol, miconazol ou terconazol, intravaginal, por 7 a 14 dias

- Todas as outras espécies: dose convencional de fluconazol

PACIENTES IMUNOCOMPROMETIDAS, DIABÉTICAS MAL CONTROLADAS

- Terapia oral ou tópica, por 7 a 14 dias

GESTANTES

- Miconazol ou clotrimazol tópico, por 7 dias

---

7 a 14 dias). No entanto, devido à toxicidade variável, recomenda-se terapia tópica como primeira linha (**Quadro 4.4**).

Sugere-se a aplicação de um imidazol tópico em gestantes com CVV sintomática. O tratamento de mulheres grávidas é indicado principalmente para alívio dos sintomas. A CVV não está associada a resultados adversos na gravidez. A terapia oral com azol, principalmente durante o primeiro trimestre, pode aumentar o risco de aborto, e seu impacto sobre defeitos congênitos não é claro. Como a terapia tópica é uma alternativa eficaz à dosagem oral, é preferível o tratamento vaginal até que mais dados estejam disponíveis para apoiar a segurança do tratamento oral em baixa dose (**Quadro 4.4**).

Vaginite por *Trichomonas*

A tricomoníase é uma infecção geniturinária que tem o protozoário flagelado *Trichomonas vaginalis* como agente etiológico.

O parasita é um organismo redondo ou em forma de pera, com quatro flagelos anteriores e uma membrana ondulada que facilita a motilidade característica observada na microscopia com SF 0,9%.

É sempre de transmissão sexual e é a IST não viral mais comum no mundo. A transmissão por fômites não foi diretamente comprovada.

> Em 2008, a Organização Mundial da Saúde (OMS) estimou que mais de 276 milhões de novos casos ocorreram em todo o mundo e que aproximadamente 187 milhões de pessoas foram infectadas ao mesmo tempo.[4] A prevalência geral de *T. vaginalis* foi de 3,1% e aumentou com a idade. As infecções por *T. vaginalis* apresentaram distribuição bimodal, com picos de infecção em mulheres de 21 a 22 anos e 48 a 51 anos. *T. vaginalis* pode ser identificado em 70% dos parceiros sexuais masculinos de mulheres infectadas. O risco de adquirir infecção por *T. vaginalis* pode ser reduzido pelo uso consistente de preservativos e pela limitação do número de parceiros sexuais.

Os humanos são o único hospedeiro natural. As mulheres são afetadas com mais frequência do que os homens.

Ele infecta principalmente o epitélio escamoso do trato geniturinário (vagina, uretra e glândulas parauretrais). Afeta de forma menos comum o colo do útero, a bexiga, as glândulas de Bartholin e a próstata.

A tricomoníase é causa de uretrite em homens, e a infecção frequentemente é assintomática. As mulheres podem adquirir a doença de mulheres e homens, enquanto os homens geralmente adquirem a infecção de mulheres e não a transmitem a outros homens.

O período de incubação é desconhecido. Estudos *in vitro* sugerem um período de incubação de 4 a 28 dias em aproximadamente 50% dos pacientes.[5]

A coexistência do *T. vaginalis* e da VB é comum. Taxas de coinfecção variando de 20 a 80% foram relatadas.[5]

O Ministério da Saúde, seguindo o CDC, também recomenda a triagem anual para *T. vaginalis* em todas as mulheres infectadas pelo HIV e nas gestantes nas visitas pré-natais iniciais. Além disso, considera-se a triagem para mulheres não infectadas pelo HIV com risco aumentado de infecção por *Trichomonas* (mulheres com parceiros múltiplos, novos ou com história de IST). A triagem para homens não é recomendada.[6]

■ **Sinais e sintomas**

A tricomoníase varia de uma doença inflamatória aguda e grave a um estado portador assintomático.

Cerca de 70 a 85% das mulheres infectadas são assintomáticas, embora muitas delas acabem desenvolvendo sintomas. O período assintomático pode persistir prolongadamente, muitas vezes não sendo possível determinar quando ou de quem a infecção foi adquirida.

Sinais e sintomas comuns de infecção aguda incluem secreção purulenta, com mau cheiro e associada a queimação, prurido, disúria, dor na parte inferior do abdome ou dispareunia. No entanto, em mulheres com infecção comprovada, apenas 11 a 17% apresentam sintomas típicos.

Os sintomas podem ser piores durante a menstruação. Pode ocorrer sangramento pós-coito.

Na infecção crônica, os sinais e sintomas são mais leves e podem incluir prurido e dispareunia, com secreção vaginal escassa.

■ Exame físico e diagnóstico

O exame físico geralmente revela eritema da vulva e da mucosa vaginal.

A descarga verde-amarela, espumosa e fétida, classicamente descrita, ocorre em 10 a 30% das mulheres sintomáticas.

Colpite erosiva pode ser encontrada em 2% dos casos, apresentando discreto sangramento e o aspecto de "colpite em morango".

Achados que normalmente estão presentes na infecção por *T. vaginalis* incluem:

- pH vaginal elevado (> 4,5).
- Aumento nos leucócitos polimorfonucleares na microscopia com SF 0,9%.

Frequentemente, a microscopia é o primeiro passo na avaliação diagnóstica da tricomoníase. É conveniente e de baixo custo, embora menos precisa do que outros testes.

Se a avaliação microscópica for positiva para *T. vaginalis*, nenhum outro teste está indicado.

Em mulheres com microscopias negativas, é realizado o teste de amplificação de ácidos nucleicos (NAAT, do inglês *nucleic acid amplification test*). Se o NAAT não estiver disponível, *kits* de diagnóstico rápido ou cultura serão executados.

A escolha do teste é baseada na disponibilidade e no custo. As mulheres submetidas a testes para tricomoníase também são geralmente testadas para infecções por clamídia e gonorreia.

■ Tratamento

Sugere-se tratamento com uma dose oral única de 2 g de tinidazol ou metronidazol, os quais são os medicamentos que fornecem terapia curativa para tricomoníase.

As taxas de cura com o tinidazol são comparáveis às do metronidazol, e o fármaco é mais bem tolerado.

A terapia com outros medicamentos tem baixas taxas de cura (≤ 50%). Pacientes com alergia mediada por imunoglobulina E (IgE) ao metronidazol ou tinidazol devem ser encaminhadas para dessensibilização, em vez de utilizarem uma classe alternativa de medicamentos.

■ Complicações

A tricomoníase não tratada pode evoluir para uretrite ou cistite. Além disso, *T. va-*

> **Atenção!**
>
> No caso da *Vaginite por Trichomonas*, por ser uma IST, é recomendado pelo MS que a paciente seja testada para sífilis, hepatites B e C e HIV, assim como é recomendado em todas as outras formas de ISTs. Todos os parceiros com os quais a paciente tenha tido contato sexual nas 6 últimas semanas antes da detecção da infecção devem ser recrutados para aconselhamento e testagem para sífilis, hepatites B e C e HIV.

ginalis tem sido associado a uma série de resultados adversos à saúde reprodutiva, incluindo neoplasia cervical, celulite ou abscesso pós-histerectomia, doença inflamatória pélvica em mulheres infectadas com HIV e infertilidade.

Pode aumentar em até duas vezes a suscetibilidade das mulheres à infecção pelo HIV.

A tricomoníase em indivíduos infectados pelo HIV está relacionada a um risco aumentado de transmissão do HIV para parceiros não infectados.

A infecção por *T. vaginalis* durante a gravidez está associada a resultados obstétricos adversos, incluindo ruptura prematura das membranas, parto prematuro e bebê com baixo peso ao nascer.

Vaginite inflamatória descamativa

É um diagnóstico a ser considerado após descartar a ocorrência das três vaginites citadas anteriormente neste capítulo.

Descrita pela primeira vez na década de 1950, a vaginite inflamatória descamativa (VID) é uma síndrome clínica crônica de etiologia desconhecida que geralmente causa dor e corrimento vaginal abundante.

Acredita-se que é uma vaginite inflamatória de etiologia não infecciosa com perturbação secundária da microbiota bacteriana. Alguns outros pesquisadores assumem que o distúrbio é devido à alteração da microbiota vaginal (p. ex., *Escherichia coli*) e denominaram o espectro de achados de "vaginite aeróbica".

Nenhum agente patogênico microbiológico consistente foi identificado, mas se notou a quase ausência de lactobacilos em praticamente todas as mulheres.

Os mecanismos subjacentes propostos incluem deficiência de estrogênio, reação tóxica ao *Staphylococcus aureus* ou anormalidade imune.

A VID pode ocorrer em qualquer idade, porém é mais comum em mulheres na perimenopausa.

■ Sintomatologia

Geralmente, há corrimento vaginal abundante e dor, a qual pode ser descrita como dispareunia, dor vaginal ou no introito, queimação ou uma combinação desses sintomas. Uma vaginite exsudativa difusa e esfoliação das células epiteliais resultam em corrimento vaginal profuso (com frequência, amarelo, mas pode ser cinza ou verde). As pacientes apresentam sintomas há mais de 1 ano, sendo tratadas para várias outras causas de vaginite sem alívio.

■ Diagnóstico

A abordagem da paciente não deve ser diferente daquela referente às demais vaginites, com anamnese, exame físico ginecológico, medida do pH e microscopia.

A anatomia vulvovaginal está preservada. O vestíbulo com frequência está afinado, sensível, eritematoso e edemaciado, provavelmente pela irritação da secreção ou inflamação da mucosa.

A vagina geralmente revela erupção cutânea equimótica, eritema difuso ou focal ou erosões lineares. No colo, lesões erosivas, semelhantes às observadas na tricomoníase, podem estar presentes.

O pH vaginal aumenta invariavelmente (> 4,5). A microscopia com SF 0,9% revela um número aumentado de células inflamatórias e parabasais. Quando há a presença desse conjunto de sintomas referidos pela paciente e das alterações encontradas no pH, microscopia e exame físico, a paciente poderá ser diagnosticada como portadora de VID.

Exames laboratoriais para gonorreia, clamídia, VB, candidíase e tricomoníase são realizados para excluir essas causas. Mulheres com lesões unilaterais ou vesiculares também são submetidas a testes de reação em cadeia da polimerase (PCR, do inglês *polymerase chain reaction*) para o herpes-vírus simples.

O corrimento vaginal fisiológico, que também é um diagnóstico de exclusão, distingue-se da VID por um pH vaginal de 4,5 ou menos e microscopia salina normal. A vaginite atrófica simula a VID. A microscopia com SF 0,9% é semelhante nas duas condições. A melhora dos sintomas a partir da administração de estrogênio ajuda a distinguir a vaginite atrófica da VID. O líquen plano erosivo, o pênfigo vulgar e o penfigoide cicatricial ocorrem em mulheres na menopausa, diferentemente da VID, que acontece na perimenopausa. Para a VID, a descarga purulenta é um achado importante, a arquitetura vulvovaginal normal é mantida e não há achados genitais extras. No líquen plano erosivo, o epitélio vaginal é friável e sangra facilmente com a inserção do espéculo ou com o coito. Pode haver pequenas áreas de inflamação e aumento do corrimento vaginal, ou a vagina pode estar massivamente inflamada e desnudada com exsudato seropurulento, pseudomembrana ou corrimento vaginal serossanguíneo. Em casos graves, podem ocorrer aderências e sinéquias, o que pode levar ao estreitamento ou à obliteração da vagina. A doença extragenital das membranas mucosas é comum, principalmente na boca.

■ **Tratamento**

O tratamento primário pode ser realizado com creme de clindamicina a 2%, 5 g, intravaginal, 1x/dia, ou creme de hidrocortisona a 10%, 5 g, intravaginal, 1x/dia, por quatro a seis semanas. O creme de hidrocortisona a 10% não está disponível comercialmente, devendo ser manipulado.

Para doenças leves, creme de hidrocortisona a 0,5%, intravaginal, 2x/dia, ou supositório retal, 25 mg, são algumas opções. A medicação é inserida na hora de dormir, por quatro a seis semanas, e leva a uma melhora significativa dos sintomas na maioria das pacientes, as quais voltam para acompanhamento após quatro semanas.

Se a remissão clínica e microscópica completa for alcançada, definida como ausência completa de sinais e sintomas da doença e nenhum aumento de leucócitos ou células parabasais na microscopia com SF 0,9%, o tratamento poderá ser interrompido.

Se a paciente melhorou, mas não está em remissão completa, o tratamento continua até que a remissão completa seja alcançada, o que poderá acontecer em duas ou mais semanas.

Para mulheres que usam corticosteroides, o pH vaginal volta ao normal quando a remissão é alcançada (a clindamicina reduz a colonização por lactobacilos e, portanto, o tratamento altera o pH).

Após a remissão completa, a terapia é interrompida, e a paciente é avaliada mensalmente por vários meses para garantir que a remissão seja mantida.

Após as quatro semanas iniciais da terapia, outros diagnósticos devem ser considerados em caso de não melhora, e, se excluídos, permanecendo o diagnóstico de VID, a terapia deve ser invertida (da clindamicina à hidrocortisona ou vice-versa) para um curso de quatro a seis semanas.

▌Recorrência

A recorrência a curto prazo não é comum, mas de forma tardia pode acontecer.

Caso ocorra, o tratamento escolhido deve ser diferente do primeiro (clindamicina em vez de hidrocortisona ou vice-versa), em geral por quatro a seis semanas. O medicamento deve ser continuado até que a remissão completa seja novamente alcançada, e a dose pode ser diminuída gradualmente.

Os regimes de manutenção variam de paciente para paciente, pois não há dados nos quais basear os programas de tratamento.

> A supressão suprarrenal não ocorre em mulheres que usam hidrocortisona a 10% por períodos prolongados. Não sugerimos profilaxia de rotina contra CVV nessas pacientes.

Para mulheres cujos sintomas ou achados microscópicos não respondem à clindamicina ou à hidrocortisona, pode ser útil o uso criterioso de tacrolimo a 0,03%, intravaginal, 2x/dia, ou clobetasol a 0,05%, 2x/dia.

Vaginite atrófica: atrofia vaginal

Embora a atrofia vaginal ocorra normalmente em mulheres na menopausa, ela pode ocorrer em mulheres de qualquer idade que experimentam uma diminuição na estimulação estrogênica dos tecidos urogenitais. Isso geralmente ocorre nas seguintes situações:[7]

- Menopausa natural ou cirúrgica (retirada dos ovários).
- Insuficiência ovariana prematura ou, temporariamente, durante o período pós-parto ou a lactação ou em razão de amenorreia hipotalâmica.
- Insuficiência ovariana devido a radioterapia, quimioterapia ou como consequência adversa da embolização da artéria uterina (pode ser temporária ou permanente).
- Uso, na pré-menopausa, de medicamentos com efeitos antiestrogênicos, como tamoxifeno, inibidores da aromatase, danazol, acetato de medroxiprogesterona, agonistas do hormônio liberador de gonadotrofina (leuprorrelina, nafarrelina, gosserrelina) ou antagonistas (ganirrelix).
- Elevação da prolactina em razão de distúrbios hipotalâmicos-hipofisários com redução secundária da secreção de estrogênio pelo ovário.
- Amenorreia hipotalâmica ou amenorreia no quadro de lúpus eritematoso sistêmico grave ou artrite reumatoide (devido ao hipogonadismo hipotalâmico ou à insuficiência ovariana primária) combinada à terapia com glicocorticosteroides – a supressão combinada da atividade ovariana e suprarrenal resulta em níveis extremamente baixos de estradiol.

▌Fisiopatologia

Com frequência, as alterações adversas que provocam a atrofia vaginal se desenvolvem gradualmente ao longo de anos e persistem para muitas mulheres, a menos que sejam tratadas. As alterações vaginais hipoestrogênicas incluem:

- Afinamento da camada superior das células epiteliais superficiais; esta camada pode estar completamente ausente em mulheres com atrofia grave.
- Perda de elasticidade do epitélio vaginal.
- Encurtamento e estreitamento do canal vaginal, com perda de distensibilidade.
- Aumento do tecido conectivo subepitelial.
- Redução do volume da secreção vaginal fisiológica.
- Aumento do pH vaginal para ≥ 5.

O afinamento do epitélio vaginal aumenta a suscetibilidade ao trauma, resultando em sangramento, petéquias e ulceração após qualquer pressão, incluindo atividade sexual ou a realização de um exame de Papanicolaou. O desgaste do epitélio também expõe o tecido conectivo subjacente, que é mais vulnerável à inflamação ou infecção.

O baixo conteúdo de glicogênio do epitélio atrofiado leva a uma redução na produção de ácido láctico pelos lactobacilos, resultando em um aumento no pH vaginal. Essas alterações no ambiente vaginal incentivam o crescimento excessivo de coliformes não acidófilos e a redução de espécies de lactobacilos, predispondo as mulheres afetadas à infecção pela microbiota cutânea e retal (estreptococos, estafilococos, coliformes, difteroides, bem como espécies de *Trichomonas*). A microbiota mutante e as alterações inflamatórias resultantes originaram a designação antiga dessa condição: vaginite atrófica. No entanto, embora o microbioma vaginal na mulher na menopausa pareça estar relacionado à saúde vaginal, não existem intervenções comprovadas para tratar a vaginite atrófica por meio da manipulação do microbioma vaginal. Atualmente, nenhuma terapia probiótica está validada para ser uma intervenção eficaz de tratamento para a atrofia vaginal.

■ Sintomatologia

Os sintomas da vaginite atrófica reportados nas mulheres com hipoestrogenismo são ressecamento vaginal, diminuição da lubrificação vaginal durante a atividade sexual, dispareunia (incluindo dor vulvar ou vaginal), sangramento vulvar ou vaginal (sangramento pós-coito ou por fissuras), diminuição da excitação, do orgasmo ou do desejo sexual, ardor vulvovaginal, irritação ou coceira, corrimento vaginal (leucorreia ou amarelo e fétido) e sintomas do trato urinário (p. ex., frequência urinária, disúria, desconforto uretral, hematúria, infecções recorrentes do trato urinário).

■ Exame físico e exames complementares

Ao exame ginecológico, pode-se encontrar atrofia ou fusão dos pequenos lábios, fragilidade tecidual, fissuras, petéquias, retração do introito, perda dos remanescentes himenais, proeminência do meato uretral, eversão da uretra ou prolapso uretral, palidez da mucosa ou eritema vulvovaginal, perda do enrugamento da mucosa vaginal, diminuição das secreções vulvovaginais e diminuição da elasticidade vaginal.

Os exames laboratoriais geralmente não são necessários para o diagnóstico e para a avaliação da vaginite atrófica, exceto para exclusão de outras etiologias consideradas em associação.

■ Tratamento

Os sintomas de secura vaginal podem ser tratados pelo uso regular de agentes hi-

QUADRO 4.5 ■ Tratamento da atrofia vaginal/vaginite atrófica

CLASSIFICAÇÃO	TRATAMENTO PRINCIPAL	TRATAMENTO SECUNDÁRIO
Atrofia leve a moderada	Hidratantes vaginais à base de ácido hialurônico, 2 a 3x/semana	Lubrificantes vaginais durante as relações sexuais (à base de água ou silicone)*
Atrofia moderada ou grave	Cremes vaginais à base de estriol, promestrieno,[†] por 20 dias	Manutenção com cremes à base de estriol, promestrieno, 2x/semana
Tratamentos medicamentosos menos frequentes	Desidroepiandrosterona vaginal (DHEA)	Testosterona e ospemifeno, VO[§]
Tratamentos não medicamentosos para pacientes com contraindicação ao uso de hormônios	Radiofrequência[‡] Laser[‡]	

*Lubrificantes à base de óleo devem ser evitados pelo risco de rotura do preservativo. [†]Terapia mais eficaz naquelas pacientes que não têm contraindicações ao uso de hormônios. [‡]Estudos mostram resultados promissores no tratamento da atrofia vaginal, porém com resultados inferiores aos da terapia de reposição hormonal (TRH) tópica. [§]Não liberados para uso no Brasil.
Fonte: North American Menopause Society.[8]

dratantes vaginais e pela utilização suplementar de lubrificantes vaginais durante as relações sexuais. Esses agentes podem melhorar o conforto do coito e aumentar a umidade vaginal, mas não revertem a maioria das alterações vaginais atróficas. Assim, são úteis principalmente para mulheres com sintomas leves, e muitas delas exigirão medicamentos hormonais ou outros tratamentos (**Quadro 4.5**).

As pacientes devem ser aconselhadas sobre a diferença entre hidratantes e lubrificantes vaginais e como usá-los.

Vaginose citolítica

Algumas mulheres em idade reprodutiva podem ter uma proliferação anômala de lactobacilos na sua vagina. Esse número excessivo de lactobacilos, isoladamente ou em associação a outras bactérias, pode promover uma extensa citólise das células da camada intermediária da vagina, culminando em uma entidade denominada vaginose citolítica (VC).

■ Fisiopatologia

Uma possível explicação para a ocorrência da citólise é a de que a excessiva glicólise, como consequência do aumento da carga bacteriana, leva à produção de uma grande quantidade de ácido lático, que se traduz em pH mais ácido do que o normal.

Mulheres que têm elevados níveis séricos de glicose (como as diabéticas) poderão estar mais propensas a desenvolver VC.

■ Sintomatologia e diagnóstico

Na VC, o corrimento é abundante, esbranquiçado, sem odor, leitoso e grumoso, com pH vaginal inferior a 4,2.

Na microscopia, observa-se numerosos lactobacilos pleomórficos, sem outro tipo de bactérias associadas.

Tratamento

O principal objetivo do tratamento é o alívio dos sintomas, tentando-se restaurar o equilíbrio vaginal por meio da redução do número de lactobacilos e, consequentemente, pelo aumento do pH vaginal.

As medidas iniciais são comportamentais:

- Orienta-se evitar o uso de roupa íntima, quando possível, e preferir tecidos naturais.
- Evitar o uso de absorventes internos até que a paciente esteja assintomática por um período mínimo de 6 meses. Esta última medida é importante, uma vez que o fluxo menstrual por si só pode ser suficiente para diminuir os sintomas, por promover um aumento do pH.

Se a sintomatologia não diminuir após as alterações comportamentais, as irrigações vaginais com bicarbonato de sódio e creme com tampão borato, pH 8,0, podem ser feitas.

- Orientações para as irrigações vaginais (apesar de haver poucas evidências científicas, podem funcionar na prática clínica):
    - Misturar 15 a 30 g de bicarbonato de sódio em 0,5 L de água morna. Usar seringas de 10 mL para a introdução da solução na vagina.
    - Podem ser feitas 2 a 3x/semana e, depois, 1 a 2x/semana para prevenir recorrências.
    - Em caso de persistência ou agravamento dos sintomas após duas a três semanas da instauração do tratamento, é necessário reavaliar a paciente.
- Orientações para o uso de tampão borato:
    - O creme vaginal com tampão borato, pH 8,0, deve ser utilizado por dez dias consecutivos e, após, 2x/semana, por dois meses.
    - Em caso de recidivas, usar creme vaginal de clindamicina a 2%, por sete dias.

Referências

1. Brasil. Ministério da Saúde. Protocolo clínico e diretrizes terapêuticas para atenção integral às pessoas com Infecções Sexualmente Transmissíveis (IST). Brasília: MS; 2022.
2. ACOG. Updated Cervical Cancer Screening Guidelines [Internet]. Washington: American College of Obstetricians and Gynecologists; 2024 [capturado em 8 out. 2024]. Disponível em: https://www.acog.org/clinical/clinical-guidance/practice-advisory/articles/2021/04/updated-cervical-cancer-screening-guidelines
3. Sobel JD, Kapernick PS, Zervos M, Reed BD, Hooton T, Soper D, et al. Treatment of complicated Candida vaginitis: comparison of single and sequential doses of fluconazole. Am J Obstet Gynecol, v. 185, p. 363-9, 2001.
4. Lima MCL, Albuquerque TV, Barreto Neto AC, Rehn VNC. Prevalência e fatores de risco independentes à tricomoníase em mulheres assistidas na atenção básica. Acta paul enferm. 2013;26(4):3317.
5. Maciel G de P, Tasca T, De Carli GA. Aspectos clínicos, patogênese e diagnóstico de Trichomonas vaginalis. J Bras Patol Med Lab [Internet]. 2004;40(3):15260. Disponível em: https://doi.org/10.1590/S1676-24442004000300005.
6. Brasil. Ministério da Saúde. Secretaria de Atenção à Saúde. Departamento de Atenção Básica. Rastreamento (Série A: Normas e Manuais Técnicos. Cadernos de Atenção Primária nº29). Brasília: MS; 2010.
7. Portman DJ, Gass ML. Vulvovaginal atrophy terminology consensus conference panel. genitourinary syndrome of menopause: new terminology for vulvovaginal atrophy from the International Society for the Study of Women's Sexual Health and the North American Menopause Society. J Sex Med. 2014;11(12):2865-72.
8. North American Menopause Society. Menopause Practice: A Clinician's Guide, 6th ed. Pepper Pike: NAMS; 2023.

5

ANA CAROLINA BARBOSA PORDEUS

DOENÇA INFLAMATÓRIA PÉLVICA AGUDA

A doença inflamatória pélvica (DIP) constitui uma das mais importantes complicações das infecções sexualmente transmissíveis (IST) e um sério problema de saúde pública. É causada pela propagação de microrganismos a partir do colo do útero e da vagina para o endométrio, as tubas, o peritônio e as estruturas adjacentes.

Etiologia

A maioria dos casos de DIP (85%) é causada por agentes patogênicos sexualmente transmitidos ou associados à vaginose bacteriana, sendo os principais a *Chlamydia trachomatis* e a *Neisseria gonorrhoeae*. No **Quadro 5.1**, observa-se outros agentes patogênicos responsáveis pela DIP.

Fatores de risco

- Condições socioeconômicas desfavoráveis:
  - Baixa escolaridade, desemprego e baixa renda familiar.
- Atividade sexual na adolescência.
- Comportamento sexual de pessoas com maior vulnerabilidade para IST:
  - Múltiplos parceiros.
  - Início precoce da vida sexual.
  - Novas parcerias.
- Uso de tampões e duchas vaginais.
- Vaginites e vaginoses.
- Uso de método anticoncepcional.

Adolescentes com atividade sexual apresentam risco três vezes maior de desenvolver DIP aguda do que mulheres com mais de 25 anos (fatores biológicos e comportamentais).

Fisiopatologia

Ver **Figura 5.1**.

DOENÇA INFLAMATÓRIA PÉLVICA AGUDA

QUADRO 5.1 ■ Etiologia da DIP

MICRORGANISMOS SEXUALMENTE TRANSMISSÍVEIS	BACTÉRIAS ANAERÓBIAS
Chlamydia trachomatis Neisseria gonorrhoeae Mycoplasma genitalium Herpes-vírus simples Vírus e protozoários (raro) Trichomonas vaginalis	Bacteroides spp. e fragilis Peptoestreptococcus spp. Prevotella spp.
ORGANISMOS ENDÓGENOS	**BACTÉRIAS FACULTATIVAS (AERÓBICAS)**
Micoplasmas do trato genital: Mycoplasma genitalium Mycoplasma hominis Ureaplasma urealyticum	Escherichia coli Gardnerella vaginalis Haemophilus influenzae Streptococcus spp. e agalactieae

Fonte: Ministério da Saúde.[1]

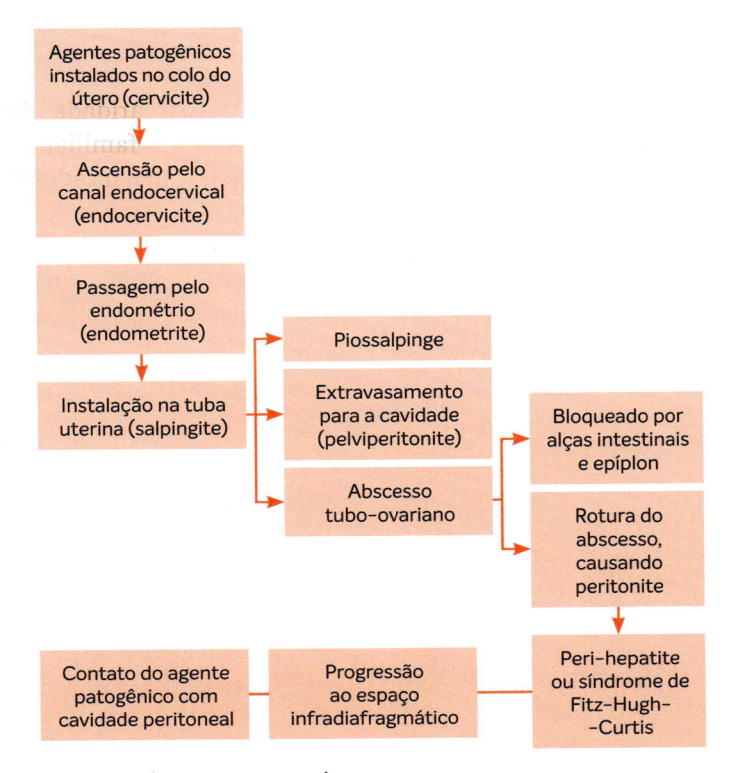

FIGURA 5.1 ■ Fluxograma (processo da DIP).

Complicações

- **Agudas:**
  - Pelviperitonite.
  - Ruptura de abscesso tubo-ovariano (ATO).
- **Crônicas:**
  - Infertilidade.
  - Maior risco de gravidez ectópica.
  - Dor pélvica crônica.

A salpingite e o ATO evoluem muitas vezes para a formação de uma tumoração contendo líquido citrino estéril, caracterizando a hidrossalpinge. As sequelas cicatriciais são responsáveis pelas complicações crônicas.

Classificação

Ver **Quadro 5.2**.

QUADRO 5.2 ■ Estadiamento da DIP segundo Monif

1.	Salpingite sem peritonite
2.	Salpingite com peritonite
3.	Oclusão tubária/Abscesso tubo-ovariano íntegro
4.	Abscesso tubo-ovariano roto

Fonte: Elaborado com base em Carvalho e colaboradores.[2]

Diagnóstico

A história de uma mulher sexualmente ativa que apresenta dor abdominal baixa e/ou dor pélvica implica a investigação de DIP como diagnóstico diferencial, independentemente da história de atividade sexual recente.

Para maior precisão no diagnóstico, é necessário preencher critérios, detalhados no **Quadro 5.3**.

Exames complementares

A realização de exames complementares pode ser necessária para diagnóstico di-

QUADRO 5.3 ■ Critérios diagnósticos para doença inflamatória pélvica

CRITÉRIOS MAIORES
Dor no hipogástrio
Dor à palpação dos anexos
Dor à mobilização de colo do útero
CRITÉRIOS MENORES
Temperatura axilar > 37,5 °C *OU* temperatura retal > 38,3 °C
Conteúdo vaginal ou secreção endocervical anormal
Massa pélvica
Mais de cinco leucócitos por campo de imersão em material de endocérvice
Leucocitose em sangue periférico
Proteína C-reativa ou velocidade de hemossedimentação (VHS) elevada
Comprovação laboratorial de infecção cervical por gonococo, clamídia ou micoplasmas
CRITÉRIOS ELABORADOS
Evidência histopatológica de endometrite
Presença de ATO ou de fundo de saco de Douglas em estudo de imagem
Laparoscopia com evidência de DIP
CRITÉRIOS DIAGNÓSTICOS
• Três critérios maiores MAIS um critério menor *OU*
• Um critério elaborado

Fonte: Ministério da Saúde.[1]

ferencial ou conclusão dos critérios diagnósticos listados no **Quadro 5.3**.

- Hemograma completo.
- VHS.
- Proteína C-reativa.
- Exame bacterioscópico para vaginose bacteriana.
- Cultura de material de endocérvice com antibiograma.
- Detecção de clamídia e gonococo por biologia molecular.
- Pesquisa de *N. gonorrhoeae* e *C. trachomatis* no material da endocérvice, da uretra, de laparoscopia ou de punção do fundo de saco posterior.
- Exame qualitativo de urina e urocultura (para afastar hipótese de infecção do trato urinário).
- Hemocultura.
- Teste de gravidez (para descartar gravidez ectópica).
- Ultrassonografia transvaginal e pélvica:
    - Identificação de ATO.
    - O achado mais comum é a presença de uma fina camada líquida preenchendo a tuba uterina, com ou sem líquido livre na pelve.

Diagnóstico diferencial

- Gravidez ectópica.
- Torção de cisto ovariano.
- Apendicite.
- Infecção do trato urinário.
- Litíase ureteral.
- Endometrioma roto.
- Diverticulite.
- Torção de mioma.

Tratamento

Tratamento da doença inflamatória pélvica

O tratamento foi baseado no Protocolo Clínico e Diretrizes e Terapêuticas para Atenção Integral às Pessoas com Infecções Sexualmente Transmissíveis (IST) (2020) do Ministério da Saúde[1] (**Figura 5.2**).

Tratamento ambulatorial

- **1ª opção** – Ceftriaxona, 500 mg, IM, dose única, **MAIS** doxiciclina, 100 mg, 1 comprimido, VO, 2x/dia, por 14 dias, **MAIS** metronidazol, 250 mg, 2 comprimidos, VO, 2x/dia, por 14 dias
- **2ª opção** – Cefotaxima, 500 mg, IM, dose única, **MAIS** doxiciclina, 100 mg, 1 comprimido, VO, 2x/dia, por 14 dias, **MAIS** metronidazol, 250 mg, 2 comprimidos, VO, 2x/dia, por 14 dias

Tratamento hospitalar

Critérios de internação hospitalar:

- ATO
- Gravidez e puerpério
- Ausência de resposta clínica após 72h do início do tratamento com terapia antimicrobiana oral
- Intolerância a antimicrobianos orais ou dificuldade para seguimento ambulatorial

Atenção!

Não se recomenda uso de quinolonas devido à resistência emergente da *N. Gonorrhoeae* em nosso meio.

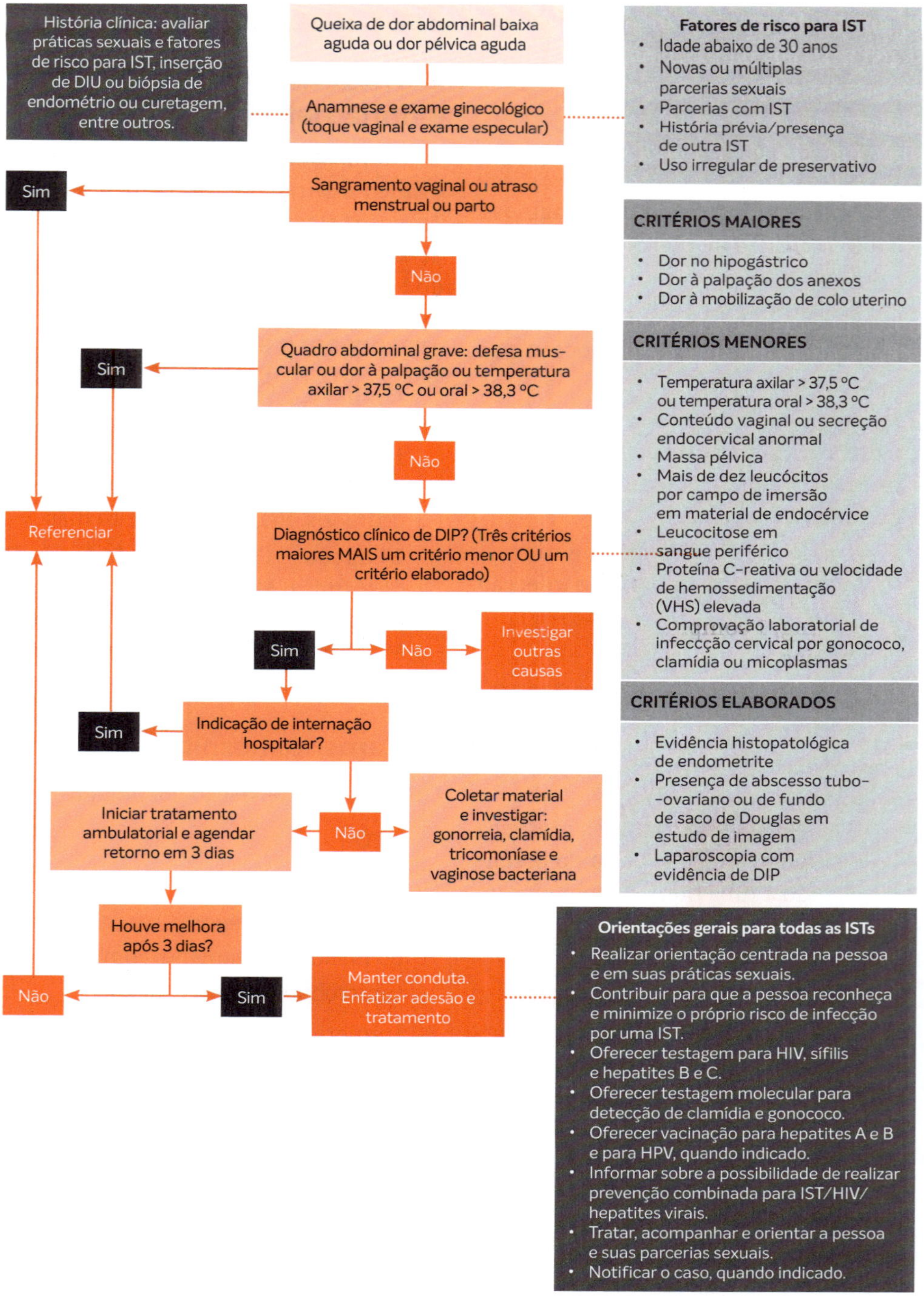

GINECOLOGIA AMBULATORIAL

Fluxograma

- **História clínica:** avaliar práticas sexuais e fatores de risco para IST, inserção de DIU ou biópsia de endométrio ou curetagem, entre outros.

- Queixa de dor abdominal baixa aguda ou dor pélvica aguda
- Anamnese e exame ginecológico (toque vaginal e exame especular)
- Sangramento vaginal ou atraso menstrual ou parto
  - Sim → Referenciar
  - Não ↓
- Quadro abdominal grave: defesa muscular ou dor à palpação ou temperatura axilar > 37,5 °C ou oral > 38,3 °C
  - Sim → Referenciar
  - Não ↓
- Diagnóstico clínico de DIP? (Três critérios maiores MAIS um critério menor OU um critério elaborado)
  - Não → Investigar outras causas
  - Sim ↓
- Indicação de internação hospitalar?
  - Sim → Referenciar
  - Não ↓
- Iniciar tratamento ambulatorial e agendar retorno em 3 dias
- Coletar material e investigar: gonorreia, clamídia, tricomoníase e vaginose bacteriana
- Houve melhora após 3 dias?
  - Não → Referenciar
  - Sim → Manter conduta. Enfatizar adesão e tratamento

Fatores de risco para IST
- Idade abaixo de 30 anos
- Novas ou múltiplas parcerias sexuais
- Parcerias com IST
- História prévia/presença de outra IST
- Uso irregular de preservativo

CRITÉRIOS MAIORES
- Dor no hipogástrico
- Dor à palpação dos anexos
- Dor à mobilização de colo uterino

CRITÉRIOS MENORES
- Temperatura axilar > 37,5 °C ou temperatura oral > 38,3 °C
- Conteúdo vaginal ou secreção endocervical anormal
- Massa pélvica
- Mais de dez leucócitos por campo de imersão em material de endocérvice
- Leucocitose em sangue periférico
- Proteína C-reativa ou velocidade de hemossedimentação (VHS) elevada
- Comprovação laboratorial de infeccção cervical por gonococo, clamídia ou micoplasmas

CRITÉRIOS ELABORADOS
- Evidência histopatológica de endometrite
- Presença de abscesso tubo-ovariano ou de fundo de saco de Douglas em estudo de imagem
- Laparoscopia com evidência de DIP

Orientações gerais para todas as ISTs
- Realizar orientação centrada na pessoa e em suas práticas sexuais.
- Contribuir para que a pessoa reconheça e minimize o próprio risco de infecção por uma IST.
- Oferecer testagem para HIV, sífilis e hepatites B e C.
- Oferecer testagem molecular para detecção de clamídia e gonococo.
- Oferecer vacinação para hepatites A e B e para HPV, quando indicado.
- Informar sobre a possibilidade de realizar prevenção combinada para IST/HIV/hepatites virais.
- Tratar, acompanhar e orientar a pessoa e suas parcerias sexuais.
- Notificar o caso, quando indicado.

FIGURA 5.2 ■ Fluxograma de diagnóstico e tratamento de DIP.
NG, *Neisseria gonorrhoeae*; CT, *Chlamydia trachomatis*; TV, *Trichomonas vaginalis*; VB, vaginose bacteriana.
Fonte: Elaborada com base em Ministério da Saúde.[1]

- Estado geral grave, com náuseas, vômitos e febre
- Dificuldade na exclusão de emergência cirúrgica (p. ex., apendicite, gravidez ectópica)

As opções de tratamento medicamentoso são:

- **1ª opção** – Ceftriaxona, 1 g, IV, 1x/dia, por 14 dias, **MAIS** doxiciclina, 100 mg, 1 comprimido, VO, 2x/dia, por 14 dias, **MAIS** metronidazol, 400 mg, IV, de 2x/dia
- **2ª opção** – Clindamicina, 900 mg, IV, 3x/dia, por 14 dias, **MAIS** gentamicina, 3 a 5 mg/kg, IV ou IM, 1x/dia, por 14 dias
- **3ª opção** – Ampicilina/sulbactam, 3 g, IV, 4x/dia, por 14 dias, **MAIS** doxiciclina, 100 mg, 1 comprimido, VO, 2x/dia, por 14 dias

> **Atenção!**
> 1. O uso parenteral deverá ser suspenso 24 horas após a cessação dos sintomas, e a continuação terapêutica antimicrobiana por via oral deve se estender até 14 dias.
> 2. Doxiciclina é contraindicada na gravidez.
> 3. Orientar quanto à não ingestão de bebidas alcoólicas durante e após 24 horas do uso de metronidazol para evitar efeito *dissulfiran-like* (antabuse).

DOENÇA INFLAMATÓRIA PÉLVICA AGUDA

> As parcerias sexuais devem ser tratadas com o mesmo esquema terapêutico. Recomenda-se ceftriaxona, 500 mg IM, associada a azitromicina, 1 g, VO, ambas em dose única.

No diagnóstico de IST, é papel do profissional de saúde orientar sobre sexo seguro e tratamento das parcerias sexuais, oferecer testagem para outras ISTs (hepatite B e C, HIV, sífilis e HPV), possíveis profilaxias (vacinas) e notificar quando for indicado.

■ Tratamento do abscesso tubo-ovariano (ATO)

O tratamento inicial do ATO é feito com terapia antimicrobiana venosa (**Figura 5.3**). A cirurgia deve ser levada em consideração nos casos de:

- Instabilidade hemodinâmica.
- Abscesso tubo-ovariano roto.
- Falha no tratamento clínico.
- Tamanho ≥ 9 cm.

De forma isolada, o tamanho dificilmente define a necessidade cirúrgica, entretanto, sabe-se que quanto maior o tamanho do abscesso, menor a resposta à terapia antimicrobiana.

A decisão cirúrgica do ATO deve ser avaliada caso a caso (risco-benefício da cirurgia), levando-se em consideração as condições clínicas e cirúrgicas da paciente (p. ex., cirurgias pélvicas prévias).

A modalidade cirúrgica depende da especialização do cirurgião e disponibilidade do serviço, podendo ser laparoscópica

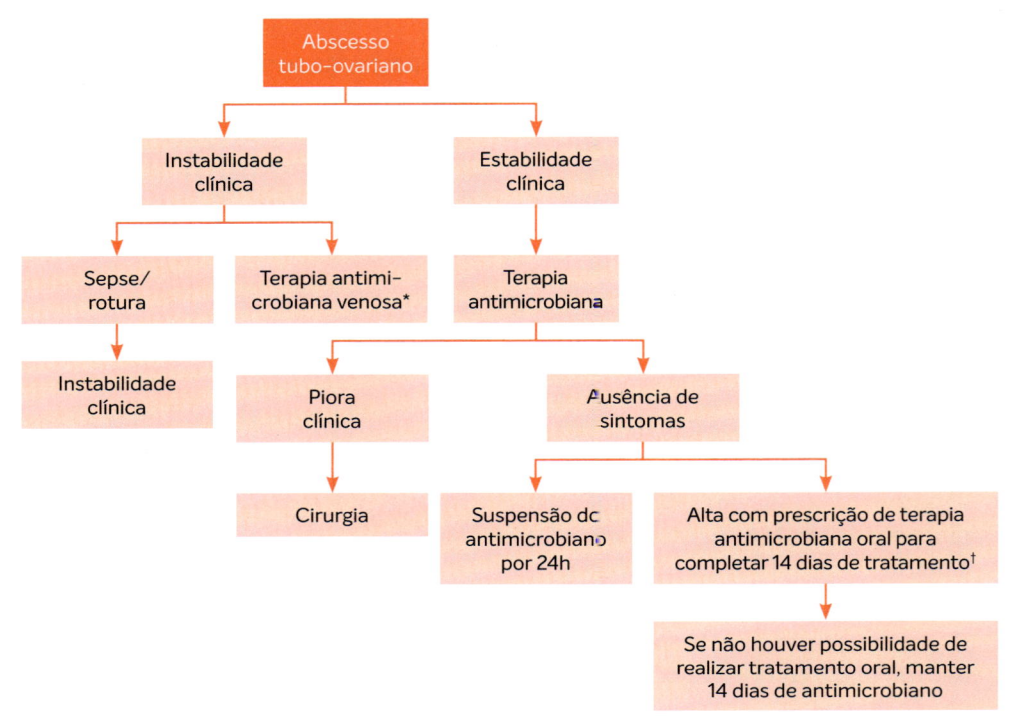

```
                    ┌─────────────────────┐
                    │ Abscesso            │
                    │ tubo-ovariano       │
                    └─────────────────────┘
                       │               │
              ┌────────────────┐   ┌────────────────┐
              │ Instabilidade  │   │ Estabilidade   │
              │ clínica        │   │ clínica        │
              └────────────────┘   └────────────────┘
                 │         │              │
         ┌───────┐  ┌──────────────┐  ┌──────────────┐
         │ Sepse/│  │ Terapia anti-│  │ Terapia      │
         │ rotura│  │ microbiana   │  │ antimicro-   │
         │       │  │ venosa*      │  │ biana        │
         └───────┘  └──────────────┘  └──────────────┘
             │           │                  │
     ┌──────────────┐  ┌────────┐      ┌──────────┐
     │Instabilidade │  │ Piora  │      │Ausência  │
     │ clínica      │  │ clínica│      │de sintomas│
     └──────────────┘  └────────┘      └──────────┘
                           │               │
                      ┌─────────┐   ┌──────────────┐   ┌─────────────────┐
                      │ Cirurgia│   │ Suspensão do │   │ Alta com pres-  │
                      │         │   │ antimicrobiano│  │ crição de terapia│
                      │         │   │ por 24h      │   │ antimicrobiana  │
                      │         │   │              │   │ oral para com-  │
                      │         │   │              │   │ pletar 14 dias  │
                      │         │   │              │   │ de tratamento†  │
                      └─────────┘   └──────────────┘   └─────────────────┘
                                                              │
                                                    ┌──────────────────┐
                                                    │ Se não houver    │
                                                    │ possibilidade de │
                                                    │ realizar trata-  │
                                                    │ mento oral,      │
                                                    │ manter 14 dias   │
                                                    │ de antimicrobiano│
                                                    └──────────────────┘
```

FIGURA 5.3 ■ Fluxograma de tratamento e acompanhamento do ATO.

*A terapia antimicrobiana não deve atrasar o procedimento cirúrgico.
†Os critérios de alta devem levar em consideração a ausência de sintomas, o exame ginecológico normal e as condições socioeconômicas que impeçam o tratamento oral.

ou laparotômica. É aconselhável suporte da equipe cirúrgica multidisciplinar, pois muitos abscessos envolvem órgãos contíguos, elevando a complexidade da cirurgia e a possibilidade de complicações.

A realização de nova ultrassonografia pode ser benéfica em casos de abscessos maiores e para definição de conduta cirúrgica.

Referências

1. Brasil. Ministério da Saúde. Protocolo clínico e diretrizes terapêuticas para atenção integral às pessoas com infecções sexualmente transmissível (IST). Brasília: MS; 2022.

2. Carvalho NS, Takimura M, Von Lisigen R, Freitas B. Doença inflamatória pélvica. In: Fernandes CE, Sá MFS, organizadores. Tratado de ginecologia Febrasgo. Rio de Janeiro: Elsevier; 2018. p. 287-96.

6

ISIS HELENA CHAPLIN

INFECÇÃO DO TRATO URINÁRIO

Patogênese

A infecção do trato urinário (ITU) representa a colonização, a invasão e a proliferação de agentes infecciosos no sistema urinário baixo (cistite) ou alto (pielonefrite).

A ITU resulta da interação entre os fatores biológicos e comportamentais do hospedeiro e a virulência do microrganismo. Ela é classificada como complicada quando apresenta fatores que podem diminuir a eficácia do tratamento e a erradicação da infecção, como anormalidades estruturais e funcionais do trato urinário, gestantes, homens, imunocomprometidos e infecções por bactérias multirresistentes (**Quadro 6.1**).

A via de contaminação é, principalmente, pela ascensão de uropatógenos de origem gastrintestinal que colonizam o introito vaginal e a região periuretral. Raramente ocorre por via hematogênica ou linfática, e abscessos renais podem estar relacionados à endocardite bacteriana por bacteriemia de *Staphylococcus aureus*.[2]

QUADRO 6.1 ■ Fatores associados à ITU complicada

- Obstrução em qualquer sítio do TU
- Corpo estranho
- Esvaziamento incompleto
- Refluxo vesical
- História recente de instrumentação do TU
- Bactérias produtoras de ESBL
- ITU em homens
- Gestante
- Diabetes
- Imunossupressão
- Institucionalizados
- Bactérias multirresistentes

ESBL, β-lactamase de espectro estendido; ITU, infecção do trato urinário; TU, trato urinário.

Fonte: Elaborado com base em Bonkat e colaboradores.[1]

Epidemiologia

- É a doença infecciosa mais comum em mulheres em idade reprodutiva.
- 60% das mulheres apresentarão algum episódio de ITU ao longo da vida.
- 20 a 30% apresentarão recorrência dos sintomas em até 6 meses.
- 2 a 5% desenvolverão ITU de repetição.
- A ITU apresenta alta morbidade, relacionando-se com restrição de atividades ou absenteísmo.
- 95% dos casos ocorrem por colonização ascendente.
- Principal agente: *Escherichia coli*.

Classificação

Bacteriúria assintomática (BA)

- Duas culturas de urina positivas, com a presença de crescimento bacteriano acima de 10^5 unidades formadoras de colônia/mL, em caso de coleta por jato médio, OU uma cultura de urina positiva com presença de 10^2 unidades formadoras de colônia/mL, em caso de coleta por cateterismo.

E

- Ausência de sintomas urinários ou sistêmicos associados.

Cistite

- Colonização bacteriana do trato urinário inferior, da uretra ou da bexiga.
- Sintomas como disúria, urgência miccional, polaciúria, sensação de esvaziamento incompleto, hematúria, dor suprapúbica e/ou abdominal, sem sinais clínicos de infecção sistêmica.

Pielonefrite

- Colonização do trato urinário superior, rins.
- Sintomas de disúria, polaciúria, dor suprapúbica ou hipersensibilidade do ângulo costovertebral, geralmente acompanhada de febre (temperatura > 38 °C), calafrios, dor lombar e sintomas sistêmicos, como náuseas, vômitos e queda do estado geral.

Recidiva

- Persistência dos sintomas ou retorno da infecção em menos de duas semanas após o tratamento, causada pelo mesmo agente etiológico.

Reinfecção

- ITU causada por um novo agente patogênico.
- ITU causada pelo mesmo agente patogênico após urocultura negativa ou depois de duas semanas do tratamento.

ITU recorrente (ITUr)

- Dois ou mais episódios de ITU em seis meses.
- Três ou mais episódios de ITU em um ano.

ITU associada a cateterismo

- Sintomas urinários em pacientes em uso de cateterismo intermitente ou contínuo ou que se submeteram a cateterismo nas últimas 48 horas.

INFECÇÃO DO TRATO URINÁRIO

QUADRO 6.2 ■ Fatores de risco de acordo com a faixa etária	
JOVENS E EM PERIMENOPAUSA	**EM PÓS-MENOPAUSA E IDOSAS**
• Vida sexual ativa • Novo parceiro sexual • Uso de espermicidas • Deficiência de 25-hidroxi-vitamina D • Mãe com história de ITU • Passado de ITU na infância • Constipação intestinal	• História de ITU na pré-menopausa • Incontinência urinária • Atrofia vaginal e deficiência estrogênica • Cistocele • Aumento do resíduo pós-miccional • Institucionalizadas • Cateterismo intermitente • Constipação intestinal e incontinência fecal

ITU, infecção do trato urinário; TU, trato urinário.
Fonte: Elaborado com base em American College of Obstetrician and Gynecologists.[2]

Urosepse

- Disfunção orgânica causada por uma resposta desregulada do hospedeiro à infecção originada no trato urinário.

Fatores de risco

Ver **Quadro 6.2**.

Diagnóstico

É estabelecido com base nos sintomas e no exame físico, sendo que o quadro típico de cistite com disúria e polaciúria na ausência de irritação ou corrimento vaginal apresenta acurácia maior que 90%.

A ausência de exames complementares não deve adiar o tratamento, sendo eles dispensáveis na ITU não complicada e não recorrente, pela previsibilidade do agente patogênico causador.

Exames complementares

- Tiras reativas (*dipsticks*) – Presença de nitrito e leucoesterase está relacionada à ITU.
- Sumário de urina – Inclui análise física, bioquímica e microscópica da urina. A leucocitúria, presença de mais de 10 leucócitos/mL, está relacionada à ITU. Hematúria pode ocorrer em 40 a 60% dos casos de ITU.
- Cultura de urina – Exame padrão-ouro.
  - **Positivo se > 10^5 UFC/mL quando coletada do jato médio.**
  - **Positivo se > 10^2 UFC/mL quando coletada por cateter.**
  - Deve ser solicitada em casos específicos: gestantes, suspeita de pielonefrite aguda, ITU recorrente, ITU relacionada a cateter, urosepse, persistência de sintomas ou recorrência de sintomas antes de duas semanas ou sintomas atípicos.

A solicitação de cultura de urina não está indicada nos casos de pacientes assintomáticas, com exceção de gestantes.
A presença de bactérias na urina representa colonização, e não infecção.

- Hemograma e função renal – Suspeita de pielonefrite e urosepse.
  - Gasometria, lactato, eletrólitos, função hepática e hemocultura – Quadros de urosepse.
  - Exames de imagem – Indicados em casos selecionados.
    - Ultrassonografia de vias urinárias – Deve ser realizada em pacientes com pielonefrite e ITU de repetição.
    - Tomografia computadorizada (TC), urografia excretora e cistoscopia – A indicação deverá ser avaliada individualmente em casos de pielonefrite com persistência dos sintomas e se houver suspeita de cálculos renais, obstrução do fluxo, cistite intersticial ou câncer urotelial.

Em gestantes, deve ser realizada ultrassonografia de vias urinárias ou urorressonância – evita o risco de radiação para o feto.

Medidas comportamentais

- Aumento da ingesta hídrica.
- Não adiamento da micção.
- Micção pós-coito.
- Higienização adequada.
- Uso de roupa íntima fresca.
- Não utilização de protetor vaginal diário.
- Controle da constipação intestinal.
- Suspensão do uso de espermicidas.

Antimicrobiano

- **Bacteriúria assintomática** – Só deve ser tratada em gestantes e antes de procedimentos urológicos invasivos. O tratamento de BA em outras situações não reduz o número de episódios sintomáticos e está relacionado a aumento de resistência bacteriana.
- **Cistite não complicada** – Tratamento ambulatorial, de preferência em dose única ou por curto tempo. Não está indicado o uso de fluoroquinolonas pelo risco de resistência bacteriana e pela possibilidade de efeitos colaterais (**Quadro 6.3**).

Tratamento

Sintomáticas

Analgésicos sistêmicos, anti-inflamatórios e fenazopiridina.

O cloridrato de fenazopiridina é um corante com ação analgésica no trato urinário indicado para alívio da disúria intensa.
A dose pode variar de 100 a 200 mg/dose, 4x/dia. Uso limitado por 72 horas.

Importante

A escolha do antimicrobiano e o tempo de tratamento devem ser baseados na suscetibilidade do agente patogênico, na biodisponibilidade e concentração renal, nos efeitos colaterais e no quadro clínico do paciente. Um antimicrobiano pode ser usado de forma empírica quando a resistência local for inferior a 20%.

QUADRO 6.3 ■ Tratamento medicamentoso de cistite não complicada ou bacteriúria assintomática

FÁRMACO	DOSE	DURAÇÃO	COMENTÁRIOS
Fosfomicina trometamol	3 g	Dose única	Primeira escolha Excretada em concentração bactericida por 48h Classe B pela FDA para gestantes Não é indicada no tratamento de ITU com sintomas sistêmicos
Nitrofurantoína mono-hidratada	100 mg, 2x/dia	5 dias	Primeira escolha Não age em bactérias produtoras de urease (*Proteus* spp. e *Pseudomonas*) Não deve ser usada na insuficiência renal e na deficiência de G6PD. Não é indicada no tratamento de ITU com sintomas sistêmicos Não deve ser usada após 37 semanas de gestação
Cefalexina	500 mg, 4x/dia	3 dias	Pode ser usada em gestantes
Sulfametoxazol + trimetoprima	800 mg + 160 mg, 2x/dia	3 dias	Não pode ser usado no primeiro ou terceiro trimestre de gestação. Usar se houver resistência bacteriana – *E. coli* < 20%

- **Pielonefrite não complicada** – As fluoroquinolonas e cefalosporinas são os únicos antimicrobianos indicados para tratamento por via oral. O tratamento pode ser iniciado por via intravenosa e complementado pela via oral em pacientes que requeiram internamento hospitalar. O tratamento é ambulatorial, com duração prolongada, por sete a dez dias (Quadro 6.4).
- **ITU complicada** – Requer o manejo adequado do fator complicador; se houver sintomas sistêmicos associados, requer tratamento hospitalar e uso de antimicrobiano venoso inicial, podendo ser complementado por via oral. Duração prolongada: por 10 a 14 dias.
- **ITU associada a cateterismo** – Retirar ou trocar o cateter se estiver em uso por mais de sete dias, escolher o antimicrobiano com base na história de suscetibilidade ou no uso de antimicrobiano prévio. Coletar a cultura de urina e ajustar o tratamento após o resultado. Não está indicada profilaxia com antimicrobianos em usuários de cateterismo.
- **Urosepse** – Tratamento em unidade de terapia intensiva (UTI). Início de antimicrobiano venoso na primeira hora e estabilização clínica. Duração prolongada: por 10 a 14 dias (Quadro 6.5).

GINECOLOGIA AMBULATORIAL

QUADRO 6.4 ■ Tratamento medicamentoso, via oral, para pielonefrite não complicada

FÁRMACO	DOSE	DURAÇÃO	COMENTÁRIO
Ciprofloxacino	500-750 mg, 2x/dia	7 dias	Se houver resistência bacteriana < 10%
Levofloxacino	750 mg, 1x/dia	5 dias	Se houver resistência bacteriana < 10%
Sulfametoxazol + trimetoprima	800 mg + 160 mg, 2x/dia	14 dias	Uma dose inicial de ceftriaxona, 2 g, IV, aumenta a eficácia. Não usar no primeiro ou terceiro trimestre de gestação
Amoxicilina com clavulanato	500/125 mg, 3x/dia	14 dias	Uma dose inicial de ceftriaxona, 2 g, IV, aumenta a eficácia
Cefalexina	500 mg, 2x/dia	10 dias	Uma dose inicial de ceftriaxona, 2 g, IV, aumenta a eficácia. Pode ser usada por gestantes

QUADRO 6.5 ■ Tratamento medicamentoso, intravenoso, para pielonefrite complicada e urosepse*

FÁRMACO	DOSE
PRIMEIRA LINHA DE TRATAMENTO	
Ceftriaxona	1-2 g, 1x/dia
Cefotaxima	2 g, 3x/dia
Ciprofloxacino	400 mg, 2x/dia
Levofloxacino	750 mg, 1x/dia
SEGUNDA LINHA DE TRATAMENTO	
Cefepima	1-2 g, 2x/dia
Piperacilina/Tazobactam	2,5-4,5 g, 3x/dia
Gentamicina	5 mg/kg/dose, 1x/dia
Amicacina	15 mg/kg, 1x/dia
ÚLTIMA LINHA DE TRATAMENTO	
Imipeném	0,5 g, 3x/dia
Meropeném	1 g, 3x/dia

*Após melhora clínica, considerar substituir por antimicrobiano oral de acordo com a resistência local e completar o tratamento em até 14 dias. Não fazer uso empírico de fluoroquinolonas se houve tratamento com essa medicação nos últimos seis meses. Considerar o uso de carbapenêmicos se a cultura de urina indicar bactéria multirresistente.

O uso de fluoroquinolonas está associado à resistência bacteriana e a efeitos colaterais permanentes e incapacitantes dos sistemas musculoesquelético, neuronal e cardiovascular e está sendo desencorajado, pela Food and Drug Administration (FDA) e pela Comissão Europeia, para infecções não complicadas.
Essa medicação deve ser indicada quando o benefício superar o risco e não houver outra medicação mais adequada.

Infecção urinária de repetição

- É indicada a profilaxia de novos episódios.
- A European Association of Urology recomenda que a profilaxia de ITUr seja iniciada com o controle dos fatores de risco e mudança comportamental.[3]

- Profilaxia antimicrobiana deve ser adiada para evitar uso prolongado (efeitos colaterais e resistência bacteriana).
- Não está indicado o controle de tratamento com cultura de urina ou tratamento nos episódios de bacteriúria assintomática.

Profilaxia

Ver **Quadro 6.6**.

Medidas comportamentais

- Higiene perineal e micção precocemente após o coito.
- Ingesta abundante de líquidos com o objetivo de aumentar o débito urinário.

Profilaxia não antimicrobiana

- *Cranberry* – Não apresenta diferença significativa em comparação ao placebo. Deve ser evitado em pacientes que fazem uso de varfarina.

QUADRO 6.6 ■ Antimicrobianos para profilaxia de ITU de repetição		
FÁRMACO	**DOSE**	**COMENTÁRIO**
Nitrofurantoína	50–100 mg, 1x/dia	O uso crônico está associado a reações pulmonares crônicas, hepatite e neuropatia. A paciente deve ser informada e monitorizada. Não deve ser usada se depuração de Cr < 30. Não deve ser usada após 37 semanas de gestação
Fosfomicina	3 g, 1x/dia, a cada 10 dias	Pode ser usada em gestantes
Cefalexina	250–500 mg, 1x/dia	Pode ser usada em gestantes
Sulfametoxazol + trimetoprima	800 mg + 160 mg, 1x/dia	Usar se houver resistência bacteriana < 20%

- Reposição hormonal tópica – Promove a proliferação vaginal de lactobacilos e redução de pH, previne colonização vaginal por enterobactérias.
    - Dose – Intravaginal de estrogênios, 0,5 mg, 1x/dia.
    - Afastar a presença de tumores dependentes de hormônios antes de iniciar.
    - D-manose, probiótico (*Lactobacillus* sp.), instilação intravesical de ácido hialurônico/sulfato de condroitina: não existem evidências que suportem a indicação no momento.

Profilaxia antimicrobiana

- Podem ser usados de forma contínua, pós-coito ou como autotratamento.
    - Uso contínuo – Diariamente ou em noites alternadas ou 3x/semana, por seis a doze meses.
    - Pós-coito – Quando os episódios infecciosos estão relacionados ao intercurso sexual (24-48h após a relação sexual). Apresenta menos efeito colateral que o de uso contínuo. Indicado se a frequência sexual não for alta.
    - Autotratamento – Tratamento curto, por um a três dias, em episódios sintomáticos de pacientes com ITUr bem documentada e que estejam orientadas. Forma segura, eficiente, econômica e com menos efeitos colaterais.

Referências

1. Bonkat G, Bartoletti R, Bruyère F, Cai T, Geerlings SE, Köves B, et al. EUA guidelines on urological infections [Internet]. Arnhem: EAU; 2022 [capturado em 30 jun. 2024]. Disponível em: https://d56bochluxqnz.cloudfront.net/documents/full-guideline/EAU-Guidelines-on-Urological-Infections-2022.pdf.
2. American College of Obstetricians and Gynecologists. ACOG Practice Bulletin n. 91: treatment of urinary tract infection in non pregnant women. Obstet Gynecol. 2008;111(3):785-94.
3. Anger JT, Bixler BR, Holmes RS, Lee UJ, Santiago-Lastra Y, Selph SS. Updates to recurrent uncomplicated urinary tract infections in women: AUA/CUA/SUFU guideline. J Urol. 2022;208(4):754-6.

Leituras Recomendadas

Fernandes CE, Sá MFS, organizadores. Tratado de ginecologia Febrasgo. Rio de Janeiro: Elsevier; 2018.

National institute for health and Care Excellence. Urinary tract infection (lower): antimicrobial prescribing (NG109). London: NICE; 2018.

National institute for health and Care Excellence. Urinary tract infection (catheter-associated): antimicrobial prescribing (NG113). London: NICE; 2018.

Urinary tract infectiona in pregnant individuals. Obstet Gynecol. 2023;142(2):435-45

7

AURÉLIO COSTA

SÍNDROME DA ANOVULAÇÃO CRÔNICA

Histórico

É de 1500 a.C. o primeiro relato conhecido sobre o evento clínico com características semelhantes ao quadro que hoje definimos como síndrome da anovulação crônica (SAC) foi visto em um documento conhecido como **Papiro de Ebers**.

Já as primeiras descrições foram feitas por Hipócrates. Ele utilizou modelos aparentemente científicos de mulheres com sintomas hiperandrogênicos. Esses dados foram corroborados, nos anos 100 a.C., por Sorano, um médico grego de Éfeso, cidade que hoje é a Turquia.

Em 1935, a síndrome foi descrita nos moldes como a conhecemos hoje por dois ginecologistas de Chicago, Dr. Irving Stein e Dr. Michael Leventhal. Eles perceberam não ser coincidência quando as mulheres que manifestavam períodos menstruais ausentes e hirsutismo também apresentavam ovários aumentados.

Epidemiologia

- **Incidência** – A SAC é a endocrinopatia feminina mais frequente (acomete 7-20% das mulheres no menacme).
- **Prevalência** – É alta em familiares de 1º grau. Estudos revelam ocorrência de 35% em mães na pré-menopausa e de 40% nas irmãs. No entanto, o padrão genético ainda não está totalmente caracterizado.
- **Associações clínicas** – Associa-se em 40% com a obesidade, existindo uma possibilidade de quase 25% a mais de desenvolver síndrome metabólica. Além disso, as portadoras da SAC têm chance aumentada de câncer endometrial (50% em maiores de 50 anos).
- **Custo estimado** – Nos Estados Unidos, a SAC gera um gasto anual em torno de U$ 4 bilhões.

Etiologia

Multifatorial, traduzindo uma herança genética de que a principal repercussão clínica é a resistência insulínica com mecanismos central e periférico, além da participação ovariana e hepática.

> **Teoria do determinismo genético e reprogramação fetal**
> Um redirecionamento de fluxo sanguíneo fetal favorece o aumento dos níveis séricos de glicocorticosteroides com repercussões na gordura visceral, no metabolismo hepático e no pancreático, na função ovariana e na pulmonar e em alterações do endotélio vascular.
> Tanto baixo peso ao nascimento como macrossomia são considerados fatores de risco para desenvolvimento de SAC no futuro.

A SAC parece ser, de fato, um quadro complexo e cíclico, sem que tenhamos certeza de onde começa todo o processo e o que realmente assume o papel de causa ou de consequência. A expressão fenotípica que se revela com a resistência aumentada à insulina poderia ser considerada um dos eventos determinantes; entretanto, essa situação pode ser consequente à hiperplasia estromal ovariana, que desenvolve a hipertecose e a característica ultrassonográfica de policistose ovariana.

A expressão clínica subsequente pode ser bem exuberante: pubarca precoce, distúrbios do sono, anovulação, obesidade e hirsutismo.

Fisiopatologia

Decorre de defeito intrínseco nas células da teca desencadeado por possíveis fatores genéticos e ambientais, levando à redução da sensibilidade à insulina (atribuída a um defeito pós-receptor nas vias de sinalização da insulina) e, consequentemente, a um excesso de estresse oxidativo.

O mecanismo anteriormente citado diminui a foliculogênese e a possibilidade de recrutamento folicular ovariano, o que provoca uma elevação da conversão periférica de androgênios em estrogênios (estrona).

Esses estrogênios periféricos fazem um *feedback* negativo com o hormônio folículo-estimulante (FSH, do inglês *follicle-stimulating hormone*), diminuindo ainda mais a maturação folicular e ocasionando disfunção menstrual e infertilidade.

Outras alterações importantes provocadas pela androgenização:

> **Atenção!**
> A hiperplasia das células da teca secreta altas concentrações de androgênios. → Um ambiente mais androgênico bloqueia a aromatização ovariana de androgênios em estrogênios.
> → Ocorre aumento da androgenização local e sistêmica.
> → O cenário hiperandrogênico afeta as células da granulosa que sintetizam maiores concentrações de hormônio antimulleriano, levando à inibição da liberação de FSH (**Figura 7.1**).

SÍNDROME DA ANOVULAÇÃO CRÔNICA

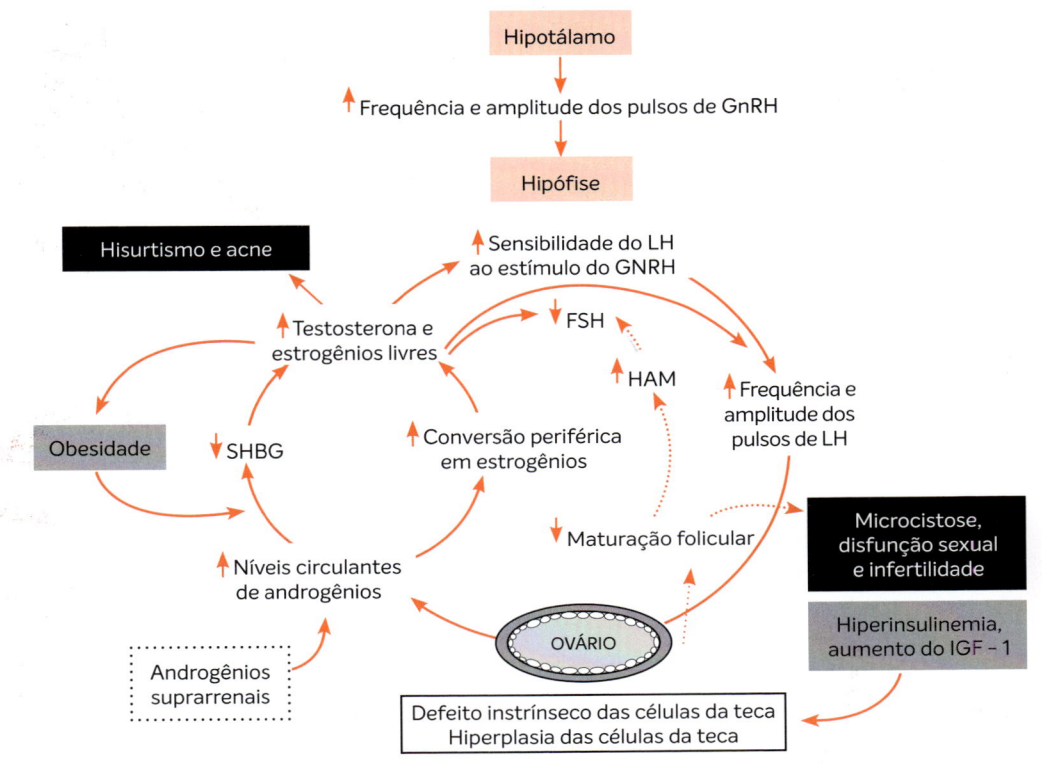

FIGURA 7.1 ■ Eixo hipotálamo–hipófise–ovário.

FSH, hormônio folículo-estimulante; GnRH, hormônio liberador de gonadotrofina; HAM, hormônio antimulleriano; IGF-I, fator de crescimento insulina-símile tipo 1; LH, hormônio luteinizante; SHBG, globulina ligadora de hormônio sexual.

Fonte: Elaborada com base em Pontes e Almeida Filho.[1]

- Secreção hepática da globulina ligadora de hormônio sexual (SHBG, do inglês *sex hormone-binding globulin*), deixando tanto androgênios quanto estrogênios em sua forma livre (ativa).
- Secreção alterada da proteína carreadora hepática (SHBIGF) que promove elevação do fator de crescimento insulina-símile tipo I (IGF-I, do inglês *insulin growth factor*), o qual atua estimulando a teca (mais androgênio) e competindo com a insulina pelo seu receptor. Esse mecanismo favorece a hiperinsulinemia (hormônio anabolizante), e a resistência insulínica se estabelece.
- Expressão clínica de hirsutismo e acne, com dificuldade de perder peso (obesidade), condição que aumenta a resistência insulínica.
- Interferência na secreção pulsátil de hormônio liberador de gonadotrofina (GnRH, do inglês *gonadotropin-releasing hormone*) hipofisário, provocando uma maior sensibilização do hormônio luteinizante (LH, do inglês *luteinizing hormo-*

ne), aumentando a frequência e a amplitude dos seus pulsos hipotalâmicos.

Fatores de risco

- **Principais condições** – Obesidade e resistência insulínica.
- **Padrão epigenético** – Pode influenciar o fenótipo.
- **Suscetibilidade durante a gestação** – Tabagismo, pré-eclâmpsia, diabetes gestacional e obesidade materna são fatores de risco neste período.
- **Outras situações** – Há aumento do risco de desenvolver anovulação associada ao androginismo em razão de baixo peso ao nascer, puberdade precoce, hábitos alimentares, estresse e estilo de vida.

Diagnóstico

Por meio da avaliação dos critérios de Rotterdan (2004),[2] que consistem na associação do distúrbio androgênico clínico ou laboratorial, disfunção ovariana, como oligo ou amenorreia, e ovários com características ultrassonográficas de micropolicistose. São necessários dois dos três critérios para o diagnóstico.

Em agosto de 2023, foram publicadas recomendações atualizadas e baseadas em evidências para a avaliação e a conduta da SAC[3] – a dosagem aumentada do hormônio antimulleriano se apresenta como um critério alternativo à alteração ultrassonográfica para o diagnóstico de mulheres adultas. Esse novo protocolo foi organizado com a participação de mais de 39 entidades, incluindo a Federação Internacional de Ginecologia e Obstetrícia (FIGO) e a Sociedade Brasileira de Endocrinologia e Metabologia (SBEM).

Os principais diagnósticos diferenciais são hiperplasia suprarrenal de início tardio, tumores secretores de androgênios, disfunção da tireoide, hiperprolactinemia, síndrome de Cushing e uso de substâncias anabolizantes.

Disfunção menstrual

É definida segundo alguns critérios:

- **Normal** – Primeiro ano após a menarca.
- **Anormal** – Do primeiro ao terceiro ano é de menos de 21 dias ou mais de 45 dias.
- **Anormal** – Do terceiro ano após a menarca até a perimenopausa é de menos de 21 dias ou mais de 35 dias ou, ainda, de menos de 8 ciclos por ano.
- **Anormal** – No primeiro ano após a menarca, o atraso da menstruação por mais de 90 dias por, pelo menos, 1 ciclo.
- **Amenorreia primária** após os 15 anos ou após 3 anos da telarca.

Estabelecida a irregularidade menstrual, o diagnóstico de SAC pode ser considerado.

Hiperandrogenismo clínico

O índice de Ferriman e Gallwey (IFG) (**Figura 7.2**) modificado é o melhor e mais confiável marcador de hiperandrogenismo clínico, apesar de não se correlacionar com os níveis de androgênios circulantes. Sinais de acantose *nigricans* também fazem parte da avaliação clínica.

Assim como para o diagnóstico das disfunções menstruais, devem ser consideradas algumas situações para que os critérios de hiperandrogenismo sejam contemplados.

- **Sinais** – Acne, alopecia e hirsutismo.

> **Atenção!**
>
> Alguns autores apenas consideram hiperandrogenismo quando a paciente apresenta hirsutismo moderado a grave (IFG > 15) ou hirsutismo de qualquer grau se associado a distúrbio menstrual, infertilidade, obesidade central e acantose *nigricans*.[1]

- **Adolescência** – Quadro intenso de acne e hirsutismo.
- **Índice de Ferriman e Gallwey** – 4 a 6 (depende da etnicidade).
- **Escala visual de Ludwig** para alopecia.

SÍNDROME DA ANOVULAÇÃO CRÔNICA

- **Hirsutismo** – Pelo terminal com comprimento maior do que 0,5 cm e pigmentado, podendo variar a forma e a textura.

Para a acne, não há uma definição clara.

Hiperandrogenismo laboratorial

Constitui a dosagem sérica da testosterona total (primeira linha), a determinação do índice de androgênio livre (IAL) pela fórmula de Vermeulen (valor de testosterona total, em nmol/mL, dividido pelo SHBG, em nmol/mL, multiplicado por 100) e a dosagem sérica de androstenediona e desidroepiandrosterona (DHEA).

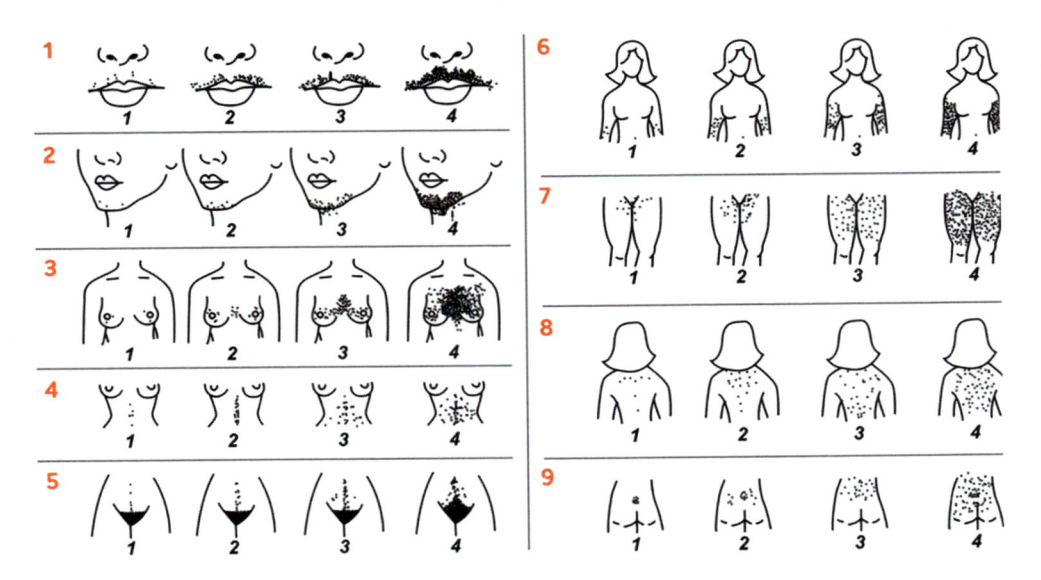

Índice: < 8: normal
8-15: hirsutismo leve
16-25: hirsutismo moderado
26-36: hirsutismo severo

FIGURA 7.2 ■ Índice de Ferriman e Gallwey (IFG) modificado.
Fonte: Elaborada com base em Sociedade Brasileira de Endocrinologia e Metabologia.[4]

Ovários policísticos

É estabelecido pelos critérios ultrassonográficos que os ovários devem apresentar 10 ou mais folículos, distribuídos perifericamente no estroma ovariano, de até 10 mm cada, com ovário de pelo menos 10 cm. No entanto, para a completa avaliação ultrassonográfica, alguns cuidados devem ser respeitados.

- O tratamento não deve ser baseado em diagnóstico de mulheres antes de oito anos da menarca.
- O método preferencial é a via transvaginal.
- Sondas de 8 MHz: 20 folículos (< 1 cm) e/ou volume acima de 10 mL, sem corpo lúteo, cistos ou folículo dominante (considerar o ovário contralateral, caso estejam presentes).
- Apenas o volume deve ser considerado.
- Empregar apenas para avaliar o fenótipo nos casos de anovulação com hiperandrogenismo.

Alterações metabólicas

Ver **Figura 7.3**.

Diagnóstico: 2 dos 3 critérios
Amenorreia ou oligomenorreia
Hiperandrogenismo
Ovários policísticos

Exclusão
Hiperplasia suprarrenal de início tardio
Disfunções tireoidianas
Falência ovariana precoce
Hiperprolactinemia
Síndrome de Cushing
Tumores secretores de androgênio

IGF
Testosterona total
SHBG
IAL
US

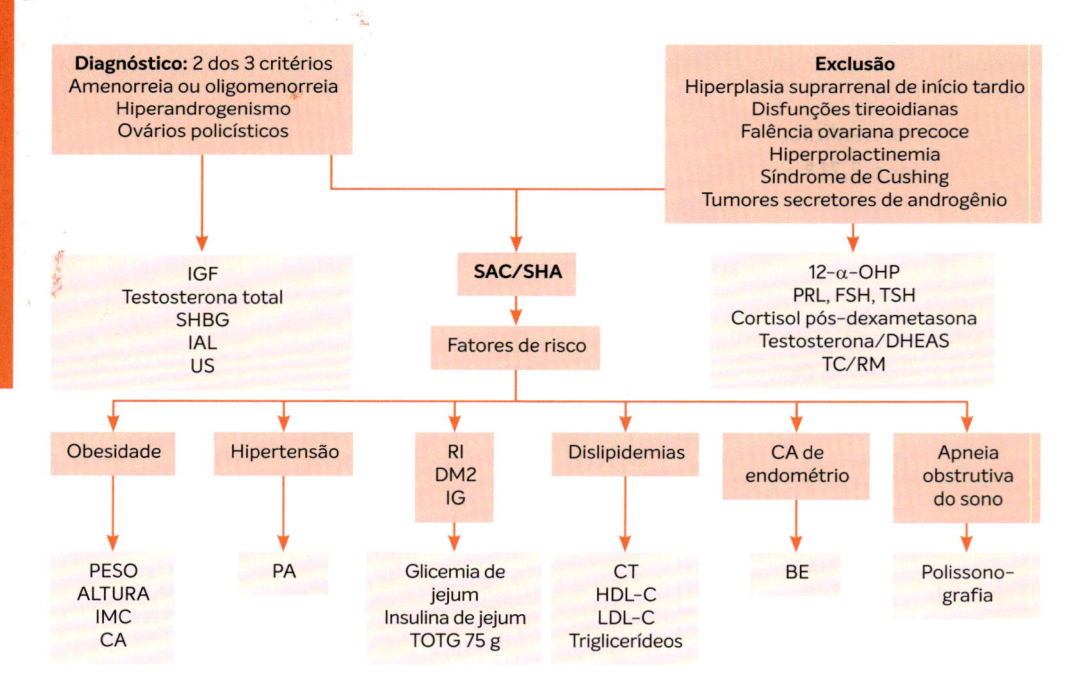

SAC/SHA
Fatores de risco

12-α-OHP
PRL, FSH, TSH
Cortisol pós-dexametasona
Testosterona/DHEAS
TC/RM

- Obesidade → PESO, ALTURA, IMC, CA
- Hipertensão → PA
- RI, DM2, IG → Glicemia de jejum, Insulina de jejum, TOTG 75 g
- Dislipidemias → CT, HDL-C, LDL-C, Triglicerídeos
- CA de endométrio → BE
- Apneia obstrutiva do sono → Polissonografia

FIGURA 7.3 ■ Alterações metabólicas da síndrome da anovulação crônica.
ACTH, hormônio adrenocorticotrófico; BE, biópsia endometrial; CA, câncer; CT, colesterol total; DHEAS, sulfato de desidroepiandrosterona; FSH, hormônio folículo-estimulante; IAL, índice de androgênio livre; IFG, índice de Ferriman e Gallwey; IMC, índice de massa corporal; HDL-C, lipoproteína de alta densidade do colesterol; LDL-C, lipoproteína de baixa densidade do colesterol; PA, pressão arterial; PRL, prolactina; SAC, síndrome da anovulação crônica; SHA, síndrome do hiperandrogenismo; SHBG, globulina ligadora de hormônio sexual; TC/RM, tomografia computadorizada/ressonância magnética; TOTG, teste oral de tolerância à glicose; TSH, hormônio tireoestimulante; US, ultrassonografia; 17-α-OHP, 17-α-hidroxiprogesterona.

Resistência insulínica

A suspeita clínica é suficiente para se estabelecer a conduta, no entanto, a resistência insulínica pode ser confirmada laboratorialmente por dois índices: *Quantitative insulin sensitivity check index* (QUICKI) e *Homeostasis model assessment – insulin resistance* (HOMA-IR).

> **QUICKI:** 1/[log insulinemia de jejum (μIU/mL) + log glicemia de jejum (mg/dL)]
> Resistência insulínica se o valor for inferior a 0,333.[5]
>
> **HOMA-IR:** [glicemia de jejum (mg/dL) x insulinemia de jejum (μIU/mL)]/405
> Resistência insulínica se o valor for superior a 2,71.[6]

Valores de insulina de jejum superiores a 12 μIU/mL, QUICKI menor do que 0,33 e HOMA-IR maior do que 2,71 determinam a resistência insulínica.

A resistência à insulina pode promover uma chance aumentada para o desenvolvimento ou a aceleração de aterosclerose, diabetes melito tipo 2, hipertensão arterial, obesidade e a própria síndrome hiperandrogênica. Além disso, disfunção endotelial por processo inflamatório, acantose *nigricans* e defeitos na coagulação e na fibrinólise podem estar associados à resistência à insulina.

Intolerância à glicose

Em pacientes com intolerância à glicose, a progressão para diabetes melito tipo 2 é de cinco a dez vezes mais acelerada. Assim como as portadoras de síndrome hiperandrogênica têm de duas a cinco vezes mais chances de desenvolver diabetes melito tipo 2 e de contemplar critérios para a síndrome metabólica.

> **Fisiopatologia da resistência insulínica**
> A insulina se liga ao seu receptor de membrana, que tem atividade intrínseca da tirosina cinase, e desencadeia uma cascata de sinalização para substratos a jusante, resultando no transporte de glicose. Posteriormente, IRS fosforilado em tirosina (IRS-1/2) recruta moléculas de sinalização, incluindo fosfoinositídeo-3-cinase (PI3k). Após uma ativação de PI3k, uma formação complexa de fosfatidilinositol-3,4,5-trifosfato (PI3P), que serve como regulador da cinase dependente de fosfoinositídeo (PDK), posteriormente ativará outras proteínas de protótipos cinase (p. ex., PKC). Com isso, a proteína Akt é ativada e propaga o sinal hormonal para ativar a proteína AS160 (proteína ativadora de GTPase de 160 kDa), que, por sua vez, sensibiliza o transportador de glicose no músculo esquelético (GLUT-4) para o processo de translocação ao lipídeo da membrana para captação de glicose (**Figura 7.4**).

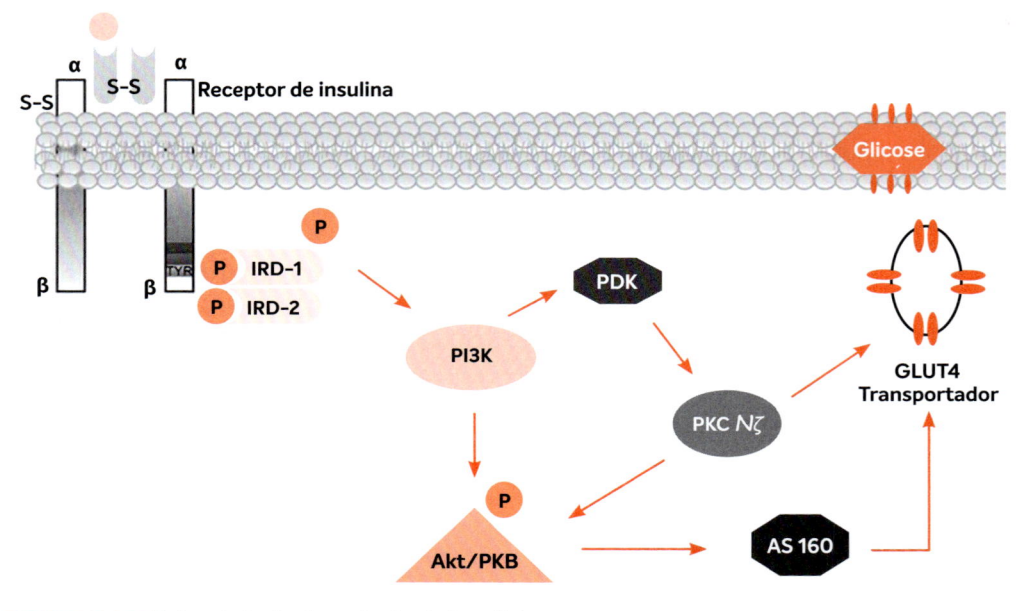

FIGURA 7.4 ■ Fisiopatologia da resistência insulínica.

Akt/PKC protótipos cinase; AS160, GTPase ativadora proteína de 160 kDa; IRS, substratos do receptor de insulina; GLUT-4, transportador de glicose no músculo esquelético; PDK, fosfoinositídeo; PI3k, fosfoinositídeo-3-cinase; PI3P, fosfatidilinositol-3,4,5-trifosfato.

Fonte: Elaborada com base em Dantas e colaboradores.[7]

De fato, vários são os mecanismos que podem culminar em hiperglicemia. Esses defeitos podem estar exacerbados na síndrome hiperandrogênica e facilitar o desencadeamento da elevação da glicemia.

Importante

A síndrome da anovulação crônica cursa com hiperinsulinemia, no entanto, a insulina não é capaz de exercer plenamente sua função, uma vez que seus receptores estão ocupados, muitas vezes, pelo IGF-I, e a glicose não poderá ser introduzida na célula.

São fatores fisiopatológicos:

- Diminuição da secreção de insulina pelo pâncreas.
- Diminuição da incretina intestinal.
- Aumento da lipólise.
- Aumento da secreção de glucagon.
- Aumento da reabsorção da glicose pelos rins.
- Diminuição da necessidade muscular de glicose e disfunção dos neurotransmissores envolvidos no metabolismo glicídico.

O diagnóstico é estabelecido pela avaliação da glicemia de jejum e da curva de tolerância à glicose após 2 horas da ingestão de 75 g de dextrosol (**Quadro 7.1**).

Síndrome metabólica

A síndrome é estabelecida pela presença dos critérios da International Diabetes Federation Task Force on Epidemiology and Prevention (IDFT), da qual participam o National Heart, Lung, and Blood Institute, American Heart Association, World Heart Federation, International Atherosclerosis Society e International Association for the Study of Obesity.[8]

De fato, o aumento da gordura visceral é um dos principais fatores associados, se não ao aparecimento, pelo menos à perpetuação da síndrome hiperandrogênica, contribuindo, inclusive, como possível item consequente a ela. O ganho de peso decorrente do aumento da gordura visceral leva ao aumento da probabilidade de desenvolver síndrome metabólica e do risco cardiovascular. Além disso, a hipoperfusão característica do tecido promove aumento da migração de macrófagos e da atividade do fator de transcrição nuclear *kappa* B (NFkB), importante mediador inflamatório e imune. Outros mediadores bioquímicos contribuem para o aumento da resposta inflamatória local quando ocorre o depósito elevado da gordura visceral, como o fator de necrose tumoral, a interleucina-6, a leptina, a visfatina e a resistina. Todos estes, associados à diminuição da adiponectina, completam o conjunto de eventos que desencadeiam o aumento da resistência à insulina com consequente hiperinsulinemia, afetando o desempenho ovariano e promovendo o hiperandrogenismo, o que, fechando o ciclo inflamatório e metabólico, aumenta a chance da deposição de gordura visceral no organismo. O diagnóstico da síndrome metabólica é feito com, pelo menos, três dos seguintes critérios: medida da cintura maior que 88 cm; triglicerídeo maior ou igual a 150 mg/dL; HDL-C menor que 50 mg/dL; pressão arterial de $\geq$ 130 ou $\geq$ 85 mmHg; glicemia de jejum $\geq$ 100 mg/dL.

Outros leitos corporais também são afetados pelos mecanismos metabólicos e inflamatórios da síndrome hiperandrogênica. O metabolismo lipídico, por exemplo, sofre a influência direta, podendo estar presente em quase 75% das portadoras da síndrome; esse distúrbio é reconhecido como o mais prevalente na síndrome. A dislipidemia ocorre devido à diminuição de apoproteína A1 (Apo-A1), apoproteína C1 (Apo-C1) e lipoproteína A.

Em razão de todos esses envolvimentos, a síndrome hiperandrogênica ainda pode estabelecer efeitos na pressão arterial, na qualidade do sono, como a apneia, e em distúrbios da esfera psicológica e psiquiátrica, como alterações da autoestima, depressão e ansiedade.

QUADRO 7.1 ■ Critérios para diagnóstico laboratorial das hiperglicemias

CATEGORIA	GLICEMIA DE JEJUM	TESTE ORAL DE TOLERÂNCIA À GLICOSE 75 g/2h
Glicemia normal	< 100 mg/dL	< 140 mg/dL
Intolerância à glicose	—	$\geq$ 140 e < 200 mg/dL
Glicemia de jejum alterada	$\geq$ 100 e < 126 mg/dL	—
Diabetes melito	$\geq$ 126 mg/dL	$\geq$ 200 mg/dL

Fonte: Elaborado com base em Pontes e Almeida Filho.[1]

IG, DM2
Metformina

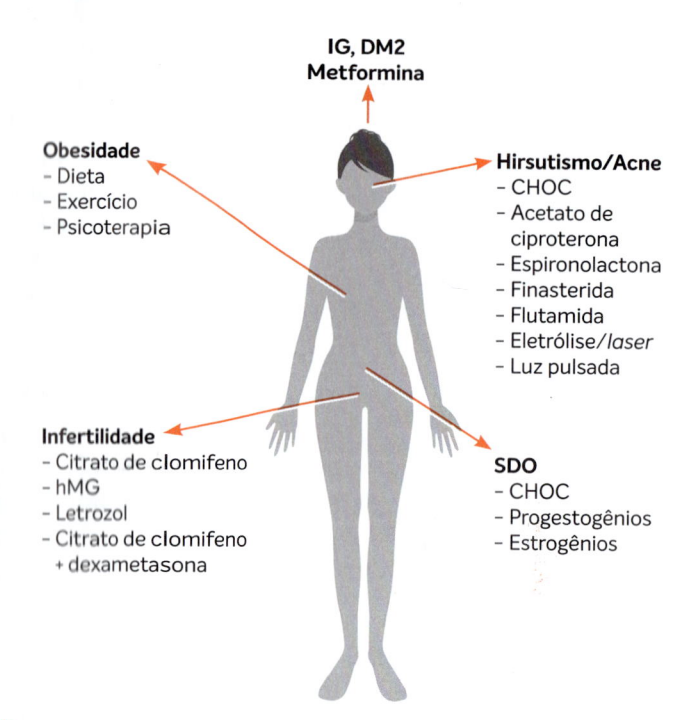

Obesidade
- Dieta
- Exercício
- Psicoterapia

Hirsutismo/Acne
- CHOC
- Acetato de ciproterona
- Espironolactona
- Finasterida
- Flutamida
- Eletrólise/*laser*
- Luz pulsada

Infertilidade
- Citrato de clomifeno
- hMG
- Letrozol
- Citrato de clomifeno + dexametasona

SDO
- CHOC
- Progestogênios
- Estrogênios

FIGURA 7.5 Resumo do tratamento.
CHOC, contraceptivo hormonal oral combinado; DM2, diabetes melito tipo 2; IG, índice glicêmico; hMG, gonadotrofina menopáusica humana; SDO, síndrome da disfunção ovulatória.
Fonte: Elaborada com base em Pontes e Almeida Filho[1]

Tratamento

Os objetivos do tratamento (**Figura 7.5**) são:

- Reduzir os sintomas de hiperandrogenismo.
- Regularizar o ciclo menstrual.
- Reduzir as anormalidades metabólicas.
- Prevenir a hiperplasia e o câncer de endométrio.
- Oferecer contracepção ou indução da ovulação.

Referências

1. Pontes A, Almeida Filho BS. Síndrome dos ovários policísticos: diagnóstico, tratamento e repercussões ao longo da vida. Botucatu: Universidade Estadual Paulista; 2016.
2. Rotterdam ESHRE/ASRM-Sponsored PCOS Consensus Workshop Group. Revised 2003 consensus on diagnostic criteria and long-term health risks related to polycystic ovary syndrome (PCOS). Hum Reprod. 2004;19(1):41-7.
3. Teede HJ, Tay CT, Laven JJE, Dokras A, Moran LJ, Piltonen TT, et al. Recommendations from the 2023 international evidence-based guideline for the assessment and management of polycystic ovary syndrome. Eur J Endocrinol. 2023;189(2):2447-69.
4. Sociedade Brasileira de Endocrinologia e Metabologia. Hirsutismo: diagnóstico. Rev Assoc Med Bras. 2010;56(1):1-9.
5. Carmina E, Lobo RA. Use of fasting blood to assess the prevalence of insulin resistance in women with polycystic ovary syndrome. Fertil Steril. 2004;82(3):661-5.

6. Geloneze B, Repetto EM, Geloneze SR, Tambascia MA, Ermetice MN. The threshold value for insulin resistance (HOMA-IR) in an admixture population IR in the Brazilian Metabolic Syndrome Study. Diabetes Res Clin Pract. 2006;72(2):219-20.

7. Dantas WS, Gualano B, Rocha MP, Barcellos CRG, Yance VRV, Marcondes JAM. Metabolic disturbance in PCOS: clinical and molecular effects on skeletal muscle tissue. Scie World J. 2013;2013:1-7.

8. Alberti KG, Eckel RH, Grundy SM, Zimmet PZ, Cleeman JI, Donato KA, et al. Harmonizing the metabolic syndrome: a joint interim statement of the International Diabetes Federation Task Force on Epidemiology and Prevention; National Heart, Lung, and Blood Institute; American Heart Association; World Heart Federation; International Atherosclerosis Society; and International Association for the Study of Obesity. Circulation. 2009;120(16):1640-5.

Leituras Recomendadas

Bortoletto MS, Souza1 RKT, Cabrera MAS, González AD. Síndrome metabólica, componentes e fatores associados em adultos de 40 anos ou mais de um município da Região Sul do Brasil. Cad Saúde Colet. 2016;24(1):32-40.

Dastur AE, Tank PD. Irving Stein, Michael Leventhal and a slice of endocrine history. J Obstet Gynecol India. 2010;60:121-2.

Federação Brasileira das Associações de Ginecologia e Obstetrícia. Manual de orientação ginecologia endocrinológico. São Paulo: FEBRASGO; 2018.

Hoffman BL, Schorge JO, Schaffer JI, Halvorson LM, Bradshaw KD, Cunningham FG, organizadores. Ginecologia de Williams. 2. ed. Porto Alegre: AMGH; 2014.

National Institutes of Health. Evidence-based methodology workshop on polycystic ovary syndrome (PCOS) [Internet]. Bethesda: NIH; 2012 [capturado em 30 jun. 2024]. Disponível em: https://prevention.nih.gov/sites/default/files/2018-06/FinalReport.pdf.

Ortiz-Flores AE, Luque-Ramírez M, Fernández-Durán E, Alvarez-Blasco F, Escobar-Morreale HF. Diagnosis of disorders of glucose tolerance in women with polycystic ovary syndrome (PCOS) at a tertiary care center: fasting plasma glucose or oral glucose tolerance test? Metabolism. 2019;93:86-92.

Teede HJ, Misso ML, Boyle JA, Garad RM, McAllister V, Downes L, et al. Translation and implementation of the Australian-led PCOS guideline: clinical summary and translation resources from the international evidence-based guideline for the assessment and management of polycystic ovary syndrome. Med J Aust. 2018;209(S7):S3-8.

8

CARLA ENEIDA DE OLIVEIRA QUEIROZ

HIPERPROLACTINEMIA

Fisiologia

A prolactina (PRL) é um hormônio produzido principalmente pelas células lactotróficas da adeno-hipófise. Tem como função primordial a indução e a manutenção da lactação. Ao longo dos anos, outras ações têm sido atribuídas a esse hormônio, com impacto na reprodução, no metabolismo, na osmorregulação e na imunorregulação.

> Fontes extra-hipofisárias de PRL: linfócitos, fibroblastos cutâneos, decídua, glândulas mamárias e tecido adiposo.

A PRL é um peptídeo formado por 199 aminoácidos com estrutura semelhante à do hormônio de crescimento e do lactogênio placentário. Em relação ao peso molecular, existem três formas de circulação:

- Monômero de 23 kDa.
- Dímero (*big prolactin*) de 45 kDa.
- Macroprolactina (*big-big prolactin*) de peso molecular acima de 150 kDa.

A macroprolactina é um antígeno-anticorpo constituído, na maioria dos casos, por uma molécula de prolactina e uma de imunoglobulina G, o que leva a uma meia-vida mais longa e a uma atividade biológica menor, pela dificuldade em atravessar o capilar e estimular o receptor de PRL.

O controle da secreção de PRL é principalmente inibitório, regulado pelo hipo-

Atenção!

Em condições normais ou em pacientes com hiperprolactinemia sintomática, predomina a forma monomérica (80-90%).

HIPERPROLACTINEMIA

> **Importante**
>
> Não se deve dosar a PRL sem um tempo mínimo de 1 hora após o despertar, para evitar níveis falsamente aumentados de prolactina pelo sono.

Epidemiologia

A hiperprolactinemia é a alteração endócrina mais comum no eixo hipotálamo-hipófise.

Sua prevalência é de aproximadamente 0,4% na população geral e de 17% entre as mulheres com infertilidade.

É a responsável por amenorreia secundária em 20 a 25% dos casos.

Encontrada em até 40% das pacientes com hipotireoidismo primário e em até 30% dos casos de síndrome dos ovários policísticos.

tálamo, que libera dopamina nos receptores D2 dos lactotrofos. Existem diversas substâncias que influenciam a secreção de prolactina, por meio de uma ação direta nos lactotrofos hipofisários ou por meio de ação nos neurônios dopaminérgicos hipotalâmicos (**Quadro 8.1**). A homeostasia da prolactina é estabelecida pelo equilíbrio entre a ação da dopamina como fator inibitório maior e múltiplos fatores hipotalâmicos, sistêmicos e locais, que estimulam ou inibem sua secreção.

Esse hormônio sofre uma ação circadiana, com níveis que vão aumentando durante o sono, com pico no sono com movimento rápido dos olhos (REM, do inglês *rapid eyes movement*) (2-5h da manhã). A prolactina é eliminada pelo fígado e pelo rim e tem meia-vida de 20 a 50 minutos.

Fatores etiológicos

▌Causas fisiológicas

- Gravidez.
- Lactação.
- Estresse.
- Exercício físico.
- Estimulação do mamilo.
- Relação sexual.
- Hipoglicemia.
- Dieta hiperproteica.

▌Causas farmacológicas

- **Antipsicóticos/neurolépticos** – Fenotiazinas (clorpromazina); butirofenonas (haloperidol); antipsicóticos atípicos (risperidona).
- **Antidepressivos** – Tricíclicos (amitriptilina, desipramina, clomipramina); inibidores da monoaminoxidase (pargilina, clorgilina); inibidores da recaptação da serotonina (sertralina, fluoxetina, paroxetina).
- **Anticonvulsivantes** – Fenitoína.
- **Procinéticos** – Metoclopramida; domperidona.

QUADRO 8.1 ▪ Substâncias que influenciam na produção de PRL

ESTIMULAÇÃO	INIBIÇÃO
• TRH • Peptídeo intestinal vasoativo • Serotonina • Vasopressina • Ocitocina	• Norepinefrina • Ácido γ-aminobutírico • Histamina • Somatostatina • Óxido nítrico

- **Antagonistas H2** – Cimetidina; ranitidina.
- **Anti-hipertensivos** – Alfametildopa; reserpina; verapamil.
- **Outros** – Opioides (morfina); cocaína; heroína; maconha; estrogênio.

Causas patológicas

- **Doenças hipotalâmicas** – Tumores (craniofaringeoma, meningioma, disgerminoma, hamartoma, glioma, metástases); doenças infiltrativas (sarcoidose, tuberculose, histiocitose); irradiação.
- **Doenças hipofisárias** – Prolactinomas (microprolactinomas, macroprolactinomas), acromegalia; doença de Cushing; síndrome da sela vazia; adenomas não funcionantes.
- **Lesões da haste hipofisária** – Hastite; traumatismo craniano; secção.
- **Neurogênicas** – Lesões da parede torácica (queimadura, toracotomia, mastectomia, herpes-zóster); lesões do cordão medular (tabes dorsalis, tumores extrínsecos, ependimoma cervical).
- **Doenças sistêmicas** – Hipotireoidismo primário; insuficiência suprarrenal; insuficiência renal crônica; cirrose hepática.

Causa idiopática

Quando não existe uma causa óbvia. Na maioria dos casos, refere-se a microadenomas muito pequenos, que não são visualizados em exames de imagem.

Quadro clínico

A hiperprolactinemia pode ocorrer em ambos os sexos, com sintomatologia específica em cada um. Evidencia-se clinicamente no sexo feminino:

- Galactorreia, mas esse sinal não é patognomônico de hiperprolactinemia.
- Irregularidade do ciclo menstrual (ciclos encurtados, anovulação, oligomenorreia, amenorreia) devido à alteração na pulsatibilidade do hormônio liberador de gonadotrofina (GnRH, do inglês *gonadotropin-releasing hormone*), comprometendo o funcionamento do eixo hipotálamo-hipófise-ovário (HHO).
- Infertilidade.
- Acne.
- Hirsutismo.
- Obesidade.
- Inapetência sexual.
- Hipogonadismo hipogonadotrófico e diminuição da densidade mineral óssea (casos graves).
- Manifestações neurológicas como cefaleia e alterações nos campos visuais causadas por compressão tumoral (casos graves).

No sexo masculino, manifesta-se com inapetência sexual, disfunção erétil, infertilidade, hipogonadismo, diminuição da densidade mineral óssea, redução da massa muscular e distúrbios do crescimento da barba.

Macroprolactinemia

Condição clínica benigna em pacientes com concentração normal de prolactina monomérica bioativa, com ausência ou baixa incidência de sintomas e exames normais de imagem.

É uma situação comum, responsável por 10 a 35% dos casos de hiperprolactinemia. Assim, a pesquisa é indicada em pacientes assintomáticas com PRL elevada, sendo desnecessário seu tratamento com agonistas dopaminérgicos (cabergolina ou bromocriptina). Pode ocorrer de forma concomitante a outras causas de hiperprolactinemia.

Diagnóstico

Deve-se investigar hiperprolactinemia e todas as suas possíveis causas na presença de queixas clínicas como galactorreia, distúrbios menstruais e infertilidade.

É necessário afastar causas fisiológicas e farmacológicas por meio de anamnese, exame físico e exames laboratoriais.

■ Exames laboratoriais

Deve-se dosar PRL, hormônio tireoestimulante (TSH, do inglês *thyroid-stimulating hormone*), hormônio folículo-estimulante (FSH, do inglês *follicle-stimulating hormone*) (quando houver distúrbios menstruais e infertilidade), função renal, função hepática.

O valor da PRL varia em relação ao método de análise e ao sexo. As amostras devem ser coletadas pelo menos 1 hora após o despertar, e se deve evitar o estresse excessivo da punção venosa.

Valores normais são de até 20 ng/mL no sexo masculino e de até 25 ng/mL no sexo feminino.

Interpretação

- São necessárias duas dosagens com valores acima da normalidade para o diagnóstico de hiperprolactinemia, exceto se o valor da primeira dosagem estiver incontestavelmente aumentado (acima de 150-200 ng/mL).
- Níveis de até 200 ng/mL estão mais associados a fármacos, insuficiência renal, hipotireoidismo primário e microprolactinomas. As dosagens acima de 200 a 250 ng/mL normalmente indicam macroprolactinomas.
- Dosagens de até 50 ng/mL dificilmente estão associadas a adenomas.

Existe o risco de, no exame laboratorial, ocorrer o denominado "efeito gancho". Veja como esse efeito se manifesta no **Quadro 8.2**.

> **QUADRO 8.2 ■ "Efeito gancho"**
>
> O "efeito gancho" deriva da leitura de valores falsamente baixos de prolactina em pacientes com sintomatologia intensa e grandes tumores hipofisários (≥ 3 cm). Acontece em ensaios laboratoriais na existência de valores muito altos de PRL, levando à saturação dos anticorpos do ensaio, ocasionando uma leitura incorreta. Nessa situação, deve-se realizar nova dosagem de prolactina após diluição sérica da amostra. Em geral, após a diluição, são observados valores excessivamente altos de prolactina.

■ Exames de imagem

Ressonância magnética (RM) ou tomografia computadorizada (TC) de crânio e sela túrcica são solicitados na suspeita de tumores de crânio que elevam a PRL. A RM oferece melhor resolução e imagem mais definida do quiasma óptico e das artérias carótidas do que a TC.

> **Atenção!**
>
> Quando houver sintomas de cefaleia e alterações visuais, deve-se realizar também estudo de campo visual e solicitar avaliação de um neurocirurgião.

Tratamento

A correção da função gonadal e sexual restaura a fertilidade e supressão da galactorreia e promove a redução e controle da massa tumoral nos prolactinomas.

Recomenda-se:

- Suspensão da medicação causadora da hiperprolactinemia ou, pelo menos, redução da sua dose, se não for possível a sua substituição por outro fármaco.
- Agonistas dopaminérgicos são utilizados como tratamento de primeira escolha para os prolactinomas. Agem diretamente sobre os receptores D2 nos lactotrofos hipofisários, inibindo a secreção de prolactina e reduzindo o volume dos prolactinomas.

Os principais representantes dos agonistas dopaminérgicos são a bromocriptina (Quadro 8.3) e a cabergolina (Quadro 8.4). Revisões sistemáticas indicam que a cabergolina é mais efetiva do que a bromocriptina na redução da prolactina e dos sintomas causados pela hiperprolactinemia, com menores efeitos colaterais.

Após normalização dos níveis de PRL, esta pode ser mensurada anualmente.

Atenção!

Antipsicóticos e antidepressivos são os fármacos que mais constantemente elevam a prolactina. Não se deve usar agonistas dopaminérgicos nessa situação. Recomenda-se acompanhamento multidisciplinar e suporte psiquiátrico.

QUADRO 8.3 ■ Bromocriptina

Farmacocinética: meia-vida curta.
Doses: inicia-se com dose de 1,25 mg, na primeira semana, para minimizar os efeitos colaterais. Após, varia-se entre 2,5 mg e 15 mg, na maioria das vezes não ultrapassando a dose de 7,5 mg, 2 a 3x/dia.
Principais efeitos colaterais: náuseas, vômitos, cefaleia, tontura e hipotensão.
Acompanhamento: repetir a dosagem de PRL após 4-6 semanas e ir aumentando gradualmente até a normalização do valor.
Fármaco de primeira escolha para as pacientes que desejam engravidar.

A manutenção do tratamento medicamentoso deve ser feita por pelo menos dois anos. A finalidade da suspensão é a de avaliar se os níveis normais de prolactina serão mantidos. Manter a dosagem de PRL a cada três meses no primeiro ano de suspensão.

Não há evidências no tratamento de microprolactinomas assintomáticos na

QUADRO 8.4 ■ Cabergolina

Farmacocinética: meia-vida mais longa que a da bromocriptina.
Doses: 0,25-0,5 mg, na primeira semana. Após, 1-2 mg, 1 a 2x/semana, sendo necessárias, algumas vezes, doses acima de 3 mg/semana.
Principais efeitos colaterais: náuseas, vômitos, cefaleia, tontura e hipotensão (maior tolerabilidade do que a bromocriptina).
Acompanhamento: repetir a dosagem de PRL após 4-6 semanas.
Pode evitar indicação cirúrgica em mulheres resistentes ou intolerantes à bromocriptina.

menopausa, já que a finalidade maior do tratamento é reverter o hipogonadismo e garantir a fertilidade. Além disso, os níveis de prolactina tendem a diminuir espontaneamente nessa fase. Faz-se necessário o tratamento de macroprolactinomas para o controle da massa tumoral e dos sintomas.

■ Indicações de tratamento cirúrgico

- Tumores hipofisários resistentes ou intolerantes aos agonistas dopaminérgicos.
- Tumores císticos e complicações tumorais, como apoplexia e fístula do líquido cerebrospinal (LCS).

Quando houver falha no tratamento clínico e cirúrgico, a radioterapia deve ser instituída.

■ Gestação

Estudos demonstraram que não houve aumento significativo do risco de malformações fetais ou complicações obstétricas com o uso de agonistas dopaminérgicos.[1,2]

Nos microprolactinomas, como o risco de crescimento do tumor é pequeno durante a gravidez, o agonista dopaminérgico pode ser suspenso durante esse período, e a paciente deve ser acompanhada apenas clinicamente quanto a sintomas relacionados ao crescimento do tumor, como cefaleia persistente e perda visual.

Os níveis de PRL não são úteis durante a gestação para avaliação do crescimento do tumor, porque existe elevação da PRL também na gestação normal (10 vezes o seu valor, podendo alcançar 300 ng/mL), com pico máximo de elevação com 34 semanas.

Referências

1. Sant'Anna BG, Musolino NRC, Gadelha MR, Marques C, Castro M, Elias PC, et al. A Brazilian multicentre study evaluating pregnancies induced by cabergoline in patients harboring prolactinomas. Pituitary. 2020;23(2):120-8.

2. Glezer A, Bronstein MD. Prolactinomas in pregnancy: considerations before conception and during pregnancy. Pituitary. 2020;23(1):65-9.

Leituras Recomendadas

Brasil. Ministério da Saúde. Portaria nº 1.160, de 18 de novembro de 2015. Brasília: MS; 2015.

Federação Brasileira das Associações de Ginecologia e Obstetrícia. Hiperprolactinemia. In: Federação Brasileira das Associações de Ginecologia e Obstetrícia. Manual de ginecologia endócrina. São Paulo: FEBRASGO; 2015. p. 31-9.

Greenman Y. Prolactinomas and menopause: any changes in management? Pituitary. 2020;23(1):58-64.

Guelho D, Gomes L, Paiva I. Carrilho F. Prolactina e metabolismo: uma perspectiva diferente de uma hormona multifuncional. Rev Port Endoc Diabet Metab. 2016;11(2):268-76.

Levine S, Muneyyirci-Delale O. Stress-induced hyperprolactinemia: pathophysiology and clinical appoach. Obstet Gynecol Int. 2018;2018:9253083.

Wang AT, Mullan RJ, Lane MA, Hazem A, Prasad C, Gathaiya NW, et al. Treatment of hyperprolactinemia: a systematic review and meta-analysis. Syst Rev. 2012;1:33.

9 TUMORES ANEXIAIS

MARCELLA FALCÃO LEAL
MATHEUS VIANA SOARES LIMA

As massas anexiais são processos expansivos que têm origem nos ovários, nas tubas uterinas e estruturas adjacentes, como os ligamentos e as pregas peritoneais.

Acometem mulheres em todas as faixas etárias, e a etiologia varia de acordo com a idade, sendo mais frequentes durante a menacme.

O surgimento de massas anexiais pode dar-se a partir de processos infecciosos, inflamatórios, alterações fisiológicas e neoplasias benignas e malignas.

Em sua maioria, os tumores anexiais são benignos, não provocam sintomas e são achados incidentais dos exames de imagem, os quais têm papel fundamental na propedêutica desses tumores, sua alta sensibilidade faz a taxa de falso-negativos ser pequena, e as pacientes com tumores benignos são submetidas a cirurgias conservadoras ou até à conduta expectante.

O câncer de ovário é a neoplasia ginecológica de pior prognóstico, sendo a principal causa de morte entre os cânceres do trato genital feminino. O diagnóstico geralmente é feito em estadiamentos avançados, e é consenso na literatura que nenhum método de rastreamento se mostrou eficaz; portanto, nenhuma sociedade médica recomenda essa conduta.

Atenção!
No diagnóstico dos tumores anexiais é fundamental diferenciar os benignos dos malignos para a determinação da melhor conduta terapêutica.

Propedêutica

Elementos para estimativa do risco de neoplasia maligna

Anamnese

Na anamnese é importante avaliar, sintomas, idade, antecedentes pessoais e história familiar oncológica. A seguir, mais detalhes sobre cada um dos tópicos:

- **Antecedentes pessoais** considerados fatores para maior risco de câncer de ovário:
  - Menarca precoce.
  - Menopausa tardia.
  - Nuliparidade.
  - Endometriose.
  - Etnia caucasiana.
- **História familiar oncológica:**
  - Fator de risco mais importante a ser investigado.
  - História familiar oncológica positiva para mama ou ovário pode estar relacionada a mutações genéticas, como o gene *BRCA* (10-18% dos casos).
  - Avaliar estudo do painel oncogenético da paciente.
- **Idade:**
  - Em mulheres em idade fértil, os cistos hemorrágicos e simples são os mais comuns e, na sua maioria, não apresentam sinais ou sintomas clínicos importantes.
  - Mulheres acima dos 50 anos são classificadas como de alto risco.
  - Na maioria dos casos, os tumores anexiais em mulheres pós-menopausa são benignos.
  - Há um aumento considerável da incidência de câncer de ovário a partir da sexta década de vida.

- **Sintomatologia:**
  - A maioria das pacientes é assintomática.
  - Os sintomas são inicialmente inespecíficos, como desconforto gastrintestinal, sensação de plenitude, fadiga e perda de peso.
  - Sintomas mais sugestivos aparecem com o avançar da doença: aumento do volume abdominal, alterações dos hábitos intestinais e urinários e dor pélvica.
  - O comportamento dos sintomas é de caráter súbito, persistente e progressivo.

Exame físico

Palpação abdominal e toque vaginal combinado podem evidenciar massa abdominopélvica, ascite, mobilidade reduzida de parede e órgãos, irregularidades texturais e relação anatômica com outros órgãos pélvicos alterada.

Deve-se incluir a palpação das cadeias linfonodais superficiais e avaliação do edema de membros inferiores.

Exame de imagem

A popularização e o baixo custo tornaram a ultrassonografia pélvica transvaginal o exame recomendado na avaliação inicial dos tumores anexiais. No entanto, a sua qualidade depende da experiência do operador, assim como do equipamento.

A ressonância magnética (RM) e a tomografia computadorizada (TC) são ferramentas importantes na propedêutica de cistos complexos, na suspeição de neoplasia maligna, na pesquisa de disseminação de doença, no estadiamento pré-cirúrgico ou quando a ultrassonografia é inconclusiva.

Os principais aspectos sugestivos de neoplasia maligna são:

Septos espessos e irregulares	Componente sólido
Ecogenicidade moderada	Projeções papilares

A imagem com **Doppler** colorido pode mostrar características vasculares importantes, como:

Hipervascularização	Vascularização grosseira
Fluxo de baixa resistência	

Os critérios foram padronizados pelo International Ovarian Tumor Analysis (IOTA) entre lesões benignas, malignas ou inconclusivas, de acordo com os achados da imagem.[1,2] A avaliação da imagem gera um *score* em que se assume risco para neoplasia maligna em porcentagens acima de 10%.

O **Quadro 9.1** sintetiza os aspectos a serem considerados na avaliação de risco em tumores anexiais.

Marcadores tumorais

A glicoproteína transmembrana CA125 está aumentada em 80% dos carcinomas ovarianos. É o melhor marcador na avaliação dos tumores anexiais com boas taxas de sensibilidade, especificidade e valor preditivo negativo.

Doenças benignas e situações fisiológicas como endometriose, período menstrual, gravidez e tuberculose podem elevar a taxa sérica da CA125.

Embora tenha valor questionável isoladamente, pode ser muito útil quando associado a outros elementos na investigação e no seguimento oncológico de pacientes com câncer de ovário.

Deve-se encaminhar para a valiação de serviço especializado em oncologia para pacientes com dosagem sérica de CA125 maior que 200 UI/mL.

Mulheres jovens em que a possibilidade de tumores de células germinativas é maior, solicitar α-fetoproteína, desidrogenase láctica e β-hCG.

Conduta

Apesar de os tumores ovarianos malignos terem aparência predominantemente cística, eles não surgem a partir de cistos de aparência benigna. A **Figura 9.1** apresenta um fluxograma para o acompanhamento de tumores anexiais.

Durante a idade fértil

- Cistos simples ou corpo lúteo menores de 5 cm no maior eixo geralmente se resolvem em alguns ciclos menstruais subsequentes, são fisiológicos e não necessitam de intervenção cirúrgica ou acompanhamento.
- Para cistos simples maiores que 5 cm e menores que 7 cm de diâmetro, o acompanhamento deve ser anual com ultrassonografia.
- Cistos simples com diâmetro superior a 7 cm são eleitos para avaliação com exames de imagem mais detalhados, como RM com contraste, devido à di-

TUMORES ANEXIAIS

QUADRO 9.1 ■ Situações para avaliação de risco em tumores anexiais

	ALTO RISCO	BAIXO RISCO
IDADE	> 50 anos	< 50 anos
SINTOMAS	- Súbitos - Persistentes - Progressivos	- Ausentes
HISTÓRIA FAMILIAR	- Positiva	- Ausente
EXAME FÍSICO	- Tumor endurecido - Grande volume - Mobilidade reduzida - Formato irregular - Presença de ascite	- Tumor amolecido - Pequeno volume - Tumor com mobilidade - Formato regular - Ausência de ascite
ULTRASSONOGRAFIA	- Tumor > 10 cm - Multiloculado - Septos espessos - Componente sólido - Papilas	- Tumor < 10 cm - Unilocular - Septos finos - Homogêneo - Sem papilas

ficuldade técnica da ultrassonografia para avaliar tumores volumosos, ou prosseguem para abordagem cirúrgica. Essa abordagem cirúrgica justifica-se pelo fato de que tumores anexiais com características simples que aumentam consideravelmente de tamanho, ou apresentam persistência ao longo do tempo, dificilmente serão consequência fisiológica da atividade ovariana.

▍Na pós-menopausa

- Cistos simples menores de 1 cm no maior eixo geralmente são fisiológicos e não necessitam de intervenção cirúrgica ou acompanhamento.
- Para cisto simples menor que 5 cm, unilateral, com aspectos morfológicos de benignidade à ultrassonografia, associado a níveis séricos normais de CA125 e paciente assintomática, a conduta expectante pode ser adotada. Reavaliação em três a seis meses.
- Levando em consideração o desejo da paciente e o *status* para uma intervenção cirúrgica, caso o cisto anexial não se altere ou diminua de tamanho e a CA125 se mantenha com níveis normais, essa paciente pode ser dispensada do acompanhamento após 12 meses.
- Em mulheres sintomáticas, ou com cistos persistentes ou complexos, o risco de neoplasia maligna deve ser estimado para orientar em qual serviço de saúde será feita a abordagem cirúrgica.

Considerações para a abordagem cirúrgica

▍Procedimentos minimamente invasivos

Mulheres com tumores anexiais benignos submetidas à laparoscopia tiveram menores taxas de complicações pós-operatórias, o tempo de internamento e o custo foram menores e a queixa de dor foi mais incomum.

O sucesso da cirurgia minimamente invasiva depende da seleção minuciosa das pacientes, do respeito ao preceito oncológico para não disseminação de células neoplásicas, e da retirada do tumor sem extravasamento do seu conteúdo na cavidade abdominal.

A ruptura do tumor anexial pode alterar o estadiamento em caso de neoplasia maligna e consequentemente modificar o tratamento e o prognóstico.

Aspiração por punção transparietal ou transvaginal não é recomendada, exceto em mulheres com neoplasia maligna avançada e não candidatas à cirurgia.

Na presença de grandes massas com componentes sólidos ou multisseptados, não se recomenda a abordagem videolaparoscópica.

■ Biópsia de congelação intraoperatória

A biópsia de congelação tem sensibilidade geral de 90% e especificidade média de 99,5%.

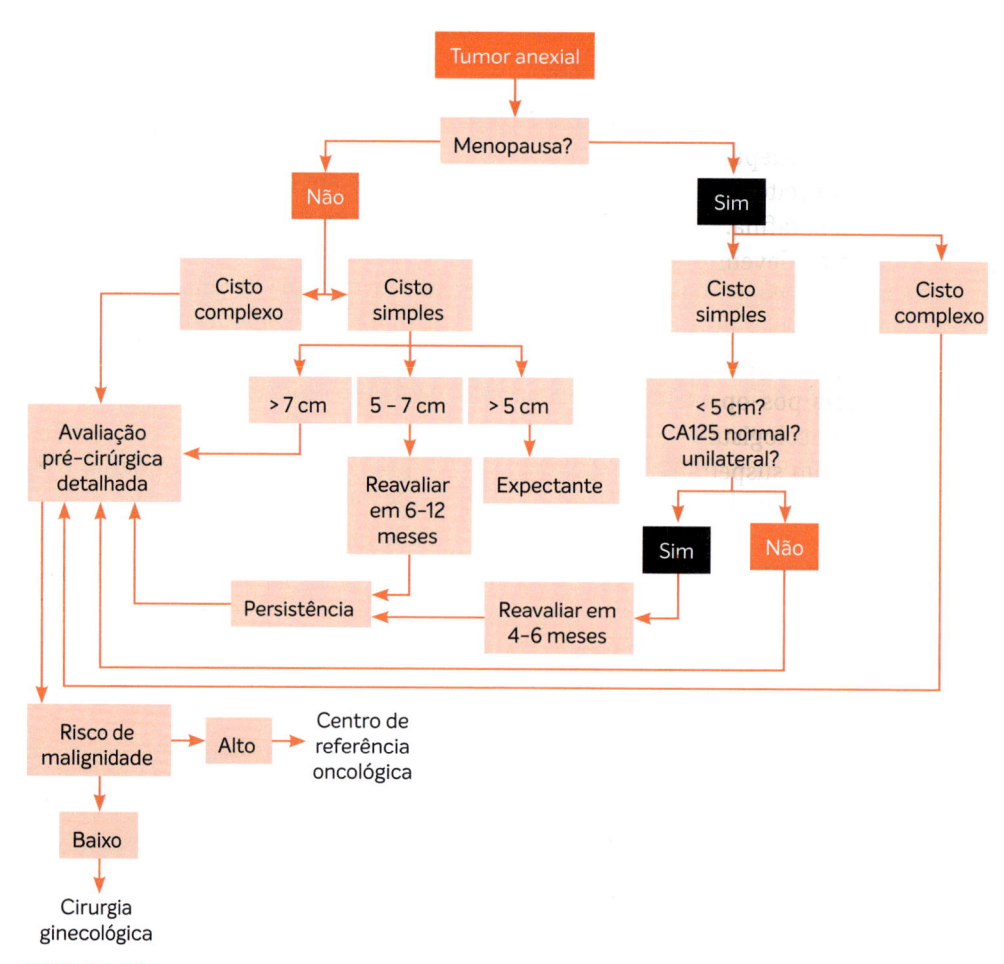

FIGURA 9.1 ■ Fluxograma de acompanhamento para tumores anexiais.

Para resultados de neoplasia benigna ou câncer invasivo, a confirmação com a biópsia definitiva é, em média, de 94% e 99% dos casos, respectivamente.

Para os tumores *borderline*, em média 21% dos diagnósticos finais serão de câncer invasivo. Diante disso, o procedimento deverá ser a retirada do tumor sem ruptura ou extravasamento de conteúdo e o aguardo da biópsia definitiva. Prosseguir para cirurgia complementar em centro oncológico, se necessário.

Achado de neoplasia maligna em paciente de baixo risco

Todas as pacientes devem ser encaminhadas ao serviço de oncologia diante do achado de neoplasia maligna ao estudo histológico, independentemente se o diagnóstico foi feito durante biópsia de congelação ou parafina.

As pacientes devem prosseguir com estadiamento adequado e avaliação de complementação da cirurgia.

Tratamento clínico com quimioterapia ou radioterapia pós-operatório deve ser avaliado pelo oncologista.

Pacientes com suspeita de doença residual deverão passar por avaliação para decidir entre cirurgia citorredutora completa, citorredução de intervalo ou apenas tratamento clínico para tumores irressecáveis.

Considerações finais

- Tumores anexiais incidem em mulheres de todas as idades.
- Os tumores benignos são os mais comuns, e a faixa etária de maior frequência é aquela que abrange a menacme.
- Tumores anexiais malignos são mais comuns na pré-menacme e na pós-menopausa.
- Não se recomenda rastreamento de rotina para câncer de ovário. Nenhum exame mostrou-se eficaz para isso. Considerar salpingectomia durante a abordagem das massas anexiais ou outros procedimentos ginecológicos, quando a prole for definida, como forma de prevenção.
- A diferenciação entre suspeita de benignidade ou neoplasia maligna é feita por meio de anamnese, sintomatologia, idade, antecedentes pessoais, história familiar oncológica, exame físico, características da imagem e marcadores tumorais.
- Nenhum desses métodos tem sensibilidade e especificidade para o diagnóstico de certeza de neoplasia maligna.
- Sua relevância está na triagem de pacientes de baixo risco que podem ser submetidas à conduta expectante ou ao tratamento cirúrgico em hospitais que disponibilizam apenas serviço de ginecologia. As pacientes triadas que apresentem alto risco para neoplasia maligna devem ser encaminhadas a centros de referência em oncologia ginecológica para tratamento especializado.
- Videolaparoscopia com preservação de tecido ovariano deve ser a opção cirúrgica para tumores anexiais benignos.
- O diagnóstico definitivo dos tumores anexiais é dado por estudo histopatológico, e a avaliação pré-cirúrgica não é absoluta.

Referências

1. Barra DA, Jorge NG, Condé EF. Massas anexiais: descrição e interpretação ultrassonográfica por IOTA. Femina. 2021;49(1):6-11
2. Patel M D. Adnexal mass: ultrasound categorization [Internet]. Waltham: UpToDate; 2023 [capturado em 18 jul. 2024]. Disponível em: https://www.uptodate.com/contents/adnexal-mass-ultrasound-categorization.

Leituras Recomendadas

American College of Obstetricians and Gynecologists' Committee on Practice Bulletins Gynecology. Practice Bulletin No. 174: evaluation and management of adnexal masses. Obstet Gynecol. 2016;128(5):e210-26.

Lima RA, Viotti LV, Cândido EB, Silva-Filho AL. Abordagem das massas anexiais com suspeita de câncer de ovário. Femina. 2010;38(6):259-62.

National Comprehensive Cancer Network. Ovarian cancer/fallopian tube cancer/primary peritoneal cancer. Plymouth Meeting: NCCN; 2024.

Royal College of Obstetricians and Gynaecologists. The management ovarian cysts in postmenopausal women. London: RCOG; 2016.

Silva Filho AL, Moretti-Marques R, Carvalho JP. Massa anexial: diagnóstico e manejo. São Paulo: FEBRASGO; 2020.

Woo YL, Kyrgiou M, Bryant A, Everett T, Dickinson HO. Centralisation of services for gynaecological cancers: a Cochrane systematic review. Gynecol Oncol. 2012;126(2):286- 90.

TELMA CURSINO
CINTHIA MARIA DE OLIVEIRA LIMA KOMURO

10

SANGRAMENTO UTERINO ANORMAL

O sangramento uterino anormal (SUA) engloba uma gama de irregularidades menstruais que envolvem alterações na frequência, na regularidade, na duração e no volume do fluxo.

Cerca de um terço das mulheres apresentarão SUA durante suas vidas, mais comumente nos períodos de menarca e menopausa.

Parâmetros para avaliação

Os parâmetros para avaliação são:

- Intervalo entre os ciclos (normal entre 24 e 38 dias).
- Duração e volume sanguíneo perdido:
    - São consideradas normais as perdas entre 7 e 9 dias.
    - O volume menstrual considerado normal é de 5 a 80 mm por ciclo.

O **Quadro 10.1** resume os parâmetros para avaliação do SUA.

> O SUA tem grande importância, uma vez que envolve absenteísmo ao trabalho, alterações sociais e psicológicas, mudança da qualidade de vida resultante de condições relacionadas à dor e ao sangramento e, muitas vezes, ao tratamento cirúrgico.

Classificação

Para padronizar a terminologia relacionada ao SUA e permitir maior facilidade para o manejo de pacientes, foi proposta uma classificação baseada nas suas causas. Essa classificação é conhecida como

QUADRO 10.1 ■ Parâmetros para avaliação do sangramento uterino anormal

PARÂMETRO	NORMAL	ANORMAL
Frequência (intervalo entre os ciclos)	24–38 dias	Infrequente: > 38 dias Frequente: ≤ 24
Duração	≤ 8 dias	Prolongada: > 8 dias
Regularidade (variação entre menor e maior ciclo)	Regular: ≤ 7 dias	Irregular: ≥ 8 dias
Volume (definição da paciente)	Normal	Discreto ou intenso
Sangramento intermenstrual	Ausente	Cíclico ou aleatório

Fonte: Elaborado com base em Munro e colaboradores.[1]

o acrônimo "PALM COEIN" (**Figura 10.1**), permite comparações de dados da literatura e inclui causas estruturais e não estruturais do SUA.

Avaliação diagnóstica

No SUA, por vezes, as medidas terapêuticas se impõem antes mesmo da precisão diagnóstica com objetivo de coibir o sangramento (situações emergenciais). Dessa forma, posterga-se o diagnóstico para após o controle do sangramento e a estabilização hemodinâmica.

São fundamentais:

- **Anamnese** – Esclarece as condições do sangramento, a alteração das funções vitais e o comprometimento da condição clínica.
- **Exame físico completo e detalhado** – Inclui a avaliação de toda a área geniturinária. Deve-se excluir sangramento proveniente das neoplasias do colo do útero e da vagina, da uretra e do ânus.
- **Exame pélvico detalhado** – Elucida as características do útero e dos ovários.

O grupo HELP (Heavy Menstrual Bleeding: Evidence-Based Learning for Best Practice) propôs duas perguntas-chave

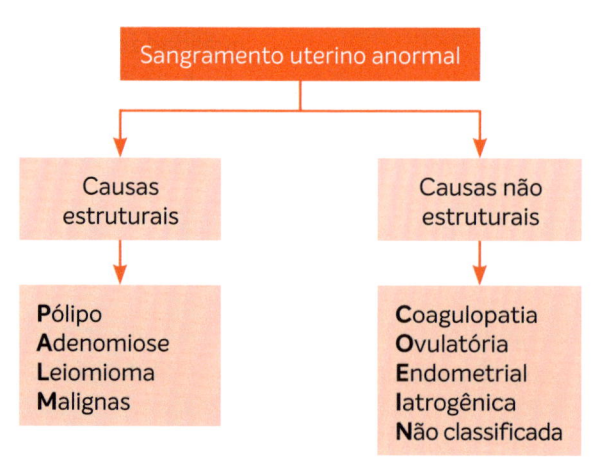

```
Sangramento uterino anormal
├── Causas estruturais
│     Pólipo
│     Adenomiose
│     Leiomioma
│     Malignas
└── Causas não estruturais
      Coagulopatia
      Ovulatória
      Endometrial
      Iatrogênica
      Não classificada
```

FIGURA 10.1 ■ Classificação do sangramento uterino anormal de acordo com a Federação Internacional de Ginecologia e Obstetrícia.
Fonte: Elaborada com base em Munro e colaboradores.[1]

para investigar cada aspecto,[2] conforme ilustrado no **Quadro 10.2**.

Entre os exames, destacam-se:

- Avaliação de hematimetria, coagulação, função renal e hepática na dependência da condição clínica.
- **Ultrassonografia (US) transvaginal** – Constitui a primeira linha propedêutica para identificação de anomalias estruturais. É segura, barata e tem uma grande sensibilidade no diagnóstico das anomalias uterinas. Pode haver ainda a combinação com infusão de solução salina (histerossonografia), que possibilita o estudo da cavidade uterina.
- **Biópsia de endométrio** – Deve ser realizada por aspiração ambulatorial ou por curetagem uterina fracionada (CUF) quando precisa de investigação endometrial.
- **Histeroscopia com biópsia dirigida** – Permite a visualização direta da cavidade uterina e é um método mais eficiente do que a dilatação e curetagem com biópsia.
- **Ressonância magnética** – Particularmente eficaz no diagnóstico de adenomiose.

Embora a histeroscopia diagnóstica seja o método mais preciso no diagnóstico do SUA, por também permitir a execução de biópsia dirigida, sua execução não é possível de forma rotineira em razão do alto custo e da disponibilidade limitada. Dessa forma, no Centro de Atenção à Mulher (CAM) do IMIP, foi desenvolvido um fluxograma para dar celeridade ao diagnóstico, o qual pode ser visto na **Figura 10.2**.

Tratamento

O tratamento pode ser medicamentoso ou cirúrgico e é orientado de acordo com as características do sangramento.

O objetivo do tratamento é o de coibir o sangramento agudo e prevenir ou reduzir recidivas, além de instituir as medidas gerais para recuperação da condição hemodinâmica da paciente.

QUADRO 10.2 ■ Perguntas-chave propostas pelo grupo HELP para determinação clínica do impacto do sangramento uterino anormal

ASPECTO INVESTIGADO*	PERGUNTAS-CHAVE
Como o sangramento menstrual afeta sua vida diária?	1. Você tem que organizar suas atividades sociais fora do período menstrual? 2. Você se preocupa em ter algum acidente relacionado ao sangramento?
Como você é afetada fisicamente?	1. Você apresenta perda de grandes coágulos durante a menstruação? 2. Alguma vez você se sentiu fraca ou com falta de ar durante a menstruação?
Quando você sangra?	1. Você acorda durante a noite para a troca de absorventes? 2. Durante os dias de maior sangramento, alguma vez você apresentou transbordamento do absorvente interno ou externo em menos de 2 horas?

*O relato da paciente a respeito do volume da perda menstrual já determina o início da investigação.

Fluxograma

```
                        Sangramento uterino
                    /                          \
            Pré-menopausa                  Pós-menopausa
                 |                               |
           US transvaginal                 US transvaginal
         /       |        \                   /         \
   Sem lesão  Pólipo    Mioma          Espessura      Pólipo
   estrutural endometrial intracavitário endometrial
      /    \                              /      \
  ≥45 anos  <45 anos                   <4 mm    ≥4
  ou fator  sem fator                   /    \
  de risco* de risco*             Sangramento Sangramento
              |                    discreto   importante†
             TTO                      |
           clínico                Seguimento
              |                   ambulatorial
         Sangramento
         persistente
              |
        CUF ou biópsia          CUF ou biópsia      TH ou tamoxifeno
              |                 ambulatorial‡              |
        Inconclusiva/                 |              CUF ou biópsia
        sangramento persistente  Inconclusiva/       ambulatorial‡
                                 sangramento               |
                                 persistente         Inconclusiva/
                                                     sangramento
                                                     persistente
                        
                        Histeroscopia
```

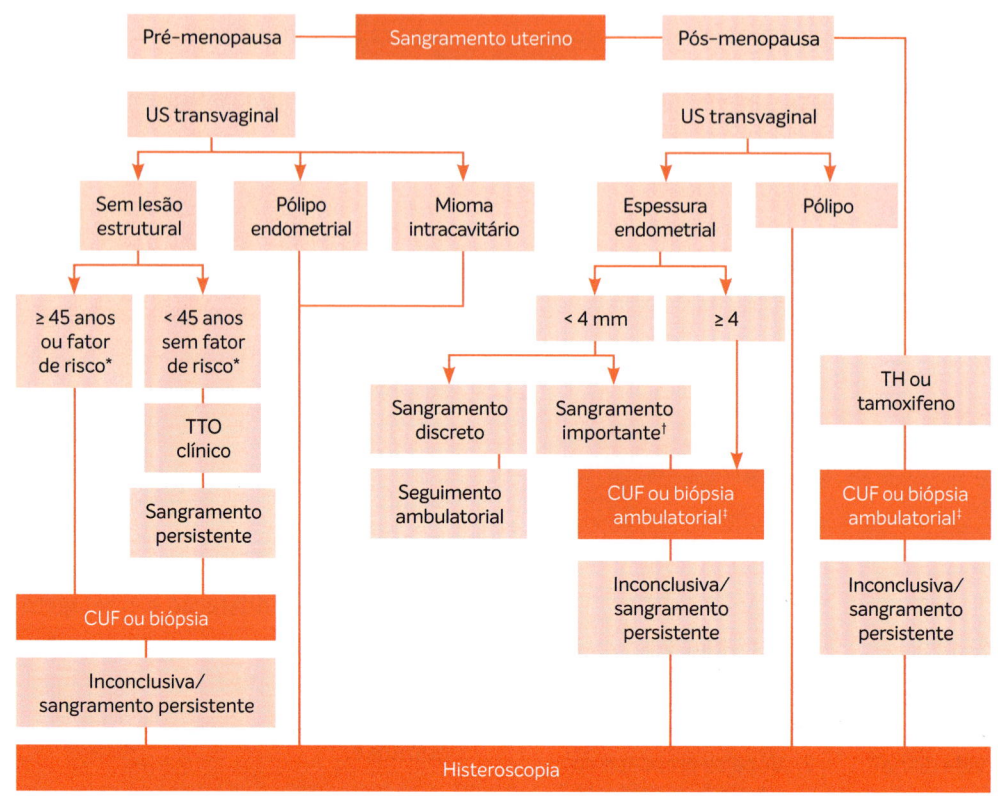

FIGURA 10.2 ■ Fluxograma de atendimento às mulheres com sangramento uterino anormal utilizado no ambulatório do Centro de Atenção à Mulher do IMIP.

*Fatores de risco: obesidade, diabetes, uso de tamoxifeno, síndrome de anovulação crônica.
†Sangramento persistente ou volumoso: a CUF já tem função hemostática.
‡Se o resultado do exame histopatológico evidenciar neoplasia maligna: seguir protocolo específico.
CUF, curetagem uterina fracionada; TH, terapia hormonal; TTO, tratamento.

A correção de anemia por hemotransfusão e/ou reposição de ferro pode ser indicativo da necessidade de tratamento cirúrgico.

O **Quadro 10.3** apresenta as opções medicamentosas para o tratamento de SUA.

O tratamento cirúrgico se concentra nas causas estruturais ("PALM") do SUA e está relacionado à intensidade da queixa da paciente, ao desejo reprodutivo, ao índice de falha do tratamento clínico e à decisão da paciente. No **Quadro 10.4**, apresentamos a proposta cirúrgica relacionada com as causas do sangramento.

Atenção!

No âmbito do Sistema Único de Saúde, a primeira opção de tratamento do SUA deve ser a que está disponível na rede básica de saúde e nos serviços de urgência. As medicações de mais alto custo se destinam às pacientes que apresentam contraindicação para utilização dos anticoncepcionais hormonais combinados orais.

QUADRO 10.3 ■ Opções para tratamento clínico do sangramento uterino anormal

MEDICAÇÃO	REGIME AGUDO/CRÔNICO	EFICIÊNCIA
AHCO*	**Agudo:** etinilestradiol, 30-35 mcg, 1 comp., VO, 3x/dia, por 7 dias; desmame paulatino (reduzir 1 comp. por dia a cada 3 dias até chegar a 1 comp/dia); manter por 3-4 semanas. **Crônico:** manter VO ou à escolha da paciente e conforme indicações.	Alta
Progesterona oral	**Agudo:** acetato de medroxiprogesterona, 20 mg, 2 comp., 3x/dia, por 7 dias. **Crônico:** acetato de medroxiprogesterona, 10 mg, 1 comp/dia. Acetato de noretisterona, 1 comp/dia. Progesterona micronizada, 200-400 mcg, 1x/dia.	Alta
Endoceptivo (dispositivo intrauterino de levonorgestrel)	Nos casos de adenomiose, miomatose uterina (volume uterino < 300 cm^3) e SUA após investigação negativa para câncer, anemia e/ou necessidade de hemotransfusão (Protocolo da SES-PE; DIU hormonal), vide referência.*	Alta
Acetato de medroxiprogesterona, 150 mg	**Crônico:** acetato de medroxiprogesterona, 150 mg, 1 ampola, IM, a cada 12 semanas.	Baixa/moderada
Análogos do GnRH[†]	**Crônico:** acetato de leuprorrelina ou gosserrelina.	Alta
AINEs	**Crônico:** ibuprofeno, 600-800 mg, 3x/dia, ou ácido mefenâmico, 500 mg, 3x/dia.	Moderada
Ácido tranexâmico	**Crônico:** Transamin®, 250 mg-1 g, 4 ampolas em 100 mL de soro em 10 min, 3x/dia, por até 5 dias, e máximo de 4 g/dia.	Alta

*Avaliar critérios de elegibilidade para uso e contraindicações.
[†]Utilizado no preparo para histeroscopia cirúrgica.

AHCO, anticoncepcionais hormonais orais combinados; AINEs, anti-inflamatórios não esteroides; IM, intramuscular; GnRH, hormônio liberador de gonadotrofina; VO, via oral.

QUADRO 10.4 ■ Propostas cirúrgicas relacionadas com as causas do sangramento

CAUSAS*	PROPOSTAS
Pólipo	• Histeroscopia cirúrgica
Adenomiose	• Ablação de endométrio • Histerectomia vaginal sem prolapso, laparotômica ou laparoscópica
Leiomioma	• Miomectomia histeroscópica, laparoscópica ou laparotômica, de acordo com localização e classificação do mioma • Histerectomia por via abdominal, vaginal e laparoscópica
Hiperplasia	• Tratamento cirúrgico indicado nas hiperplasias com atipia ou na persistência da hiperplasia após o tratamento clínico
Neoplasia **m**aligna	• Tratamento cirúrgico será definido de acordo com o tipo do tumor e do estadiamento

*A associação de doenças pode modificar a indicação cirúrgica.

Referências

1. Munro MG, Critchley HOD, Fraser IS. The two FIGO systems for normal and abnormal uterine bleeding symptoms and classification of causes of abnormal uterine bleeding in the reproductive years: 2018 revisions. Int J Gynaecol Obstet. 2018;143(3):393-408.
2. National Institute for Health and Care Excellence. Heavy menstrual bleeding: assessment and management. London: NICE; 2018.

Leituras Recomendadas

Bradley LD, Gueye NA. The medical management of abnormal uterine bleeding in reproductive-aged women. Am J Obstet Gynecol. 2016;214(1):31-44.

Clarke MA, Long BJ, Del Mar Morillo A, Arbyn M, Bakkum-Gamez JN, Wentzensen N. Association of Endometrial Cancer risk with postmenopausal bleeding in women: a systematic review and meta-analysis. JAMA Intern Med. 2018;178(9):1210-22.

Kaunitz AM, McCullough DC, Burnett EH. Medical management of abnormal uterine bleeding in reproductive-age women. OBG Manag. 2019;31(11):30-6.

Khafaga A, Goldstein SR. Abnormal uterine bleeding. Obstet Gynecol Clin N Am. 2019;46(4):595-605.

Lethaby A, Wise MR, Weterings MA, Bofill Rodriguez M, Brown J. Combined hormonal contraceptives for heavy menstrual bleeding. Cochrane Database Syst Rev. 2019;2(2):CD000154.

Munro MG, Critchley HOD, Broder MS, Fraser IS. FIGO classification system (PALM-COEIN) for causes of abnormal uterine bleeding in nongravid women of reproductive age. Int J Gynaecol Obstet. 2011;113(1):3-13.

Pernambuco. Secretaria Estadual de Saúde. Nota técnica nº 23/2021. Ampliação da oferta do sistema intrauterino liberador de levonorgestrel - (SIU-LNG). Recife: SES; 2021.

SANDRA DE ANDRADE HERACLIO

11

DOENÇAS DA VULVA

O interesse pelas doenças da vulva aumentou significativamente nas últimas décadas. Elas apresentam interface com várias especialidades, incluindo ginecologia, dermatologia, medicina geniturinária e anatomopatologia. Tais áreas envolvidas refletem a complexidade das doenças vulvares e a necessidade de uma abordagem multidisciplinar. Contudo, a quase totalidade das mulheres com distúrbios vulvares se reporta ao ginecologista.

Anatomia vulvar normal

Vulva é o termo utilizado para descrever o órgão genital externo feminino. É composta por monte pubiano, grandes e pequenos lábios, vestíbulo e clitóris (**Figura 11.1**). A vulva é complexa em sua estrutura e apresenta diferentes tipos de pele. Sua aparência se modifica ao longo do ciclo de vida feminino.

Variações anatômicas

As variações anatômicas da vulva frequentemente podem ser confundidas com doenças. Entre as mais frequentes, estão a hiperplasia de glândulas sebáceas e a papilomatose vulvar.

- **Hiperplasia de glândulas sebáceas** – É uma condição comum e benigna das glândulas sebáceas de adultos de meia-idade ou até mais velhos. São características das lesões serem únicas ou múltiplas, manifestarem-se como pequenas pápulas amareladas ou coincidentes com a cor da pele, variando de 2 a 9 mm de diâmetro, localizadas na face medial dos pequenos lábios. Raramente podem confluir ou ser confundidas com neoplasia. A tranquilização da paciente é importante para evitar tratamentos desnecessários.
- **Papilomatose vulvar** – É um espessamento papilar do epitélio labial

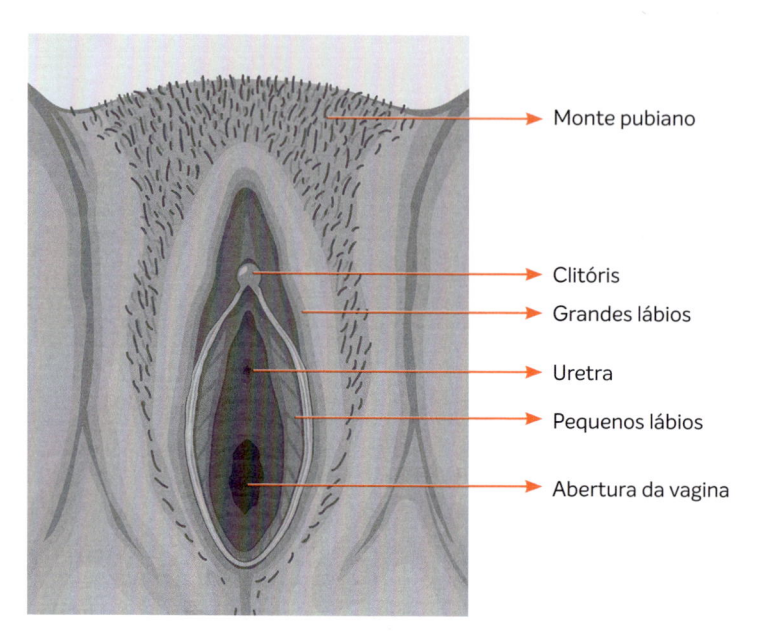

FIGURA 11.1 ■ Vulva.
Fonte: Shutterstock.

(**Figura 11.2**). As papilas são projeções tubulares ou ligeiramente filiformes, simétricas, macias e completamente assintomáticas. Com frequência são confundidas com a infecção pelo papilomavírus humano (HPV, do inglês *human papiloma virus*). Entretanto, na infecção pelo HPV, as papilas são assimétricas, firmes, de coloração avermelhada ou coincidem com a cor da pele.

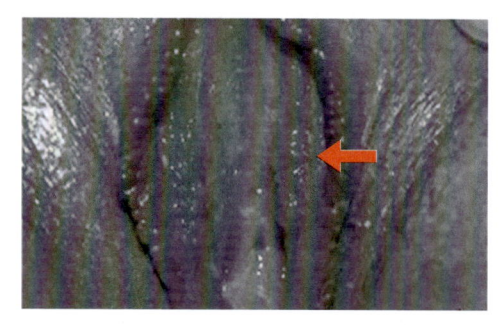

FIGURA 11.2 ■ Papilomatose vulvar.
Fonte: Ozkur e colaboradores.[1] *Veja imagem em cores no Apêndice, ao final deste livro.*

Anamnese, exame físico e procedimentos complementares

■ Anamnese

Uma anamnese bem estruturada é indispensável para a mulher com doença vulvar. O registro cronológico dos sintomas/sinais e a resposta aos tratamentos prévios são fundamentais para a elaboração de uma adequada hipótese diagnóstica.

O histórico menstrual e sexual, o eventual uso de medicações e as práticas de higiene devem ser registrados.

Os principais sintomas das doenças da vulva são o prurido e a dor, isoladamente ou associados. Deve-se observar a relação desses sintomas com o ciclo menstrual, medidas que aliviam ou pioram, a localização e a tendência de recidivas.

> **Atenção!**
>
> Práticas de higiene excessiva por meio do uso de lenços umedecidos, produtos cáusticos ou perfumados podem resultar em acentuada irritação da pele.

■ Exame físico

O exame ginecológico deve ser completo: as referências anatômicas e eventuais alterações devem ser anotadas. Examinar outras partes do corpo, como cavidade oral, nos casos de suspeita de líquen plano, cotovelos e joelhos quando a hipótese diagnóstica for psoríase, investigar a presença de onicomicose nas candidíases de repetição, etc.

Os principais sinais das doenças vulvares são eritema, manchas (vermelhas, hipocrômicas, hipercrômicas), pápulas, placas, liquenificação, cistos, nódulos, erosões, ulcerações e tumores.

É imperativa uma boa iluminação para o exame macroscópico da vulva. O uso do colposcópio para estudo detalhado deve ser indicado quando necessário.

■ Vulvoscopia

É o estudo sistematizado da vulva por meio do colposcópio (com diferentes aumentos) sem e com solução de ácido acético a 5%.

- **Indicação** – Quando houver dúvida quanto ao diagnóstico ou para rastreio das infecções subclínicas do HPV em mulheres com lesões induzidas por HPV no colo do útero e/ou vagina, ou após tratamento das verrugas anogenitais.
- **Objetivo do exame** – A vulvoscopia deve estudar o aspecto da superfície, a cor e as bordas da lesão, eventual presença de vasos e suas características, corroborando um diagnóstico ou direcionando a biópsia para a área de melhor representação da doença.

■ Biópsia diagnóstica

Ver Capítulo 19, Cirurgia ambulatorial.

Hemostasia

As áreas biopsiadas com pinça, em geral, apresentam discreto sangramento, que cessa após compressão com gaze. Quando a área biopsiada tem sangramento em maior quantidade, pode ser necessário o uso de solução hemostática de percloreto férrico 80% em gel ou sutura hemostática com fio de sutura absorvível.

> **Importante**
>
> Quando a lesão for única e, por exemplo, houver a suspeita de melanoma, a biópsia deve ser realizada com bisturi por meio de uma incisão em losango que compreenda também parte de tecido normal e fina camada do tecido subcutâneo. Para melhor resultado estético, é recomendável que o eixo maior da elipse tenha uma direção anteroposterior, quando realizada nos grandes e pequenos lábios, e horizontal se realizada no corpo perineal.

Principais diagnósticos

■ Dermatites vulvares

Prurido ou coceira é uma queixa vulvar comum, muitas vezes tratada empiricamente como infecção por fungos. Dermatite atópica, dermatite de contato irritante e dermatite alérgica de contato são causas não infecciosas extremamente comuns de prurido vulvar que, com frequência, são subdiagnosticadas por não dermatologistas.

■ Candidíase vulvar

É uma manifestação externa geralmente associada à infecção vaginal por *Candida albicans*, mas também pode ser ocasionada por *Candida glabrata* e outras espécies (**Figura 11.3**).

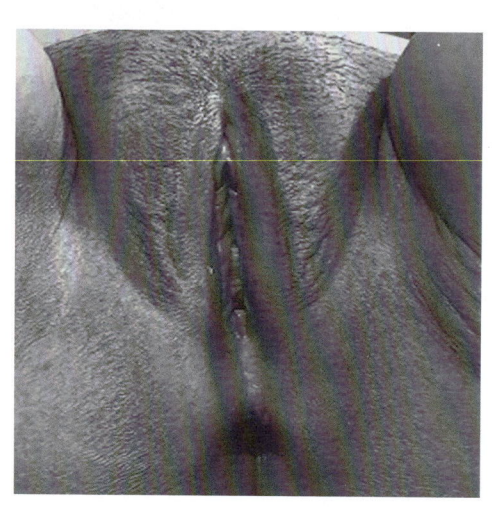

FIGURA 11.3 ■ Candidíase vulvar.
Veja imagem em cores no Apêndice, ao final deste livro.

Fatores de risco

Pacientes imunossuprimidas, diabéticas (especialmente quando o diabetes não estiver controlado), após o uso de antimicrobianos sistêmicos (altera a microbiota normal e permite o supercrescimento de espécies de *Candida*).

Sinais e sintomas

São comuns prurido vulvar intenso, associado ou não a corrimento vaginal, mancha ou placa, hipocrômicas vermelhas ou hipercrômicas, margens irregulares com erosões superficiais, com descamação (mais bem visualizada com luz natural) e áreas satélites na periferia.

Diagnóstico

Eminentemente clínico, baseado na história e no exame físico. Exames complementares, como teste micológico direto da lesão, glicemia e sorologia para HIV, podem ser solicitados para os casos de falha terapêutica ou recidivas frequentes.

Tratamento

Sempre deve incluir orientações para evitar fatores irritantes, como o uso de roupas apertadas, roupas íntimas de tecido sintético e raspagem ou depilação dos pelos. A abordagem terapêutica medicamentosa já foi descrita no Capítulo 4, sobre as vulvovaginites, de acordo com o Protocolo Clínico e Diretrizes Terapêuticas para Atenção Integral às Pessoas com Infecções Sexualmente Transmissíveis (IST), publicado em 2022 pelo Ministério da Saúde.[2]

■ Dermatite atópica

A dermatite atópica (eczema) é uma condição inflamatória crônica e comum da pele, caracterizada pela presença de manchas vermelhas, prurido grave (característica mais frequente) e placas finas na pele. Os sintomas podem piorar à noite e se agravar com o suor.

Resulta de uma interação de fatores hereditários (genéticos) e ambientais, incluindo um defeito na função de barreira, que deixa a pele mais suscetível à irritação.

Fatores de risco

História pessoal ou familiar de rinite alérgica (febre do feno), asma e/ou dermatite atópica, também conhecida como tríade atópica. A pele da vulva é particularmente propensa à disfunção da barreira pela irritação causada por suor, urina e/ou fezes, uso de produtos irritantes e/ou alergênicos, incluindo lenços umedecidos, lubrificantes, produtos de higiene, absorventes, tampões, lavagem excessiva, preservativos e calças justas.

Sinais e sintomas

Na forma aguda, apresenta-se como edema eritematoso pouco demarcado de placas com vesículas. Na forma subaguda, como manchas ou placas eritematosas. Cronicamente, como marcações acentuadas na pele ou como placa liquenificada espessada.

Diagnóstico

Realizado diante da combinação de uma história de prurido e arranhões, acompanhado de achados clínicos típicos. Pode ser necessária biópsia em casos duvidosos.

Diagnóstico diferencial

Especialmente com candidíase ou dermatofitose.

Tratamento

O aconselhamento da paciente sobre a natureza crônica da dermatite atópica e seu manejo é fundamental (o controle dos sintomas é o principal objetivo, e não a cura). O tratamento é fundamentalmente caracterizado por:

- Eliminar a exposição a irritantes e alérgenos.
- Controlar o prurido.
- Reparar a função de barreira.
- Aplicar agentes anti-inflamatórios tópicos.
- Evitar a exposição a substâncias irritantes, especialmente lavagem excessiva, lubrificantes, produtos tópicos de higiene, forros de calcinha, almofadas desodorizadas, urina, fezes e excesso de transpiração.
- As opções farmacológicas para o tratamento são:
  - **Sedativos anti-histamínicos H1** – Utilizados para o controle do prurido, principalmente à noite. Agentes como a hidroxizina são recomendados em doses de 10 a 25 mg, 1x/dia. Os efeitos colaterais mais comuns são tontura e sonolência. Outra opção é a doxepina, um antidepressivo tricíclico, em doses de 10 a 30 mg, ao deitar.
  - **Vaselina tópica ou óxido de zinco (pomada)** – 2 ou 3x/dia, com o objetivo de reparar a disfunção da barreira cutânea (pele seca, escamosa e com prurido agrava a dermatite).
  - **Anti-inflamatórios tópicos** – São a base do tratamento do eczema. Quanto mais liquenificação ou espessamento epidérmico estiver

> **Importante**
>
> Se a paciente não melhorar após a implementação do plano de manejo indicado, uma biópsia deve ser seriamente considerada, principalmente para descartar um diagnóstico alternativo de neoplasia maligna.

presente no exame, maior a potência dos corticosteroides tópicos que serão necessários para controlar a doença.

Quando a liquenificação não está presente, um corticosteroide tópico de potência leve a moderada é muitas vezes suficiente. Por exemplo, pomada de triancinolona a 0,1%.

Dermatite de contato irritante e alérgica

A dermatite de contato é um distúrbio inflamatório causado pela exposição a um agente que atua como irritante direto (dermatite de contato irritante) ou como antígeno provocando uma reação imune (dermatite alérgica de contato). Ambos os tipos são comuns em adultos.

Queimação ou irritação é mais comumente associada a uma dermatite de contato irritante, e coceira é mais comumente associada a uma dermatite alérgica de contato, embora possa haver sobreposição na apresentação dos sintomas.

A dermatite de contato irritante resulta de um efeito tóxico local da aplicação de um irritante à pele. Considerando o contato irritante, a dermatite evolui muito rapidamente, em minutos a algumas horas. A forma alérgica leva mais tempo para se desenvolver, geralmente de 24 a 48 horas.

Existem evidências científicas indicando que a pele vulvar demonstra mais reatividade a irritantes químicos que a pele exposta em outras regiões do corpo. Além disso, a vulva é um local de potencial atrito devido à atividade sexual e à maceração de secreções corporais, como urina, fezes e corrimento vaginal e baixo estrogênio. Todas essas situações degradam a função de barreira.

Uma avaliação médica da dermatite de contato requer:

- Uma história clínica completa.
- Alto nível de suspeita de um possível irritante e/ou alérgeno.
- Capacidade de executar e interpretar um resultado apropriado do teste de adesivo, se houver suspeita de dermatite alérgica de contato.

Exame físico

Pode ser desafiador distinguir dermatite alérgica de contato de dermatite irritativa de contato e dermatite atópica, principalmente em casos crônicos. O achado na dermatite de contato é pele seca, vermelha e áspera. Fissuras podem se formar, e geralmente há pouca coceira, com mais sensação de dor e queimação. A área é bem demarcada e corresponde à área de contato (**Figura 11.4**).

Uma biópsia pode ser útil para excluir outras doenças se um diagnóstico não puder ser alcançado com base apenas na história e no exame físico.

Tratamento

Semelhante ao da dermatite atópica.

DOENÇAS DA VULVA

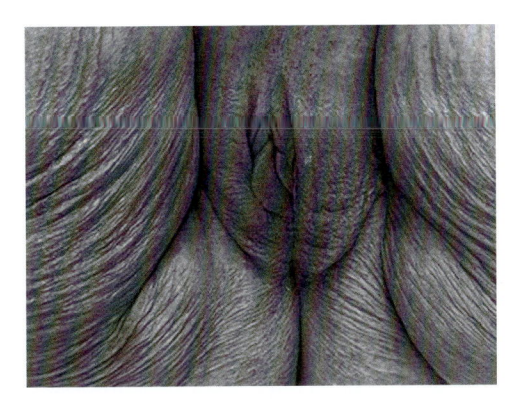

FIGURA 11.4 ■ Dermatite de contato irritante.
Veja imagem em cores no Apêndice, ao final deste livro.

Principais infecções da vulva associadas a úlceras

As úlceras são formadas após a perda completa da cobertura epidérmica, com exposição da derme. Com frequência, estão associadas às infecções sexualmente transmissíveis (ISTs), sobretudo na população sexualmente ativa. Entretanto, infecções inespecíficas, reações desencadeadas por uso de medicamentos e doenças autoimunes podem se associar às úlceras vulvares. As úlceras podem se apresentar de forma isolada ou múltipla, precedidas ou não por vesículas ou pústulas, associadas ou não a dor, queimor, prurido, drenagem de material mucopurulento e linfadenopatia regional. Os aspectos clínicos das úlceras genitais são bastante diversos e têm baixo poder preditivo para o agente etiológico.

■ Infecção pelo herpes-vírus simples

O herpes-vírus simples (HVS) é um DNA-vírus que pertence à família Herpesviridae, da qual fazem parte o citomegalovírus (CMV), o varicela-zóster e o Epstein-Barr. Existem dois tipos de HVS, os tipos I e II; ambos originam infecções crônicas de elevada prevalência na população. São identificadas duas fases da infecção pelo HVS: a primoinfecção e a infecção recorrente.

Primoinfecção

- As infecções primárias por HVS-I e HVS-II são, em boa parte das vezes, assintomáticas. No entanto, em um subconjunto de mulheres, de três a sete dias após a exposição, inicia-se uma fase prodrômica, com mal-estar, febre, anorexia, dor vulvar, sensibilidade, ardor e formigamento.

- Logo depois, vesículas e/ou pústulas dolorosas múltiplas agrupadas progridem rapidamente em erosões e ulcerações vistas na área vulvar (**Figura 11.5**). As lesões geralmente se estendem à vagina e ao colo do útero, se associam à disúria grave e à linfadenopatia inguinal. Quando não tratada, uma cura espontânea gradual é a regra, mas pode levar de quatro a seis semanas para remissão.

Infecção recorrente

Está significativamente associada à menor morbidade do que a primoinfecção, com menos mal-estar e poucas erosões vulvares dolorosas. Com frequência ocorre no mesmo local, e a cura espontânea ocorre em sete a dez dias.

O diagnóstico é eminentemente clínico, dispensando o estudo colposcópico das lesões. O diagnóstico por meio da abordagem sindrômica permite instituir o tratamento imediato visando a tratar IST, aliviar os sintomas e prevenir a transmissão (**Quadro 11.1**). A terapêutica mais eficaz é a administração oral dos antivirais.

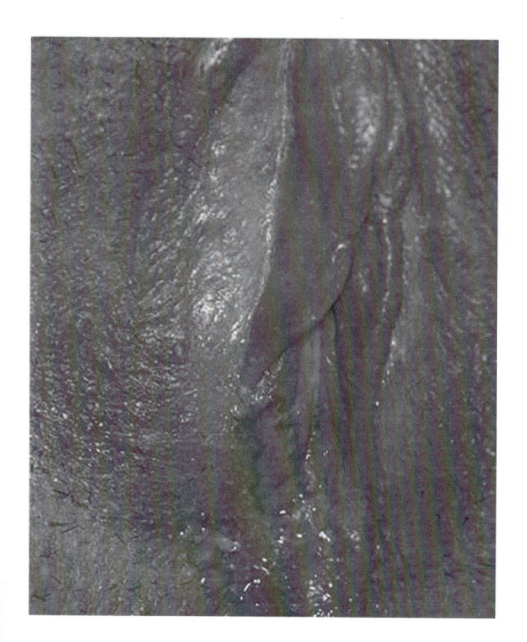

FIGURA 11.5 ■ Herpes vulvar.
Veja imagem em cores no Apêndice, ao final deste livro.

■ Sífilis

A sífilis é causada pela transmissão sexual do *Treponema pallidum*. Cerca de três a quatro semanas após a relação sexual ou o contato orogenital com um parceiro infectado, uma única úlcera (cancro duro) se desenvolve na área vulvar, mais comumente na comissura posterior (sífilis primária).

O cancro duro aparece como uma úlcera endurecida, escavada, indolor, com bordas elevadas. A úlcera se resolve sem cicatrizes após duas a quatro semanas. A linfadenopatia unilateral inguinal é frequente. Na sífilis secundária, oito a doze semanas após a transmissão, desenvolvem-se na vulva e na região perianal pápulas úmidas exulceradas, os chamados condilomas planos (**Figura 11.6**), geralmente acompanhados por erupção macular generalizada que afeta também as palmas das mãos e as solas dos pés, associadas a febre e mal-estar.

Para o diagnóstico, pode-se utilizar a abordagem sindrômica e laboratorial. Os testes sorológicos treponêmicos (teste de anticorpos treponêmicos fluorescentes com absorção [FTA-ABS, do inglês *fluorescent treponemal antibody absorption test*]) e não treponêmicos (VDRL, do inglês *Venereal disease research laboratory*) são usuais, mas a detecção de *T. pallidum* em microscopia de campo escuro ou por análise de reação em cadeia da polimerase (PCR, do inglês *polymerase chain reaction*) de exsudato da úlcera ou condiloma plano, quando possível, pode ser utilizada. Ocasionalmente, o cancro duro imita um carcinoma. Nesses casos, o diagnóstico diferencial realiza-se por meio da biópsia com estudo histopatológico.

A abordagem terapêutica medicamentosa (**Quadro 11.2**) segue o Protocolo Clínico e Diretrizes Terapêuticas para Atenção Integral às Pessoas com Infecções Sexualmente Transmissíveis (IST), publicado em 2022 pelo Ministério da Saúde.[2]

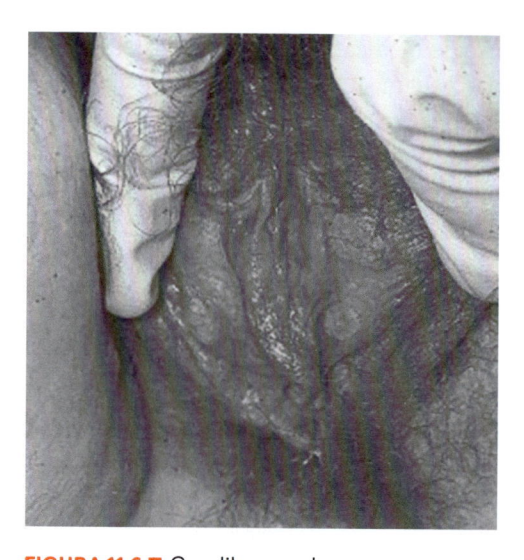

FIGURA 11.6 ■ Condilomas planos.
Fonte: Goh.[3] *Veja imagem em cores no Apêndice, ao final deste livro.*

DOENÇAS DA VULVA

QUADRO 11.1 ■ Tratamento de herpes genital

CONDIÇÃO CLÍNICA	TRATAMENTO	COMENTÁRIOS
Primeiro episódio	Aciclovir, 200 mg, 2 cp, VO, 3x/dia, por 7 a 10 dias OU Aciclovir, 200 mg, 1 cp, VO, 5x/dia (7h, 11h, 15h, 19h, 23h), por 7 a 10 dias	Iniciar o tratamento o mais precocemente possível. O tratamento pode ser prolongado se a cicatrização estiver incompleta após 10 dias de terapia.
Recidiva	Aciclovir, 200 mg, 2 cp, VO, 3x/dia, por 5 dias OU Aciclovir, 200 mg, 4 cp, VO, 2x/dia, por 5 dias	O tratamento deve ser iniciado preferencialmente no período prodrômico (aumento de sensibilidade local, ardor, dor, prurido e hiperemia da região genital).
Supressão de herpes genital (6 ou mais episódios/ano)	Aciclovir, 200 mg, 2 cp, VO, 2x/dia, por até 6 meses, podendo o tratamento ser prolongado por até 2 anos	Consideram-se elegíveis para o tratamento supressivo pacientes com episódios repetidos de herpes genital (mais de 6 ao ano). Indicada avaliação periódica de função renal e hepática.
Herpes genital em imunossuprimidos	Aciclovir, 5-10 mg/kg de peso, IV, 3x/dia, por 5 a 7 dias, ou até resolução clínica	Em caso de lesões extensas em pacientes com imunossupressão (usuários crônicos de corticosteroides, pacientes em uso de imunomoduladores, transplantados de órgãos sólidos e pessoas vivendo com HIV), pode-se optar pelo tratamento intravenoso.
Gestação	Tratar o primeiro episódio em qualquer trimestre da gestação, conforme o tratamento para o primeiro episódio. Se a primoinfecção ocorreu na gestação ou se recidivas foram frequentes no período gestacional, pode-se realizar terapia supressiva, a partir da 36ª semana, com aciclovir, 400 mg, 3x/dia.	

- O tratamento com antivirais é eficaz para redução da intensidade e duração dos episódios, quando realizado precocemente.
- O tratamento local pode ser feito com compressas de solução fisiológica ou solução aquosa degermante, para higienização das lesões.
- Analgésicos orais podem ser utilizados, se necessário.
- É recomendado retorno em uma semana para reavaliação das lesões.
- A forma de transmissão, a possibilidade de infecção assintomática, o medo de rejeição por parte das parcerias sexuais e as preocupações sobre a capacidade de ter filhos são aspectos que devem ser abordados.
- É importante mencionar que não há associação entre HVS genital e câncer.

Fonte: Elaborado com base em Brasil.[2]

QUADRO 11.2 ■ Tratamento e monitoramento de sífilis

ESTADIAMENTO	ESQUEMA TERAPÊUTICO	ALTERNATIVA[a] (EXCETO PARA GESTANTES)	SEGUIMENTO (TESTE NÃO TREPONÊMICO)
Sífilis recente: sífilis primária, secundária e latente recente (com até 1 ano de evolução)	Benzilpenicilina benzatina 2,4 milhões UI, IM, dose única (1,2 milhão UI em cada glúteo)[b]	Doxiciclina, 100 mg, VO, 2x/dia, por 15 dias	Teste não treponêmico trimestral (em gestantes, o controle deve ser mensal)
Sífilis tardia: sífilis latente tardia (com mais de 1 ano de evolução) ou latente com duração ignorada e sífilis terciária	Benzilpenicilina benzatina 2,4 milhões UI, IM, 1x/semana (1,2 milhão UI em cada glúteo), por 3 semanas[c] Dose total: 7,2 milhões UI, IM	Doxiciclina, 100 mg, VO, 2x/dia, por 30 dias	Teste não treponêmico trimestral (em gestantes, o controle deve ser mensal)
Neurossífilis	Benzilpenicilina potássica/cristalina 18-24 milhões UI, IV, 1x/dia, administrada em doses de 3-4 milhões UI, a cada 4h ou por infusão contínua, por 14 dias	Ceftriaxona, 2 g, IV, 1x/dia, por 10-14 dias	Exame de LCS de 6/6 meses até normalização

[a] A benzilpenicilina benzatina é a única opção segura e eficaz para o tratamento adequado das gestantes.

[b] No caso de sífilis recente em gestantes, alguns especialistas recomendam uma dose adicional de 2,4 milhões UI de penicilina G benzatina, IM, 1 semana após a primeira dose.

[c] Em não gestantes, o intervalo entre doses não deve ultrapassar 14 dias. Caso isso ocorra, o esquema deve ser reiniciado. Em gestantes, o intervalo entre as doses não deve ultrapassar 7 dias. Caso isso ocorra, o esquema deve ser reiniciado.

Fonte: Elaborado com base em Brasil.[2]

■ Cancroide

Cancroide, ou cancro mole, é uma doença rara, tropical e de transmissão sexual causada por *Haemophilus ducreyi*. Depois de um curto período de incubação, uma úlcera dolorosa de bordos irregulares, com supuração abundante, desenvolve-se no introito vaginal e várias outras aparecem em seguida (**Figura 11.7**).

Após uma ou duas semanas, a linfadenite inguinal dolorosa (bubão) é a regra na maioria das mulheres. Os linfonodos podem supurar e drenar para a pele, resultando em ulcerações e fístulas.

O diagnóstico sindrômico é fundamental; quando possível, associar a detecção de bactérias gram-negativas por cultivo ou PCR. As opções de tratamento incluem ceftriaxona, 250 mg, IM, e azitromicina, 1 g, VO. As parcerias sexuais devem ser tratadas profilaticamente se não forem sintomáticas.

DOENÇAS DA VULVA

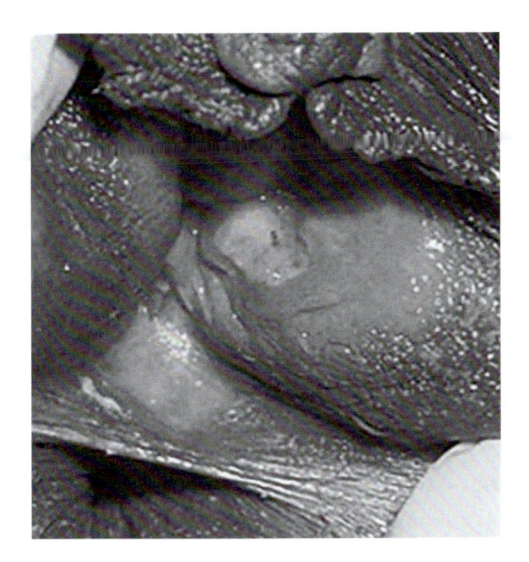

FIGURA 11.7 ■ Cancroide.

Fonte: Roett .[4] *Veja imagem em cores no Apêndice, ao final deste livro.*

■ Linfogranuloma venéreo

O linfogranuloma venéreo, ou linfogranuloma inguinal, é uma doença sexualmente transmissível rara causada por *Chlamydia trachomatis* cepas de L1, L2 e L3.

A lesão primária, que evolui de três a doze dias após a transmissão, é uma transitória erosão herpetiforme, indolor, com pápula ou pústula na parede posterior da vagina, que geralmente passa despercebida.

Após cerca de duas semanas, ocorre uma linfadenite dolorosa unilateral que gradualmente aumenta e supura com o desenvolvimento de eritema da pele sobrejacente (bubão). Eventualmente, o bubão pode romper e drenar para a pele. Se a entrada da infecção ocorrer na mucosa retal, proctite e dor retal podem ser as únicas manifestações.

O diagnóstico clínico segue a abordagem sindrômica, e o diagnóstico laboratorial consiste na detecção de clamídia específica por PCR.

Tratamento

Doxiciclina, 100 mg, 2x/dia, por três semanas. Alternativamente e em caso de gravidez, eritromicina, 500 mg, 4x/dia, por três semanas.

■ Donovanose

A donovanose, ou granuloma inguinal, é uma infecção bacteriana rara, crônica e progressiva causada por *Klebsiella granulomatis*.

A lesão primária se desenvolve duas a quatro semanas após a exposição, e apresenta-se como uma pápula ou um nódulo vermelho na área vulvar que se erode para formar uma placa ulcerosa e granulosa, dolorosa, com tendência a sangrar. A linfadenite inguinal é geralmente relacionada com a infecção secundária. A lesão pode persistir por vários meses.

Diagnóstico

É prioritariamente clínico e, quando possível, laboratorial. Baseia-se na biópsia da pele com demonstração do microrganismo dentro de macrófagos (corpos de Donovan) que apresentam aparência bipolar característica, como pequenos alfinetes de segurança, na coloração de Giemsa ou prata.

Tratamento

Doxiciclina, 100 mg, 2x/dia, por, pelo menos, três semanas, ou azitromicina, 500 mg, 1x/dia, durante uma semana, por pelo menos três dias.

■ Úlcera de Lipschutz

A úlcera de Lipschutz é uma lesão ulcerativa dolorosa e necrótica em mulheres jovens, comumente causada por infecção primária pelo vírus Epstein-Barr (EBV), transmitida, em alguns casos, por contato orogenital.

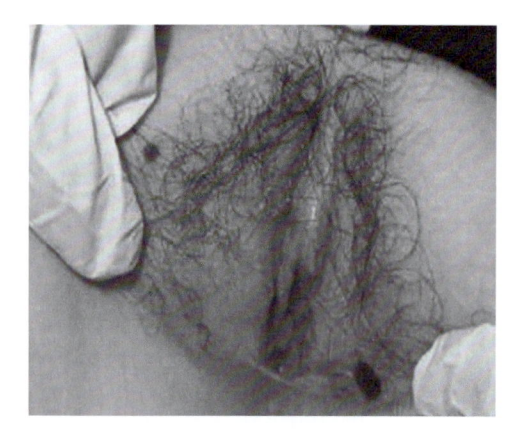

FIGURA 11.8 ■ Úlcera de Lipschutz.
Fonte: Arellano e colaboradores.[5] *Veja imagem em cores no Apêndice, ao final deste livro.*

Contudo, outras doenças como caxumba e gripe e causadas por citomegalovírus e adenovírus foram associadas à úlcera de Lipschutz, entretanto, nesses casos, podem provocar uma úlcera aftosa vulvar reativa.

A lesão se desenvolve como uma úlcera necrótica profunda aguda labial. Em alguns indivíduos, é associada a sintomas sistêmicos, incluindo febre, linfadenopatia e diarreias (**Figura 11.8**).

O diagnóstico diferencial pode ser confirmado pela detecção de anticorpos IgM anti-EBV no soro ou por análise de PCR em lesões.

A cura espontânea é a regra, mas pode levar de três a quatro semanas. Algumas mulheres podem experimentar uma cura acelerada da úlcera vulvar com prednisolona.

■ Verrugas genitais

Verrugas genitais, ou condiloma acuminado vulvar, são causadas por HPV sexualmente transmissível, em geral os subtipos 6 e 11. Lesões papulares atípicas ou planas são mais comumente associadas a tipos de HPV oncogênicos.

Manifestações clínicas

Em casos muito raros, o HPV tipo 6 pode resultar na formação de um gigante condiloma, denominado tumor de Buschke-Lowenstein, que impõe diagnóstico diferencial com o carcinoma verrucoso.

As verrugas genitais podem ser extensas não apenas em mulheres imunossuprimidas, mas também durante a gravidez, quando a infecção latente pelo HPV se manifesta clinicamente.

De um a três meses após a exposição, os condilomas se desenvolvem nos lábios e, em algumas mulheres, lesões podem ser encontradas simultaneamente no períneo e na região perianal (**Figura 11.9**).

Diagnóstico

É eminentemente clínico, a biópsia deve ser restrita às lesões planas atípicas. A terapia pode ser difícil, mas, em geral, a

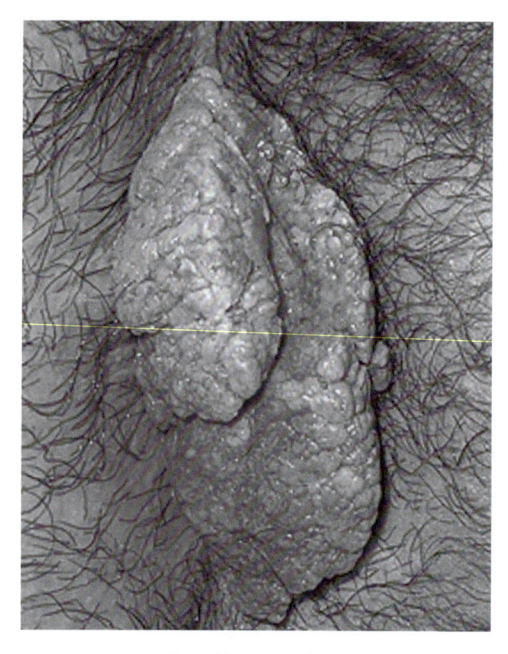

FIGURA 11.9 ■ Condiloma vulvar.
Veja imagem em cores no Apêndice, ao final deste livro.

Importante

O exame da parceria é obrigatório, pois outras infecções sexualmente transmissíveis devem ser excluídas. As vacinas para HPV tipo 6 e 11 (quadrivalente ou nonavalente) podem prevenir aproximadamente 90% dos condilomas.

abordagem menos agressiva deve ser selecionada, pois nenhuma das opções disponíveis de modalidades de tratamento tem demonstrado eficácia superior em relação às outras.

Terapia tópica

Podofilina, podofilotoxina, ácido tricloroacético, imiquimode podem ser administrados. Opções alternativas incluem criocirurgia com nitrogênio líquido, eletrocautério, *laser* de CO_2 ou excisão cirúrgica.

■ Molusco contagioso

O molusco contagioso é uma infecção viral que geralmente é transmitida por contato sexual, quando localizada na área vulvar em adultos.

As lesões disseminadas podem ser vistas devido à imunossupressão, especialmente a infecção pelo vírus da imunodeficiência humana (HIV, do inglês *human immunodeficiency virus*).

Manifesta-se na pele queratinizada na vulva. A lesão individual é uma pápula de 2 a 5 mm de diâmetro ou ocasionalmente maior, pálida, assintomática, cor de pele, lisa, firme e umbilicada (**Figura 11.10**).

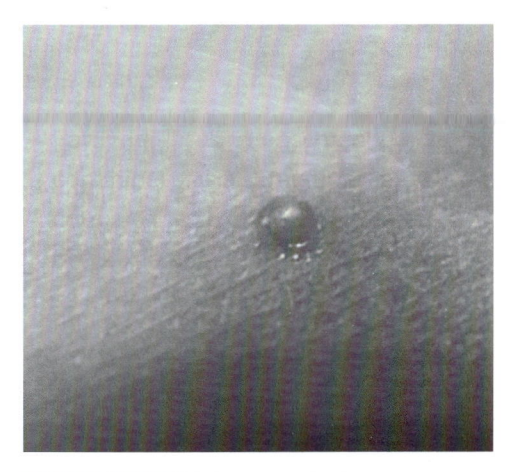

FIGURA 11.10 ■ Molusco contagioso.
Fonte: Meza-Romero e colaboradores.[6] *Veja imagem em cores no Apêndice, ao final deste livro.*

O diagnóstico é clínico. O tratamento é por curetagem, criocirurgia ou aplicação de ácido tricloroacético.

Dermatoses vulvares inflamatórias

O termo dermatose se refere a um conjunto de doenças da pele, caracterizadas por manifestações inflamatórias persistentes, de causas ainda controversas, frequentemente associadas a uma disfunção do sistema imune.

■ Líquen escleroso

O líquen escleroso (LE) é uma dermatose inflamatória que afeta mais comumente meninas pré-púberes e mulheres na pós-menopausa. A exata causa e a patogênese do LE são desconhecidas, no entanto é mais prevalente em mulheres com níveis mais baixos de estrogênio, que correlacionam bem com a idade típica na apresentação. Também está associado a outras doenças autoimunes.

Geralmente, se desenvolve em uma desordem crônica da pele que afeta a região anogenital, mas também pode ter coocorrência ou manifestações extragenitais únicas.

O LE assintomático é raro e subdiagnosticado. Crianças com LE, ao contrário dos adultos, mais comumente apresentam constipação e disúria. As petéquias, púrpuras e fissuras observadas no LE devem ser diferenciadas das lesões causadas por abusos sexuais nessa faixa etária.

Exame físico

Tanto alterações iniciais quanto crônicas de LE devem ser avaliadas e anotadas no prontuário. LE genital ocorre classicamente em um padrão de figura de oito ou de ampulheta em torno das aberturas vaginais e anais. Em geral, poupa as mucosas.

- **Achados de doença ativa** incluem placas atróficas brancas como papel de pergaminho (um sinal de atrofia epidérmica), petéquias e púrpura, fissuras e erosões (**Figura 11.11**).
- **Sinais de doença crônica** incluem sepultamento do capuz do clitóris e reabsorção dos pequenos lábios. Essas mudanças arquitetônicas da vulva não revertem no adulto após tratamento; entretanto, em crianças, podem reverter drasticamente.

> **Importante**
>
> A incidência de carcinomas de células escamosas (CCE) vulvar é de 1,5 por 100.000 mulheres. Cerca de 60% dos casos de CCE da vulva surgem no contexto do LE. Esse risco aumentado de CCE deve ser discutido com as pacientes após o diagnóstico de LE e usado como incentivo ao acompanhamento regular por um profissional especialista em doenças do trato genital inferior. Áreas de nódulos, lesões hemorrágicas, lesões duras, lesões vermelhas ou áreas de LE que são refratárias ao tratamento devem ser biopsiadas. A neoplasia intraepitelial vulvar associada ao LE (tipo diferenciado) apresenta maior risco de progressão para CCE do que a neoplasia intraepitelial vulvar (NIV) induzida pelo HPV.

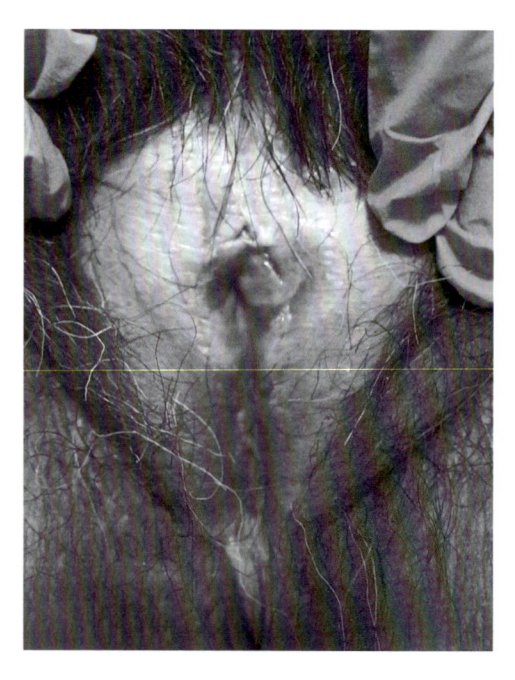

FIGURA 11.11 ■ Líquen atrófico.
Fonte: Fruchter e colaboradores.[7] *Veja imagem em cores no Apêndice, ao final deste livro.*

Atenção!

Em casos de suspeita de neoplasia intraepitelial diferenciada ou CCE, uma ou mais biópsias cutâneas devem ser feitas para confirmação diagnóstica. As biópsias múltiplas com mapeamento de área devem ser efetuadas se existirem regiões com diferentes morfologias (p. ex., uma placa fina branca e uma placa e nódulo, etc.). Também pode ser indicada uma biópsia para áreas persistentemente afetadas que são refratárias ao tratamento, a fim de descartar o desenvolvimento de displasia ao longo do tempo.

Diagnóstico

Realiza-se por meio de anamnese e exame macroscópico.

Tratamento de primeira linha

Envolve a aplicação de corticosteroide tópico ultrapotente, mais comumente propionato de clobetasol 0,05%, que é muito eficaz no controle da atividade da doença. Preferir a apresentação em pomada, pois é menos irritante e constitui uma barreira mais eficaz para a pele inflamada. A frequência de sua aplicação deve ser diminuída lentamente nas consultas clínicas subsequentes para o mínimo de vezes que controle os sinais e sintomas de atividade da doença.

Outra possibilidade seria diminuir a potência do corticosteroide, mantendo aplicação constante: por exemplo, mudar de propionato de clobetasol 0,05% para pomada de fluocinonida 0,05% ou pomada de triancinolona 0,1%.

Embora não haja diretrizes claras sobre como reduzir a dose, na maioria das vezes, inicia-se com aplicação de corticosteroide, 1 ou 2x/dia, por 30 dias, seguida de redução para dias alternados, 30 dias, e, na dependência do controle dos sinais e sintomas, para 2x/semana. Por fim, interrompe-se o uso do corticosteroide.

A qualquer momento, caso sintomas ou sinais clínicos de atividade da doença reaparecerem, a paciente deve retomar o tratamento. Nas mulheres na menopausa, o uso tópico de estrogênio intravaginal deve ser orientado, se não houver contraindicações. Lise de aderências pode ser indicada se a cicatrização causar limitações funcionais, como dispareunia, aumento da frequência de infecções ou retenções urinárias. Esse procedimento deve ser feito por um médico experiente e apenas depois que a doença estiver bem controlada.

Líquen plano

O líquen plano (LP) é uma doença inflamatória mediada por distúrbios das células T que afetam as mucosas, incluindo a boca e a vagina, bem como o couro cabeludo, a pele e as unhas.

Quadro clínico

Na forma erosiva, apresenta dor vulvar, dispareunia e disúria.

Na forma não erosiva, o quadro clínico do líquen plano manifesta-se com:

- Abundante corrimento vaginal amarelo a amarelo-esverdeado em razão de uma vaginite descamativa.

- Possível associação com outras doenças autoimunes, como vitiligo, anemia perniciosa, alopecia areata e doenças da tireoide.
- Raramente afeta crianças.

Achados macroscópicos

- Pápulas ou placas eritematosas, erosivas, hipertróficas e subtipos mistos.
- Pequenas pápulas ou placas rosa-violáceas mal demarcadas, que frequentemente demonstram uma placa branca reticulada denominada estria de Wickham, o que é patognomônico para LP.
- Presença de doença erosiva oral. A forma mais comum de LP vulvar é a erosiva, e as erosões podem ser vistas no introito, no clitóris e nos pequenos lábios (**Figura 11.12**).

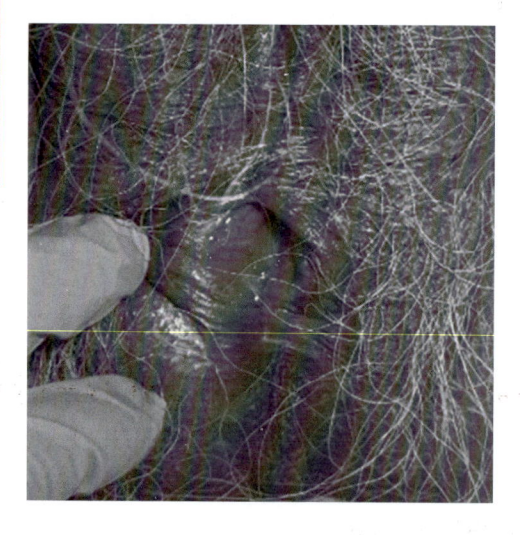

FIGURA 11.12 ■ Líquen plano erosivo.
Fonte: Fruchter e colaboradores.[7] *Veja imagem em cores no Apêndice, ao final deste livro.*

Diagnóstico

Realizado com anamnese, exame físico e biópsia, para diferenciar de outras condições.

Biópsias são mais frequentemente necessárias nessa doença porque as erosões podem ser vistas em NIV, CEC e em doenças bolhosas autoimunes, como pênfigo vulgar, etc. Uma biópsia pode ser realizada em caso de dúvida quanto ao diagnóstico de LP, principalmente se não forem observadas estrias de Wickham ou o clássico achado de LP oral, ou se houver lesões hiperqueratóticas ou nodulares.

No que se refere ao acompanhamento, pacientes com LP devem ser avaliadas regularmente quanto a sinais de neoplasia maligna. A solicitação de biópsia deve ser realizada diante de lesões refratárias ao tratamento, similar ao caso de LE. O vírus da hepatite C (HCV) é mais associado ao subtipo erosivo de LP; portanto, são importantes a história clínica e a verificação dos títulos de anticorpos para HCV.

Tratamento

A abordagem para o LP consiste no cuidado suave da pele. Evitar medicamentos que desencadeiam erupções liquenoides, incluindo anti-inflamatórios não esteroides (AINEs), diuréticos e anti-hipertensivos.

- **Para o LP vulvar erosivo:**
  - **Primeira opção** – Corticosteroides tópicos, como propionato de clobetasol 0,05% ou popropionato de betametasona 0,05% (os protocolos para manejo com os corticosteroides são semelhantes àqueles mencionados anteriormente para LE).

> **Atenção!**
>
> No caso de terapia adjuvante na mulher que se encontra na pós-menopausa, utilizar corticoterapia tópica por curto intervalo de tempo (no máximo 14 dias) apenas até alcançar o controle da doença, pelo risco de absorção sistêmica e supressão subsequente do eixo hipotálamo-hipófise-suprarrenal. Também é observado aumento do risco de infecção por *Candida* e herpes (realizar acompanhamento frequente).

- **Lesões hipertróficas** – Que não respondem a esteroides potentes devem ser biopsiadas para afastar neoplasias.
- **Terapia adjuvante para mulher na pós-menopausa** – Estrogênio tópico intravaginal, se não houver contraindicações a seu uso. Alternativamente, pode ser usada pomada de propionato de clobetasol 0,05% ou pomada de fluocinonida 0,05% (utilizar aplicador vaginal).
- **Doença grave refratária ao tratamento com corticosteroides tópicos** – O uso de esteroide sistêmico e imunomodulação deve ser considerado.

Líquen simples crônico

O líquen simples crônico (LSC) é geralmente um processo não cicatrizante de espessamento epidérmico que se desenvolve como resultado de escoriações e fricções repetidas. LSC pode ocorrer em qualquer lugar do corpo, incluindo pele dos órgãos genitais, como os grandes lábios nas mulheres, o escroto nos homens e a pele perianal.

Fatores de risco

Qualquer distúrbio que cause prurido pode levar ao desenvolvimento de LSC, incluindo dermatite atópica, dermatite de contato e infecções recorrentes por fungos. Gatilhos adicionais: disfunção neurológica primária ou doença psiquiátrica primária levando a autoescoriações repetitivas. Quando um paciente coça repetidamente ou esfrega uma área pruriginosa da pele ao longo do tempo, desenvolverá liquenificação (espessamento epidérmico e acentuação das marcas na pele), que será visualizada no exame físico como placas espessas e mal demarcadas, com espessura de "casca de árvore" (**Figura 11.13**).

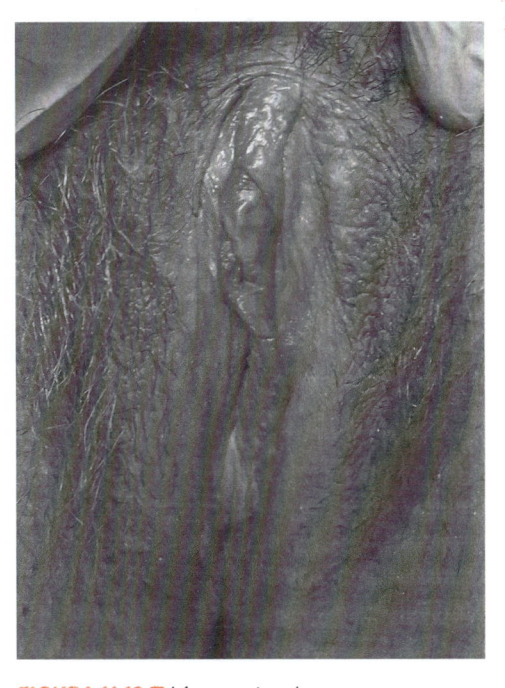

FIGURA 11.13 ■ Líquen simples.
Fonte: Fruchter e colaboradores.[7] *Veja imagem em cores no Apêndice, ao final deste livro.*

Outras alterações secundárias associadas ao LSC

Hiperpigmentação ou hipopigmentação e cicatrizes despigmentadas podem ocorrer se o paciente escoriar a derme.

Diagnóstico

É geralmente clínico e pode ser alcançado mediante a obtenção de anamnese e exame físico demonstrando pele liquenificada.

Tratamento

Como doença crônica, o objetivo é reduzir a gravidade dos sintomas, diminuindo a fricção e o ato de coçar. Aconselhar a paciente sobre o ciclo de coceira e as escoriações. Eliminar demais fatores desencadeantes é fundamental. Anti-histamínicos orais são a base do tratamento, como hidroxizina ou doxepina, à noite. Deve-se ficar atento aos efeitos de sedação de ambos os medicamentos e às interações medicamentosas.

Aplicar um corticosteroide tópico com média ou ultrapotência na área, seguido de um emoliente suave. Quando as placas do LSC se tornarem mais finas e estiverem retornando à sua espessura epidérmica normal, a potência do corticosteroide deve ser diminuída.

▪ Psoríase

A psoríase é uma doença inflamatória crônica da pele da epiderme, relativamente comum, com hiperproliferação de queratinócitos e ativação de células T.

Na população em geral, a prevalência de psoríase é estimada em 1 a 2%, e, isoladamente, estima-se que a psoríase genital ocorra em 2 a 5% dos indivíduos afetados. Todas as formas de psoríase cutânea podem afetar a pele genital, incluindo psoríase do tipo placa, pustular e inversa ou flexural. Cerca de 15% dos pacientes com psoríase cutânea também desenvolvem artrite e entesite inflamatória, às vezes destrutiva.

Sintomas e exame físico

A psoríase pode causar prurido (sintoma não específico). Inspeção: revela placas cor-de-rosa bem demarcadas que podem se estender até a pele perianal. A psoríase genital costuma ser é livre de escamas em razão de a genitália externa ser naturalmente um ambiente úmido. O diagnóstico em geral é clínico. A identificação de placas em outras partes do corpo pode ajudar a confirmar o diagnóstico. Locais clássicos de envolvimento incluem couro cabeludo, cotovelos, joelhos, fenda glútea e unhas. Uma biópsia de pele pode ser realizada se o quadro não for típico.

Tratamento

Como a maioria das dermatoses vulvares inflamatórias, a psoríase não tem cura, mas a atividade da doença e dos sintomas

Atenção!

Realizar biópsia para afastar neoplasia maligna em quadros clínicos atípicos ou quando houver baixa resposta ao tratamento. Sempre investigar sintomatologia articular – encaminhar ao reumatologista quando houver possibilidade de artrite psoriásica.

associados pode ser controlada com uma combinação de medicamentos. Pacientes com psoríase são aconselhados a estabelecer um regime suave de cuidados com a pele. A psoríase é normalmente tratada com corticosteroides tópicos de baixa a média potência, como hidrocortisona 2,5%, desonida ou pomada triancinolona 0,1%. Anti-histamínico oral pode trazer alívio dos sintomas em pacientes com prurido grave.

■ Neoplasias intraepiteliais vulvares

A incidência de NIV está aumentando, principalmente em mulheres jovens. Dados recentes de vigilância dos Estados Unidos mostram que a incidência de NIV aumentou mais de quatro vezes em 30 anos.

Embora possa ocorrer regressão espontânea em um subconjunto com essa condição, a NIV deve ser considerada uma doença pré-maligna. Foram observadas invasões ocultas em 3% das mulheres submetidas à cirurgia para NIV.

Em 2004, o subcomitê de oncologia vulvar da International Society for the Vulvovaginal Disease (ISSVD) desenvolveu o atual sistema de classificação da NIV, no qual esse distúrbio é classificado em dois grupos principais.[8]

- **NIV usual** – Relaciona-se com HPV (inclui NIV verrucosa, basaloide e mista) (**Figura 11.14**).
- **NIV diferenciada** – Não se relaciona com o HPV e é frequentemente associada a doenças cutâneas vulvares, como líquen escleroso.

Casos raros que não se encaixam nessas categorias são denominados "tipos

Atenção!

O termo NIV deve ser reservado histologicamente para as lesões escamosas de alto grau, e o termo NIV 1 não deve ser mais utilizado. A antiga NIV 1 é a reação da pele à infecção do HPV, e assim como demais infecções por HPV localizadas em outras regiões do trato genital inferior, não é precursora de câncer. Além disso, o reconhecimento da NIV diferenciada como um processo separado da doença vulvar relacionada com o HPV é importante, pois o prognóstico e o potencial de desenvolvimento de doença avançada não são os mesmos.

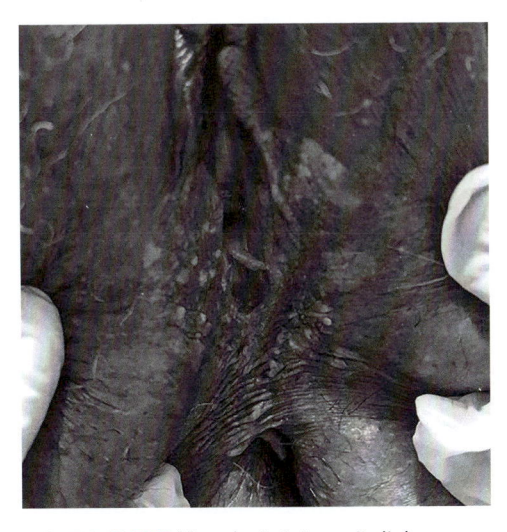

FIGURA 11.14 ■ Neoplasia intraepitelial vulvar de alto grau após aplicação de ácido acético 5%. *Veja imagem em cores no Apêndice, ao final deste livro.*

não classificados" (p. ex., melanoma e doença de Paget).

O efeito da infecção pelo HPV na vulva, portanto, não é biologicamente equivalente ao do colo do útero ou do ânus, pelo fato de que a vulva, ao contrário do colo do útero e do ânus, é composta por pele e epitélio queratinizado e não contém zona de transformação.

Clínica e sinais ao exame físico

Não existe uma característica patognomônica única que possa facilitar o diagnóstico de NIV. No exame, as lesões têm aparência variável, podendo ser marrons, brancas, cinzas ou vermelhas. Podem ocorrer lesões em qualquer local da vulva, mas com maior frequência na parte inferior dos pequenos lábios. Placas esbranquiçadas e irregulares podem conferir maior risco para NIV. Prurido é uma queixa comum, afetando aproximadamente 60% das pacientes. No entanto, pode ser completamente assintomática, e a lesão pode ser observada durante o exame de rotina. Outros sintomas relatados incluem queimação, dor e dispareunia.

- A NIV usual (relacionada com HPV) se manifesta como pápulas ou manchas brancas ou eritematosas que frequentemente coalescem ou demonstram uma aparência verrucosa. Cerca de 10 a 15% das lesões são hiperpigmentadas. Dois terços dos casos são multifocais na apresentação inicial.
- A NIV diferenciada aparece como placas brancas mal-definidas ou discretos nódulos, que geralmente são menos volumosos do que os vistos na NIV usual. Líquen escleroso vulvar pode estar associado.

Diagnóstico

Requer exame visual direto, vulvoscopia, biópsia e exame histológico. Para uma avaliação completa, são analisados o colo do útero, a vagina e a região perianal devido à frequência de doenças multifocais concomitantes. A vulvoscopia ou genitoscopia deve ser indicada sempre que houver impressão diagnóstica de NIV.

Tratamento

Em virtude da incapacidade de se prever a progressão ao câncer, o tratamento é recomendado para todas as mulheres com NIV. Terapia padrão: consiste na remoção cirúrgica de todas as lesões para aliviar os sintomas e prevenir o desenvolvimento de doença invasiva.

Estão disponíveis diferentes modalidades terapêuticas: excisão com bisturi, ablação a *laser* e terapia medicamentosa (não cirúrgica).

Se houver suspeita de invasão oculta, a excisão é recomendada para fornecer uma avaliação histológica mais completa da área da pele afetada (margem livre de 5-10 mm).

Cirurgia extensa, como a vulvectomia, não é mais recomendada para a NIV. O tratamento cirúrgico deve ser individualizado, com o objetivo de preservar a anatomia e a função normal da vulva, evitando sofrimento psicossexual causado por mutilações cirúrgicas extensas.

Terapias não cirúrgicas

- **Imiquimode (aplicação tópica a 5%)** – O papel do sistema imune relacionado com o HPV oferece a oportunidade de empregar um modificador da resposta imune com propriedades antivirais e antitumorais. Embora o creme imiquimode 5% seja uma alternativa ao tratamento ablativo de NIV, a idade da paciente, o *status* do HPV e os efeitos adversos podem influenciar os resultados do tratamento.

- **Regimes recomendados** – 3x/semana, por 12 a 20 semanas, com reavaliação clínica em intervalos de 4 a 6 semanas. Lesões residuais requerem tratamento cirúrgico. Eritema e dor vulvar podem limitar o uso.
- **Terapia fotodinâmica** – É eficaz, mas requer equipe especializada e treinamento.
- **Cidofovir e 5-fluoruracila (creme para uso tópico)** – Apresentam diferentes graus de eficácia. Efeitos adversos são de maior gravidade, o que impede seu uso generalizado.

Recorrência

A taxa de recorrência após qualquer tratamento é de 30 a 50% ou mais se as margens forem positivas (excisão cirúrgica). Durante o acompanhamento, as mulheres com NIV são consideradas em risco de recorrência de NIV e desenvolvimento de câncer vulvar ao longo da vida. O controle clínico anual deve ser mantido.

Referências

1. Ozkur E, Falay T, Erdemir AVT, Gurel MS, Leblebici C. Vestibular papillomatosis: an importante differential diagnosis of vulvar papillomas. Dermatol Online J. 2016;22(3):13030/qt7933q377.
2. Brasil. Ministério da Saúde. Protocolo clínico e diretrizes terapêuticas para atenção integral às pessoas com infecções sexualmente transmissíveis (IST) [Internet]. Brasília: MS, 2022 [capturado em 14 jul. 2024]. Disponível em: https://www.gov.br/aids/pt-br/central-de-conteudo/pcdts/2022/ist/pcdt-ist-2022_isbn-1.pdf/view.
3. Goh BT. Syphilis in adults. Sex Transm Infect. 2005;81(6):448-52.
4. Roett MA. Genital ulcers: differential diagnosis and management. Am Fam Physician. 2020;101(6):355-61.
5. Arellano J, Fuentes E, Moreno P, Corredoira Y. Úlcera de Lipschütz: un diagnóstico para considerar em la población pediátrica. Arch Argent Pediatr. 2019;117(3):305-8.
6. Meza-Romero R, Navarrete-Dechent C, Downey C. Molluscum contagiosum: an update and review of new perspectives in etiology, diagnosis, and treatment. Clin Cosmet Investig Dermatol. 2019;12:373-81.
7. Fruchter R, Melnick L, Pomeranz MK. Lichenoid vulvar disease: a review. Int J Womens Dermatol. 2017;3(1):58-64.
8. Sideri M, Jones RW, Wilkinson EJ, Preti M, Heller DS, Scurry J, et al. Squamous vulvar intraepithelial neoplasia: 2004 modified terminology, ISSVD Vulvar Oncology Subcommittee. J Reprod Med. 2005;50(11):807-10.

Leituras Recomendadas

Putz R, Pabst R, ediores. Sobotta atlas de anatomia humana. 22. ed. Rio de Janeiro: Guanabara Koogan; 2006.

World Health Organization. WHO guidelines for the treatment of Treponema pallidum (syphilis). Geneva: WHO; 2016.

12

MARIA CAROLINA PESSOA VALENÇA RYGAARD

DOENÇAS DO COLO DO ÚTERO

O câncer de colo do útero é o desfecho mais grave das doenças que acometem o órgão. O Instituto Nacional de Câncer José Alencar Gomes da Silva (INCA) apresentou estimativas de 17.010 novos casos para o ano de 2023, com taxa ajustada de 13,25 por 100.000 habitantes. Constitui a terceira causa de morte entre as mulheres.[1]

É possível identificar lesões pré-malignas, ou seja, antes que o câncer esteja estabelecido, e tratá-las, a fim de evitar o surgimento da neoplasia. As lesões pré-malignas surgem da infecção persistente pelo papilomavírus humano (HPV, do inglês *human papiloma virus*), especialmente pelos genótipos de alto risco oncogênico. São fatores de risco do câncer de colo do útero:

- Início precoce de atividade sexual.
- Múltiplas parcerias sexuais.
- Parcerias sexuais com múltiplas parcerias.
- Baixo nível socioeconômico.
- Grande paridade.
- Uso de contraceptivos orais.
- Desnutrição.
- Tabagismo.
- Predisposição genética.
- Imunossupressão de qualquer causa (incluindo a infecção pelo vírus da imunodeficiência humana [HIV, do inglês *human immunodeficiency virus*]).

> A infecção persistente pelo HPV de alto risco é crucial para o desenvolvimento da lesão precursora e do câncer, como fator de risco independente dos demais.

HPV e oncogênese viral

Estima-se que haja 300 milhões de mulheres infectadas pelo HPV no mundo, mas apenas pequena parcela dessas mulheres tem a possibilidade de desenvolver o câncer (**Figura 12.1**). A maioria das infecções pelo HPV é transitória, e o clareamento viral ocorre de forma espontânea.

O HPV é o causador de praticamente todos os cânceres de colo do útero e está envolvido na importância dos cânceres de boca e orofaringe, da vulva, da vagina, do pênis e do canal anal e com a papilomatose laríngea da criança.

Os vários tipos genéticos dos vírus estão agrupados de acordo com o seu potencial de oncogenicidade: os de alto risco e os de baixo risco oncogênico.

- Os de **baixo risco oncogênico** raramente são associados ao câncer e são representados principalmente pelos genótipos 06, 11, 40, 42, 43, 44, 54, 61, 70, 72 e 81. Os genótipos 06 e 11 são responsáveis por aproximadamente 90% dos casos das verrugas genitais. Os HPVs de baixo risco também são causadores da maioria das lesões intraepiteliais de baixo grau (LIEBG).
- Os de **alto risco oncogênico** são representados pelos genótipos 16, 18, 31, 33, 35, 39, 45, 51, 52, 56, 58, 59, 68, 73 e 82. Os genótipos 16 e 18 são responsáveis por 70% dos casos das lesões intraepiteliais de alto grau (LIEAG) e câncer de colo do útero. No entanto, os genótipos 31, 33, 45, 53 e 58 são importantes e frequentes na nossa região. Sabe-se que o HPV 16 tem maior tropismo pelas células epiteliais escamosas, e o 18 e o 45, pelas células do epitélio glandular.

O HPV é um vírus com 55 nm de diâmetro, não envelopado, com genoma de cerca de 8.000 bases pareadas. Replica-se no núcleo de células epiteliais escamosas. Tem uma única molécula de DNA circular de dupla-hélice contida em cápsula proteica, o capsídeo.

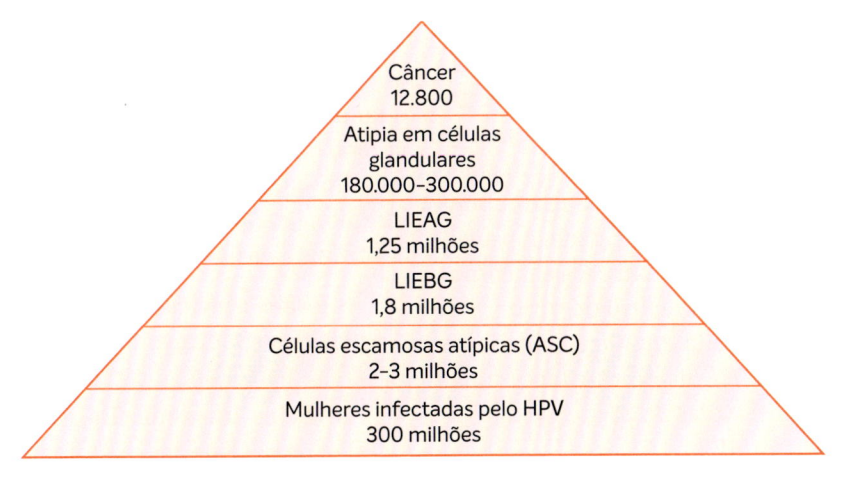

FIGURA 12.1 ■ Distribuição aproximada das proporcionalidades entre mulheres infectadas pelo HPV e desfecho de câncer.
Fonte: Elaborada com base em Mayeaux e Cox.[2]

O genoma viral está dividido em três regiões, de acordo com sua localização e suas propriedades funcionais: as regiões E (*early*) e L (*late*), denominadas ORF (do inglês *open read frames* – unidades de tradução), e uma terceira região, LCR (do inglês *long control region*) ou NCR (*non-coding region*) ou URR (*upstream regulatory region*).

Na região E, encontram-se até oito genes (*E1* a *E8*) que são responsáveis por replicação do HPV (*E1* e *E2*), transcrição do DNA (*E2*), maturação e liberação das partículas virais (*E4*), transformação celular (*E5, E6, E7*) e imortalização (*E6* e *E7*). Estes dois últimos genes também codificam proteínas associadas à malignização de lesões. Tais proteínas estimulam a proliferação celular ao interagirem com as proteínas celulares p53 e pRb, envolvidas no controle da proliferação celular, e ao suprimirem suas funções. Apenas as proteínas E6/E7 de HPV de alto risco oncogênico são capazes de imortalizar queratinócitos humanos primários, mas não as proteínas análogas de HPV de baixo risco oncogênico.

Os genes da região L (*L1* e *L2*) codificam, respectivamente, as proteínas principal e secundária do capsídeo. A região tardia L1 ORF é a mais conservada entre os HPVs. O seu produto, proteína L1, representa 80% das proteínas do capsídeo viral, constituindo a proteína mais abundante e de alta imunogenicidade. A proteína L2, com a L1, contribui para a incorporação do DNA viral dentro do vírion. Por desencadearem alta imunogenicidade, as proteínas específicas do capsídeo são as que estão envolvidas na produção das vacinas contra o HPV.

A região LCR encontra-se entre L1 e E6 e tem entre 500 e 1.000 pares de bases. Em geral, não é bem conservada entre os HPVs e está envolvida com a expressão gênica e com a replicação viral que ocorre no núcleo da célula do hospedeiro.

Acredita-se que a infecção pelo HPV se inicia através de microtraumas ocorridos no epitélio, expondo as células basais à entrada dos vírus.

Nas células de reserva da camada basal, o genoma do HPV se estabelece como epissomo, que se replica em sincronia com o DNA da célula, produzindo mais células infectadas, que migram da camada basal para as camadas superficiais e começam a se diferenciar.

Na presença do HPV de alto risco, com a persistência da infecção, há uma integração do DNA viral com o DNA da célula hospedeira, modificando-a geneticamente e dando origem à célula neoplásica. Esta, por sua vez, multiplica-se, provocando as alterações epiteliais vistas nas neoplasias intraepiteliais.

Histologia das lesões cervicais

O epitélio que reveste o colo do útero é estratificado, não queratinizado na ectocérvice e glandular colunar, revestindo a endocérvice e a superfície das criptas glandulares. Essa conformidade pode alterar-se ao longo da vida da mulher de acordo com idade, gestação ou fatores hormonais, tornando frequente o processo de metaplasia (**Figura 12.2**).

- As **lesões cervicais** são representadas pelas lesões intraepiteliais escamosas e glandulares (adenocarcinoma *in situ*).
- As **lesões intraepiteliais** escamosas são representadas histologicamente pelas lesões intraepiteliais de baixo grau (LIEBG/NIC I) e lesões intraepiteliais de alto grau (LIEAG/NIC II e 3).

DOENÇAS DO COLO DO ÚTERO

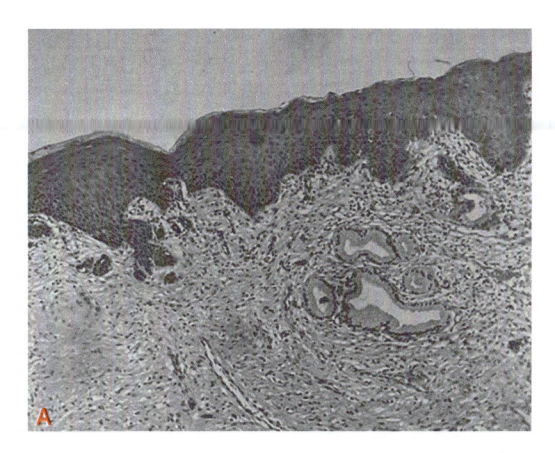

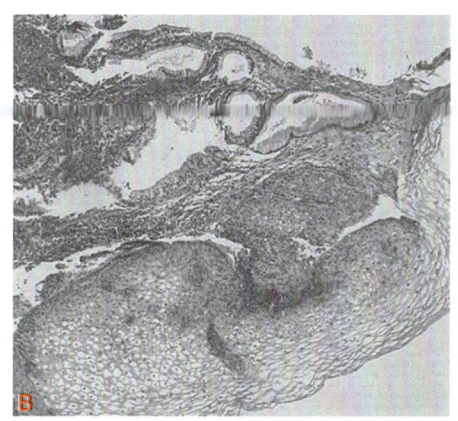

FIGURA 12.2 ■ Metaplasia do epitélio do colo do útero. (**A**) Epitélio escamoso estratificado maduro. (**B**) Epitélio escamoso metaplásico com hiperplasia simples.
Fonte: Imagens gentilmente cedidas por pelo Dr. Horácio Fittipaldi Jr. *Veja imagem em cores no Apêndice, ao final deste livro.*

Nas neoplasias intraepiteliais cervicais (NICs), o epitélio displásico é caracterizado pela proliferação de células atípicas. Há variação no tamanho e na forma das células e de seus núcleos, que estão aumentados e hipercromáticos. Mitoses, incluindo formas anormais, estão aumentadas. A arquitetura epitelial é perturbada, com perda da polaridade das células. A superfície pode mostrar paraqueratose ou queratinização. O limite entre o epitélio displásico e o normal é nítido. A graduação da NIC é fundamentada no grau de atipia celular e de alteração da arquitetura epitelial.

Na NIC I, a maturação celular está presente nos dois terços superiores do epitélio. As células superficiais apresentam atipias variáveis, mas frequentemente são leves e podem ter coilocitose viral. As atipias nucleares estão presentes no terço basal e não são numerosas, e as formas anormais são raras.

Na NIC II, a maturação celular está presente no terço superior do epitélio, e as atipias nucleares podem ser vistas nos terços médio e inferior do epitélio, assim como a presença de figuras de mitoses ou mitoses aberrantes (**Figura 12.3**).

Já na NIC III não há maturação epitelial normal, ou muito pouca no terço superior. Há anormalidades nucleares acentuadas em toda a espessura do epitélio, com figuras de mitoses numerosas, podendo ser vistas em todas as camadas do epitélio. Coilócitos não mais são vistos e a perda completa da estratificação pode ocorrer, mas a lâmina basal se mantém íntegra (**Figura 12.4**). Quando se perde a organização epitelial superficial, há rotura da membrana basal e invasão (**Figura 12.5**).

O epitélio glandular que recobre a superfície e as criptas, composto por camada única de células, quando comprometido por atipias celulares importantes já representa o adenocarcinoma *in situ* (AIS).

O AIS endocervical é mais comum, mas pode se iniciar em uma cripta glandular de um epitélio metaplásico ectocervical. As células atípicas têm núcleos alongados, com cromatina grosseira e irregular ou em grumos e se localizam em vários níveis dentro das células, de modo

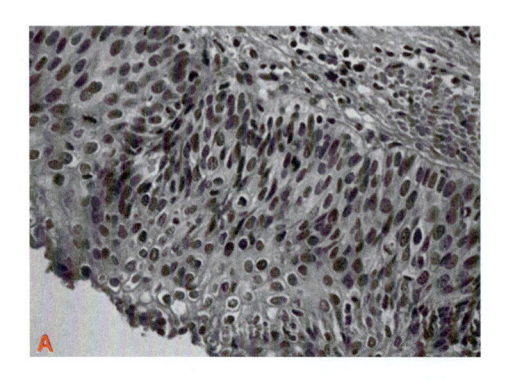

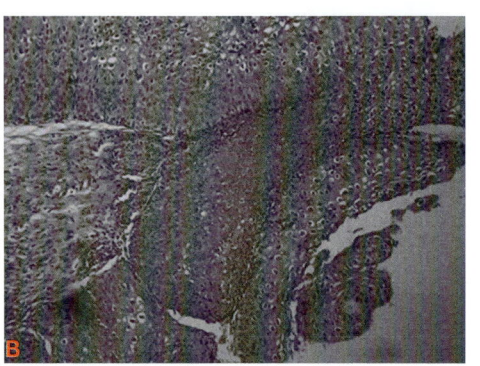

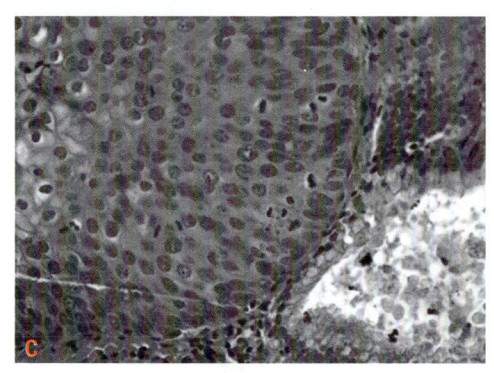

FIGURA 12.3 ■ Atipias nucleares na NIC II. (**A**) NIC II: acometimento por células displásicas nos dois terços inferiores do epitélio, com maturação normal no terço superior.
(**B**) NIC II + HPV: vê-se coilócitos na camada superficial e dois terços inferiores do epitélio com alterações displásicas. (**C**) NIC II com mitoses atípicas.

Fonte: Imagens gentilmente cedidas por pelo Dr. Horácio Fittipaldi Jr. *Veja imagem em cores no Apêndice, ao final deste livro.*

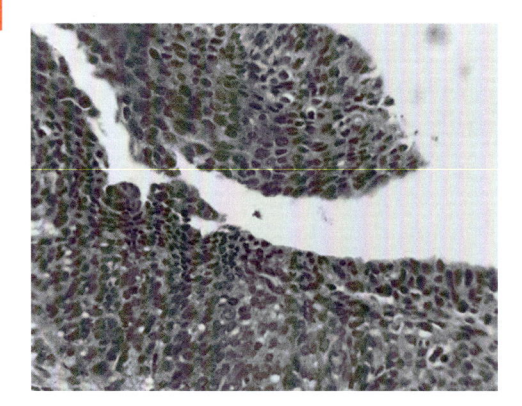

FIGURA 12.4 ■ NIC III com toda a espessura do epitélio representada por células displásicas, sem coilocitose.

Fonte: Imagens gentilmente cedidas por pelo Dr. Horácio Fittipaldi Jr. *Veja imagem em cores no Apêndice, ao final deste livro.*

que o epitélio pode imitar uma estratificação (**Figura 12.6**). A quantidade de citoplasma é reduzida, havendo apenas mínima mucina intracelular. Outras formas de AIS incluem o de células claras, o endometrioide e o adenoescamoso.

> Durante a gestação, a reação de Arias-Stella pode ocasionalmente ser confundida com AIS de células claras. O fenômeno, ou reação, de Arias-Stella é constituído por

DOENÇAS DO COLO DO ÚTERO

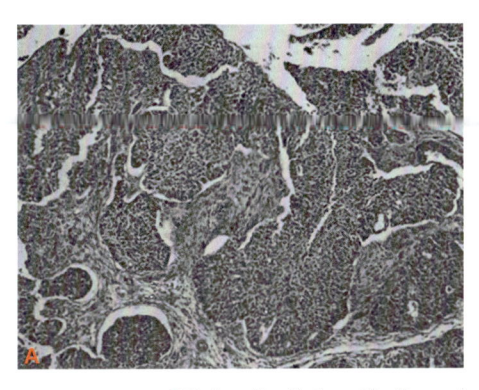

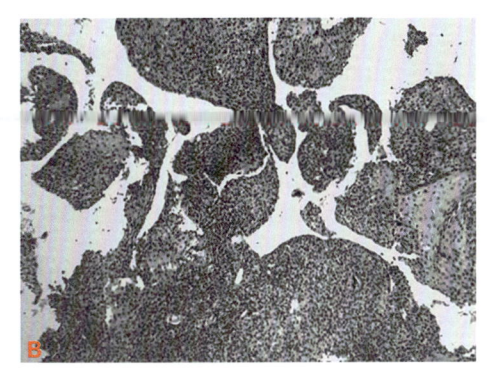

FIGURA 12.5 ■ Células displásicas já não mais restritas à camada epitelial, com invasão do estroma.

Fonte: Imagens gentilmente cedidas por pelo Dr. Horácio Fittipaldi Jr. *Veja imagem em cores no Apêndice, ao final deste livro.*

> núcleos grandes e hipercromáticos que fazem saliência na luz glandular, podendo ocorrer apenas focalmente na mucosa endometrial. Mitoses são raras. Essa alteração é uma resposta fisiológica à presença de tecido corial tanto no útero como em gestação ectópica.

Mulheres na pós-menopausa devem ser rastreadas de acordo com as orientações para as demais mulheres e, se necessário, proceder à estrogenização com cremes a base de estriol ou promestrieno, 1 g, com aplicador vaginal, por 21 noites consecutivas. A nova citologia será coletada entre cinco e sete dias após o término da medicação. Deve-se esperar 12 horas da aplicação do creme para ter relações sexuais.

Rastreio das lesões pré-malignas

No Brasil, o rastreio é realizado por meio do exame de colpocitologia oncótica. O público-alvo a ser rastreado são mulheres entre 25 e 64 anos de idade. Os dois primeiros exames devem ser realizados com intervalo anual e, se ambos os resultados forem negativos, os próximos devem ser realizados a cada três anos.

Mulheres com mais de 64 anos de idade e que nunca se submeteram ao exame citopatológico devem realizar dois exames com intervalo de um a três anos. Se ambos os exames forem negativos, elas podem ser dispensadas de exames adicionais.

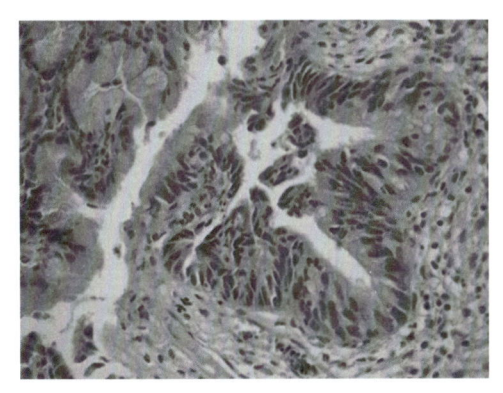

FIGURA 12.6 ■ AIS: células atípicas com núcleos alongados, com cromatina grosseira e irregular ou em grumos em vários níveis dentro das células, imitando estratificação.

Fonte: Imagens gentilmente cedidas por pelo Dr. Horácio Fittipaldi Jr. *Veja imagem em cores no Apêndice, ao final deste livro.*

Algumas pacientes no puerpério podem apresentar hipotrofia transitória importante, e, para melhorar a qualidade da coleta citológica, o preparo estrogênico local também poderá ser realizado. A coleta citológica nas puérperas deve ser realizada a partir de 90 dias após o parto.

As gestantes têm o mesmo risco que não gestantes de apresentarem câncer do colo do útero ou suas lesões precursoras. Logo, o rastreamento deve seguir as recomendações de periodicidade e faixa etária assim como para as demais mulheres, devendo sempre ser considerada a realização do pré-natal como uma oportunidade para realizar a coleta citológica. A coleta de espécime endocervical não parece aumentar o risco sobre a gestação quando utilizada uma técnica adequada. O que deve ser considerado na gestante é que biópsias ou qualquer procedimento excisional do colo do útero devem ser apenas realizados na suspeita colposcópica de lesão invasiva.

Nas imunossuprimidas, o exame colpocitológico deve ser realizado após o início da atividade sexual, com intervalos semestrais no primeiro ano, e, se normal, manter seguimento anual enquanto houver fator de imunossupressão. Mulheres HIV-positivas com contagem de linfócitos CD4+ abaixo de 200 células/mm^3 devem ter priorizada a correção dos níveis de CD4+ e, enquanto isso, devem ter o rastreamento citológico semestral.

Mulheres submetidas à histerectomia total por lesões benignas, sem história prévia de diagnóstico ou tratamento de lesões cervicais de alto grau, podem ser excluídas do rastreamento, desde que apresentem exames anteriores normais. Mulheres sem história de atividade sexual não devem ser submetidas ao rastreamento do câncer do colo do útero.

> **Importante**
>
> Em abril de 2020, foram publicadas pela American Society of Colposcopy and Cervical Pathology (ASCCP) as diretrizes de consenso de gerenciamento baseado em risco para testes de triagem de câncer cervical anormal e precursores do câncer. Os testes de rastreio para HPV são a base para a estimativa de risco. São utilizados isoladamente ou em conjunto com citologia cervical (*cotesting*).[3] Infelizmente, no Sistema Único de Saúde (SUS), as técnicas de biologia molecular para pesquisa de HPV não estão disponíveis, e as diretrizes brasileiras para rastreio do câncer de colo do útero ainda não recomendam esses testes nos seus protocolos.

Na população do sexo feminino abaixo de 25 anos, o rastreio pode ser realizado. As condutas são individualizadas, a depender do resultado colpocitológico alterado encontrado. Nessa faixa etária, menos de 1% dos cânceres cervicais é encontrado. Em caso de rastreio desse grupo, deve-se seguir o fluxograma de condutas preconizadas (ver **Quadro 12.1**).

Interpretação dos laudos colpocitológicos e condutas preconizadas

Ao receber o laudo colpocitológico, é muito importante verificar a adequabilidade da amostra, celularidade, microbiologia, re-

QUADRO 12.1 ■ Condutas para unidades básicas mediante laudos colpocitológicos alterados

DIAGNÓSTICO CITOPATOLÓGICO		FAIXA ETÁRIA	CONDUTA INICIAL
Células escamosas atípicas de significado indeterminado (ASC-US)	Possivelmente não neoplásicas (ASC-US)	< 25 anos	Repetir em 3 anos
		Entre 25 e 29 anos	Repetir a citologia em 12 meses
		≥ 30 anos	Repetir a citologia em 6 meses
	Atipia em células escamosas, não podendo excluir lesão de alto grau (ASC-H)		Encaminhar para colposcopia
Células glandulares atípicas de significado indeterminado (AGCs)	Possivelmente não neoplásicas ou não se pode afastar lesão de alto grau		Encaminhar para colposcopia
Células atípicas de origem indefinida (AOIs)	Possivelmente não neoplásicas ou não se pode afastar lesão de alto grau		Encaminhar para colposcopia
Lesão intraepitelial de baixo grau (LIEBG)		< 25 anos	Repetir em 3 anos
		≥ 25 anos	Repetir a citologia em 6 meses
Lesão intraepitelial de alto grau (LIEAG)			Encaminhar para colposcopia
Lesão intraepitelial de alto grau não podendo excluir microinvasão			Encaminhar para colposcopia
Carcinoma escamoso invasor			Encaminhar para colposcopia
Adenocarcinoma in situ (AIS) ou invasor			Encaminhar para colposcopia

Fonte: Instituto Nacional de Câncer José Alencar Gomes da Silva.[1]

presentatividade da zona de transformação (indicador de boa qualidade da coleta, pois a área de maior probabilidade de lesões é próxima à junção escamocolunar [JEC]) e se não há fator que indique a repetição do exame sob melhores condições, como, por exemplo, áreas ressecadas, esfregaço espesso, hemorrágico ou purulento. Para minimizar essa necessidade de repetição do exame, é essencial:

- A paciente não estar menstruada no momento da coleta.
- As infecções serem tratadas antes da coleta.

- Evitar relações sexuais ou uso de cremes e duchas vaginais por até 72 horas antes do exame.
- Ser feito o preparo estrogênico local, quando recomendado.

Foi recomendada, por consenso, uma terminologia unificada entre os sítios anogenitais inferiores, conhecida como nomenclatura LAST (do inglês *lower anogenital squamous terminology*) (**Quadro 12.2**).

O objetivo foi criar um sistema de nomenclatura histopatológica que refletisse o conhecimento atual da biologia do HPV, usasse de forma otimizada os biomarcadores imuno-histoquímicos disponíveis, em especial o p16, e facilitasse a comunicação clara entre diferentes especialidades médicas.

A positividade para o marcador p16 na amostra histológica sugere que a lesão seja de alto grau. Isso possibilita que lesões classificadas como NIC II, por exemplo, possam estar no grupo das lesões intraepiteliais de baixo ou alto grau, por meio de conduta mais assertiva em relação ao potencial grau de malignidade da lesão.

O estudo imuno-histoquímico para essa caracterização e adequação para a nova nomenclatura ainda não está amplamente disponível nos serviços de saúde (**Figura 12.7**).

A conduta nas alterações dos exames colpocitológicos está preconizada nas Diretrizes Brasileiras para Rastreamento do Câncer de Colo do Útero[1] (ver **Quadro 12.1**).

No achado de ASC-US **possivelmente não neoplásicas** é observada prevalência de NIC II/III em 6,4 a 11,9% dos casos, e, de câncer, em 0,1 a 0,2%. Baseando-se na correlação com doença de baixa gravidade na maioria dos casos, uma conduta conservadora parece razoável. Fatores como rastreamento citológico prévio sem suspeita de doença pré-invasiva ou invasiva e idade da mulher devem ser considerados nessa decisão. O encaminhamento para a colposcopia é indicado na persistência de um novo resultado igual.

Nas mulheres com presença de **células escamosas atípicas de significado indeterminado** (ASC-US, do inglês *atypical squamous cells of undetermined significance*), **quando não se pode excluir lesão intraepitelial de alto grau** (em que há presença de **ASC-H** [*typical squamous cells, cannot exclude a high-grade squamous intraepithelial lesion*])**,** estudos revelam frequência de lesão de alto grau entre 12,2 e 68%, e, de câncer, em torno de 1,3 a 3%. Todas essas pacientes devem ser encaminhadas para uma unidade de referência para colposcopia.[4,5] Realizada a colposcopia, deve-se considerar se a JEC é visível. No caso de colposcopia com visão total da JEC (i.e., nas zonas de transformação [ZT] tipos 1 ou 2) e achados anormais maiores, deve ser realizada a biópsia, mas a excisão tipo 1 ou 2 é aceitável. Na presença de achados colposcópicos anormais, sem visão da JEC (ZT tipo 3), deve-se proceder à biópsia e à

> **Atenção!**
> Em serviços em que há a disponibilidade de realização de testes moleculares para a pesquisa do HPV, estes podem ser realizados, especialmente nas mulheres com mais de 25 anos, quando a persistência dos vírus de alto risco é maior.

QUADRO 12.2 ■ Nomenclatura citopatológica e histopatológica utilizada desde o início do uso do exame citopatológico para o diagnóstico das lesões cervicais e suas equivalências, com a nova nomenclatura LAST

CLASSIFICAÇÃO CITOLÓGICA DE PAPANICOLAOU (1941)	CLASSIFICAÇÃO HISTOLÓGICA DA OMS (1952)	CLASSIFICAÇÃO HISTOLÓGICA DE RICHART (1967)	SISTEMA BETHESDA (2001)	CLASSIFICAÇÃO CITOLÓGICA BRASILEIRA (2006)	NOMENCLATURA LAST
Classe I	–	–	–	–	
Classe II	–	–	Alterações benignas	Alterações benignas	
			Atipias de significado indeterminado	Atipias de significado indeterminado (ASC-US/ASC-H)	
Classe III	Displasia leve	NIC I,	LIEBG	LIEBG	LIEBG
	Displasia moderada e acentuada	NIC II e NIC III	LIEAG	LIEAG	LIEAG
Classe IV	Carcinoma in situ	NIC III	LIEAG	HSIL	
			Adenocarcinoma in situ (AIS)	AIS	
Classe V	Carcinoma invasor	Carcinoma invasor	Carcinoma invasor	Carcinoma invasor	

Fonte: Instituto Nacional de Câncer José Alencar Gomes da Silva.[1]

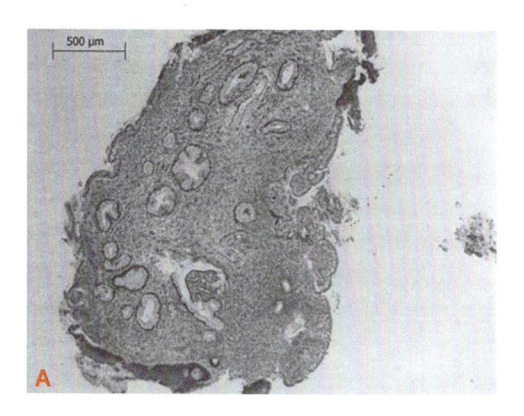

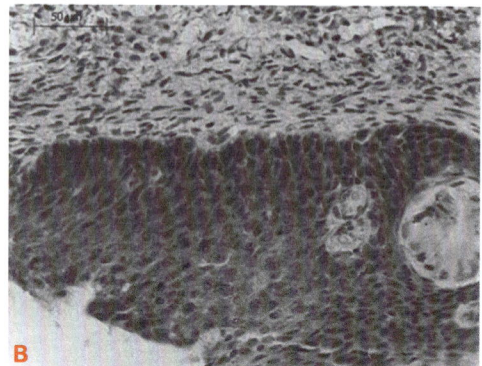

FIGURA 12.7 ■ NIC III. (**A**): NIC III, mostrando impregnação pelo marcador p16 em toda a espessura do epitélio. (**B**): A mesma lesão em aumento microscópico de 400x.
Fonte: Imagens gentilmente cedidas por Fernanda Medeiros (Instituto Aggeu Magalhães/Fiocruz – PE).
Veja imagem em cores no Apêndice, ao final deste livro.

avaliação do canal, e a conduta dependerá desse resultado. Caso seja confirmada a presença de NIC II ou mais relevante na biópsia ou no material endocervical, seguir recomendação específica. Caso seja confirmada a presença de NIC I ou o resultado dessa investigação for negativo, iniciar o seguimento, repetindo a citologia e a colposcopia em seis meses.

O achado de **células glandulares atípicas de significado indeterminado, possivelmente não neoplásicas, ou células glandulares atípicas de significado indeterminado, quando não se pode excluir lesão intraepitelial de alto grau**, é um diagnóstico colpocitológico de extrema importância. Considera-se a categoria atipias em células glandulares de alto risco, pois a ela encontra-se uma associação com NICs II/III ou câncer em 15 a 56% dos casos, sendo as NICs mais comuns em pacientes com menos de 40 anos e as neoplasias invasivas mais frequentes em pacientes com mais de 40 anos. Essas pacientes devem ser encaminhadas para a colposcopia, quando deve ser realizada outra coleta citológica, com atenção especial para o canal cervical.

Concomitantemente, é recomendável a avaliação endometrial com ultrassonografia transvaginal (USTV) em pacientes com mais de 35 anos e, caso anormal, estudo anatomopatológico do endométrio. Em pacientes com menos de 35 anos, a investigação endometrial deverá ser realizada se houver sangramento uterino anormal ou se a citologia sugerir origem endometrial. A investigação da cavidade endometrial será prioritária em relação à investigação da ectocérvice e do canal endocervical sempre que mencionada a possível origem endometrial dessas células atípicas, em caso de pacientes na pós-menopausa e com fatores de risco para doença endometrial.

Em caso de **células atípicas de origem indefinida, possivelmente não neoplásicas, ou células atípicas de origem indefinida, quando não se pode afastar lesão de alto grau**, o encaminhamento para unidade secundária ou terciária deve ser feito para realização de colposcopia. É reco-

DOENÇAS DO COLO DO ÚTERO

> **Importante**
>
> Em locais que atendem pacientes em situações especiais, principalmente aquelas imunossuprimidas por várias causas, as que têm citologia de LIEBG são encaminhadas para a realização de colposcopia e biópsia na presença de achados colposcópicos anormais.
> Caso esteja presente NIC I, a paciente deverá ser mantida em seguimento citológico.
> Na persistência de NIC I por 24 meses, a manutenção do seguimento ou o tratamento são aceitáveis, sendo recomendada a individualização, considerando a idade, a paridade e as preferências da paciente.
> Na persistência de NIC I por dois anos, a paciente é encaminhada para exérese da zona de transformação (EZT) por cirurgia de alta frequência (CAF).

mendável também a avaliação dos demais órgãos pélvicos com exame de imagem.

A **LIEBG** representa a manifestação citológica da infecção causada pelo HPV, altamente prevalente e com potencial de regressão frequente, sobretudo em mulheres com menos de 30 anos. A prevalência de lesões pré-invasivas (NIC II/III) ou câncer relatada na literatura após exame citopatológico compatível com LIEBG é de 21,3% (IC 95%: 17,7-24,9%).

As recomendações preconizadas internacionalmente para a conduta inicial de pacientes com diagnóstico citopatológico de LIEBG variam entre o encaminhamento imediato para a colposcopia, a repetição da citologia em intervalos variáveis, com encaminhamento para colposcopia, caso o resultado subsequente mantenha a LIEBG ou apresente outras atipias, e a realização do teste de detecção de HPV quando disponível, com encaminhamento para colposcopia caso o resultado seja positivo.[6]

Evita-se a realização de métodos destrutivos, como eletrocauterização ou cauterização química, para impedir que, no processo de cicatrização, haja a inversão da JEC para a porção endocervical, o que torna o acompanhamento dessa região mais difícil. Avaliar sempre a necessidade da EZT e a profundidade necessária a ser retirada para o tratamento da lesão a fim de minimizar futuras complicações obstétricas, especialmente nas pacientes nulíparas.

A **LIEAG** é o achado histológico considerado o verdadeiro percussor do câncer de colo do útero. Cerca de 70 a 75% das mulheres com laudo citopatológico de LIEAG apresentam confirmação histopatológica desse grau de doença, e em 1 a 2%, de carcinoma invasor.

Os métodos de escolha para a abordagem dessas lesões têm sido os excisionais. Eles permitem diagnosticar os casos de invasão não detectados pela citologia ou pela colposcopia com biópsia guiada e chegam a tratar as lesões em 90% dos casos.

O diagnóstico de **lesão intraepitelial de alto grau não podendo excluir microinvasão ou carcinoma epidermoide invasor** é infrequente na colpocitologia, e todos os casos devem ser encaminhados para colposcopia e biópsia. O carcinoma microinvasor constitui o estadiamento IA da Federação Internacional de Ginecologia e Obstetrícia (FIGO).[7] É uma lesão definida apenas microscopicamente e com invasão máxima de 5 mm de profundidade. A invasão do espaço linfovascular, apesar de não mudar o estadiamento, deverá ser relatada pelo patologista, pois indicará mudança na abordagem dessas mulheres. Este capítulo destina-se às doenças pré-malignas do colo do útero; o estadiamento e o tratamento do colo do útero devem ser abordados em capítulo específico.

Cinquenta por cento dos **AISs** podem coexistir com lesões escamosas pré-invasivas ou carcinoma invasivo. Aproximadamente 48 a 69% das mulheres com laudo citopatológico sugestivo de AIS apresentam confirmação da lesão no exame de histopatologia e, dessas, 38% apresentam laudo de invasão. Cerca de 5 a 15% dos casos de AIS são de lesões multifocais. Ademais, as lesões podem não ser contíguas, implicando que, mesmo se as margens se mostrarem livres de doença em espécimes obtidos por exérese tipo 3, não há garantia de que a lesão tenha sido totalmente extirpada. O risco de doença pré-invasiva glandular residual ou recorrente após conização com margens cirúrgicas comprometidas foi de 19,4 e 52,8%, respectivamente. Já nos casos de margens livres de doença, foi de 2,6 e 20,3%, respectivamente.

Com base nesse risco, a histerectomia total abdominal (HTA) é recomendada como tratamento definitivo em pacientes com prole definida. A EZT tipo 3 pode ser suficiente se houver margens livres em pacientes com proles não constituídas. A avaliação endometrial em pacientes com AIS ou invasor do colo do útero é recomendada em pacientes com mais de 35 anos ou com risco de câncer de endométrio.

Tratamentos excisionais das LIEAGs

A partir da nova nomenclatura colposcópica da International Federation of Cervical Pathology Colposcopy (IFCPC) (**Quadro 12.3**), os procedimentos excisionais passaram a ser denominados EZT dos tipos 1, 2 ou 3, na dependência da profundidade de tecido a ser retirado.[8] Tal profundidade é determinada pelo tipo de ZT, se 1, 2 ou 3, de acordo com a localização da JEC (**Figura 12.8**). Esse procedimento deriva daquele denominado LLETZ (do inglês *large loop excision of the transformation zone*) ou LEEP (do inglês *loop electrosurgical excision procedure*). É realizado sob visão colposcópica e anestesia local na doença ectocervical ou quando a JEC não ultrapassa o primeiro centímetro adentro do canal endocervical (ZT tipos 1 e 2), e é hospitalar quando a ZT é tipo 3.

Uma prática considerada efetiva é conhecida como "ver e tratar". Nesse caso, o tratamento é ambulatorial e pode ser feito na primeira consulta, desde que o serviço de saúde esteja preparado para assim funcionar. Isso reduz o tempo entre a captação e o tratamento dessas mulheres, podendo garantir menos perdas no seguimento. Esse método foi considerado viável e com boa aceitabilidade, quando comparado à conduta com biópsia prévia. O "ver e tratar" pode ser realizado em mulheres com diagnóstico citológico de LIEAG, colposcopia adequada, com achados anormais maiores (seguindo orientações do índice de REID – ver **Quadros 12.3** a **12.5**), JEC visível e no máximo até o primeiro centímetro do canal endocervical (ZT tipos 1 ou 2), lesão restrita ao colo e ausência de suspeita de invasão ou doença glandular.

QUADRO 12.3 ■ Terminologia colposcópica do colo do útero			
ETAPAS DE DESCRIÇÃO*	**CARACTERÍSTICAS**		
Avaliação geral	• Colposcopia adequada ou inadequada (especificar o motivo: sangramento, inflamação, cicatriz, etc.) • Visibilidade da junção escamocolunar: completamente visível, parcialmente visível e não visível • Zona de transformação tipo 1, 2 ou 3.		
Achados colposcópicos normais	• Epitélio escamoso original (maduro ou atrófico) • Epitélio colunar (inclusive ectopia) • Epitélio escamoso metaplásico: com cistos de Naboth e/ou orifícios (glandulares) abertos • Deciduose na gravidez.		
Achados colposcópicos anormais	Princípios gerais	• Localização da lesão: dentro ou fora da ZT e de acordo com a posição do relógio • Tamanho da lesão: número de quadrantes do colo do útero envolvidos pela lesão e tamanho da lesão em porcentagem do colo do útero	
	Grau 1 (menor)	• Epitélio acetobranco tênue, de borda irregular ou geográfica, mosaico fino ou pontilhado fino	
	Grau 2 (maior)	• Epitélio acetobranco denso, acetobranqueamento de aparecimento rápido, orifícios glandulares espessados, mosaico grosseiro, pontilhado grosseiro, margem demarcada, sinal da margem interna, sinal da crista (sobrelevação)	
	Não específicos	• Leucoplasia (queratose, hiperqueratose), erosão, captação da solução de lugol: positiva (corado) ou negativa (não corado) (teste de Schiller negativo ou positivo)	
Suspeita de invasão	• Vasos atípicos – sinais adicionais: vasos frágeis, superfície irregular, lesão exofítica, necrose, ulceração (necrótica), neoplasia tumoral/grosseira		
Miscelânea	• Zona de transformação congênita, condiloma, pólipo (ectocervical/endocervical), inflamação, estenose, anomalia congênita, sequela pós-tratamento, endometriose		

Fonte: Elaborado com base em Instituto Nacional de Câncer José Alencar Gomes da Silva[1] e Bornstein e colaboradores.[8]

Outra questão refere-se ao risco de LIEAG entre mulheres com colposcopia sem achados anormais e JEC não visível ou parcialmente visível (ZT tipo 3). A lesão pode estar no canal endocervical ou na vagina, mas também pode representar um resultado falso-positivo. Para a realização do procedimento excisional

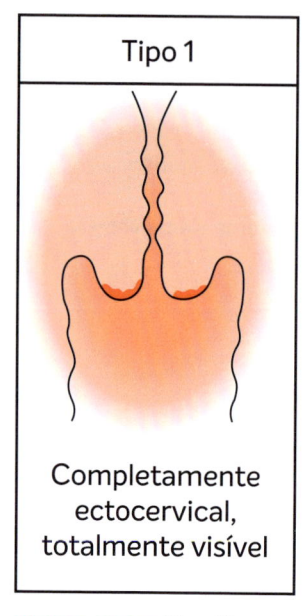

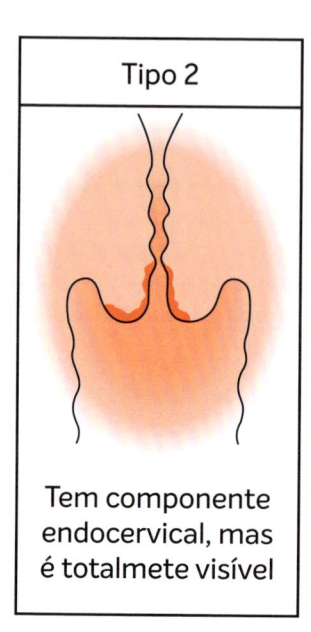

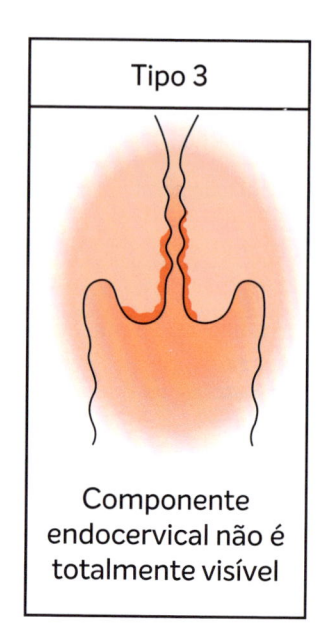

Tipo 1	Tipo 2	Tipo 3
Completamente ectocervical, totalmente visível	Tem componente endocervical, mas é totalmete visível	Componente endocervical não é totalmente visível

FIGURA 12.8 ■ Classificação das ZTs do colo do útero.
Fonte: Elaborada com base em Instituto Nacional de Câncer José Alencar Gomes da Silva.[1]

após uma biópsia, é necessário que se aguarde 45 dias. Esse prazo é necessário para que haja completa reepitelização das áreas biopsiadas, assim como completo processo de reparação tecidual, evitando dificuldades no claro diagnóstico da lesão intraepitelial e no estudo das margens.

Nas pacientes com menos de 25 anos, a tendência é que o tratamento excisional seja postergado. Na possibilidade de estudo imuno-histoquímico, especialmente nas lesões histológicas de NIC II, podemos saber se a lesão corresponde de fato à lesão de alto grau. A intenção de ser mais conservador nessa faixa etária, quando a mulher encontra-se em fase reprodutiva, é para evitar maus desfechos obstétricos preveníveis (ver **Quadro 12.1**). A individualização de cada caso desse grupo populacional, a viabilidade de comparecimento ao serviço de saúde por parte das pacientes e o seguimento adequado devem ser sempre esclarecidos para o seguimento ambulatorial sem procedimento excisional.

Atualmente, a maioria das lesões pode ser retirada por EZT por CAF, mesmo na presença de lesão glandular. O mais importante é a retirada de espécime com profundidade adequada, que esteja

QUADRO 12.4 ■ Predição colposcópica do diagnóstico histológico com o uso do índice colposcópico de Reid (ICR)

ICR (PONTUAÇÃO GERAL)	HISTOLOGIA
0 – 2	Provável NIC I
3 – 4	Lesão sobreposta: provável NIC I ou NIC II
5 – 8	Provável NIC II-III

Fonte: Sellors e Sankaranarayanan.[9]

DOENÇAS DO COLO DO ÚTERO

QUADRO 12.5 ■ Índice colposcópico de Reid

SINAIS COLPOSCÓPICOS	NENHUM PONTO	UM PONTO	DOIS PONTOS
Cor	• Acetobranqueamento de baixa intensidade (não completamente opaco); indiferenciado; transparente ou translúcido • Acetobranqueamento ultrapassa a margem da zona de transformação cor branco-nívea com brilho intenso de superfície (raro)	Cor branco-acinzentada intermediária e superfície brilhante (a maioria das lesões deve ser classificada nesta categoria)	Branco nacarado, denso, opaco; cinza
Margem da lesão e configuração de superfície	• Contorno microcondilomatoso ou micropapilar[1] • Lesões planas com margens indistintas • Margens chanfradas ou com denteado fino • Lesões angulares, denteadas[3] • Lesões satélite ultrapassam a margem da zona de transformação	Lesões regulares, simétricas, com contornos delicados e retilíneos	Margens deiscentes e enroladas[2] Delimitações internas entre as áreas de aspecto colposcópico distinto – área central de alterações de alto grau e área periférica de alterações de baixo grau
Vasos	• Capilares finos, próximos, de calibre e disposição uniforme[4] • Padrões vasculares malformados de pontilhado e/ou mosaico fino • Capilares ultrapassam a margem da zona de transformação • Capilares finos em lesões microcondilomatosas ou micropapilares[6]	Ausência de vasos	Pontilhado ou mosaico grosseiro, bem definido, nitidamente delineado, disposto ampla e aleatoriamente

(Continua)

QUADRO 12.5 ■ Índice colposcópico de Reid (Continuação)

SINAIS COLPOSCÓPICOS	NENHUM PONTO	UM PONTO	DOIS PONTOS
Coloração de iodo	• Captação positiva de iodo que confere ao tecido cor castanho-escura • Lesão insignificante sem captação de iodo, ou seja, coloração amarela de lesão com três pontos ou menos nos três primeiros critérios • Áreas que ultrapassam a margem da zona de transformação, evidentes na colposcopia por serem iodo-negativas (costumam ser devidas à paraqueratose)[7]	Captação parcial de iodo; aspecto moteado, espiculado	Lesão significativa sem captação de iodo, ou seja, coloração amarela de uma lesão com quatro pontos ou mais nos três primeiros critérios

* A classificação colposcópica é realizada com solução aquosa de ácido acético 5% e solução de lugol.

[1] O contorno superficial microexofítico indicativo de neoplasia manifesta na colposcopia não está incluído neste esquema.

[2] As margens epiteliais se soltam com facilidade do estroma subjacente e se enrolam. Nota: As lesões proeminentes de baixo grau com frequência são interpretadas como mais graves, enquanto é fácil deixar passar sem serem notadas as tiras avasculares sutis de HSIL.

[3] Dê zero, embora parte da margem periférica seja retilínea.

[4] Às vezes, os padrões de mosaico vascularizados no centro são características de anomalias histológicas de baixo grau. Esses padrões capilares de lesões de baixo grau podem ser muito pronunciados. Até que o médico aprenda a diferenciar os padrões vasculares finos dos grosseiros, o diagnóstico exagerado é a regra.

[5] Vasos atípicos ramificados indicativos de neoplasia manifesta na colposcopia não estão incluídos neste esquema.

[6] Em geral, quanto mais microcondilomatosa a lesão, mais baixa é a pontuação. Contudo, a neoplasia também pode apresentar-se como um condiloma, embora esta ocorrência seja rara.

[7] Paraqueratose: zona superficial de células cornificadas com persistência de núcleos picnóticos.

Fonte: Sellors e Sankaranarayanan.[9]

com pelo menos 1 cm de margem livre de doença. Em resumo, as indicações para a EZT são:

- Uma lesão NIC I que é persistente por mais de dois anos.
- Lesões NIC II ou NIC III.
- Lesões de NIC que não podem ser tratadas por crioterapia (não disponível na maioria dos serviços de saúde do Brasil).
- AIS.
- Câncer microinvasivo.
- Citologia ASC-H ou LIEAG com ZT tipo 3 e sem lesão visível na colposcopia.
- Citologia persistentemente anormal na ausência de qualquer lesão visível na colposcopia.
- Citologia e/ou curetagem endocervical mostrando anormalidades glandulares.

Os critérios para a realização da EZT são:

- NIC confirmada por biópsia cervical, se possível.
- Se a lesão atinge o canal endocervical, o limite distal ou cranial da lesão deve ser visível e não superior a 1 cm.
- Estrogenioterapia tópica antes do procedimento em caso de atrofias acentuadas.
- Não há evidência de neoplasia ou displasia glandular prévia ao procedimento.
- Não há evidência de doença inflamatória pélvica (DIP), cervicite, tricomoníase vaginal, vaginose bacteriana, úlcera anogenital ou transtorno hemorrágico.
- Pelo menos três meses pós-parto.
- Mulheres hipertensas devem ter pressão arterial sob controle.
- Assinar o Termo de Consentimento Livre e Esclarecido (TCLE), que explica sobre o procedimento e as probabilidades de sua eficácia, efeitos adversos, complicações, sequelas e possíveis alternativas para tratar o seu problema.

Técnica da EZT por CAF

Para a realização da EZT por CAF, anestesia local é realizada com lidocaína 2% com vasoconstritor, para diminuição do sangramento. Aplicá-la por meio de uma seringa de 10 mL, com 5 mL do anestésico e 5 mL de água para injeção, e com agulha simples ou escalpe nos quatro quadrantes: 2, 4, 8 e 10 horas. Passar alças de tamanho adequado para tratamento das lesões, que pode ser em mais de um tempo, e, a seguir, cauterizar com o eletrodo em esfera (**Figura 12.9**). Utilizar solução hemostática de percloreto férrico caso haja necessidade de hemostasia periorificial, em que a cauterização com o eletrodo não é indicada, a fim de minimizar os riscos de inversão da JEC e estenose de canal. Colocar tampão com vaselina por 24 horas e orientar abstinência sexual por 30 dias e retorno para resultado do histopatológico após 45 dias.

> A "conização clássica" com retirada do fragmento "cônico" utilizando bisturi a frio, geralmente com a lâmina de número 11, fica restrita aos casos em que não se pode utilizar a técnica por eletrocirurgia.

Essas situações geralmente ocorrem quando há suspeita de doença microinvasiva (para não prejudicar o estudo das margens), colos com superfícies muito irregulares, fendas de orifício cervical externo (OCE) muito largas, lesões que ultrapassam a superfície do colo do útero e se expandem para os aos fundos de saco,

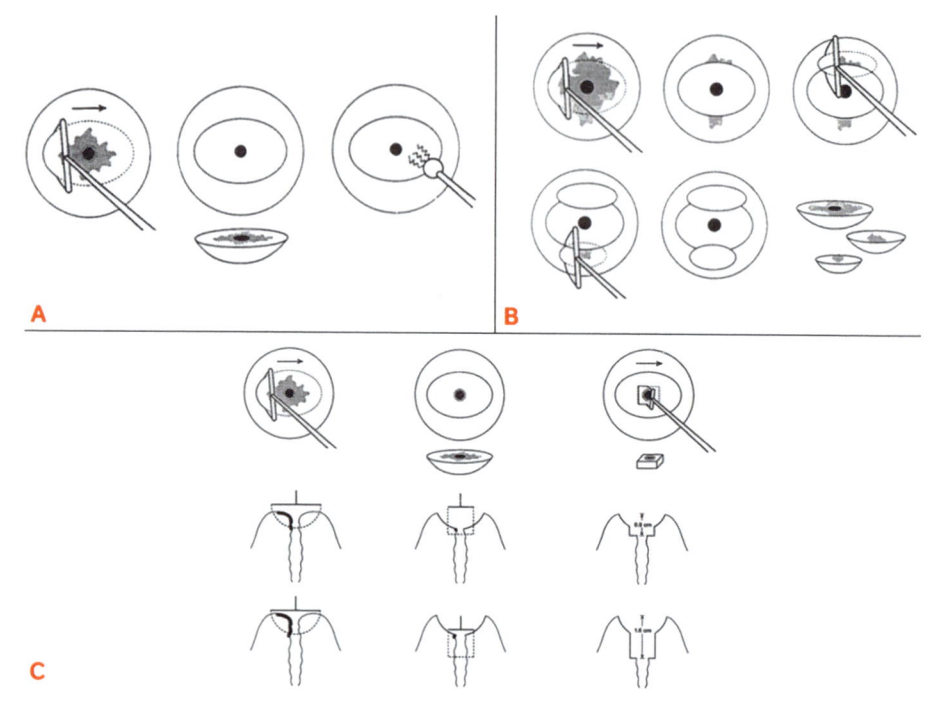

FIGURA 12.9 ■ Técnica da EZT por CAF. (**A**) EZT tipo 1 em tempo único. (**B**) EZT tipo 1 em três tempos devido à extensão ectocervical da lesão: retirar primeiro a parte central; depois, o lábio posterior; e, a seguir, o anterior, para evitar que os sangramentos impeçam a retirada adequada do lábio posterior. (**C**) EZT tipos 2 e 3 em mais de um tempo: a retirada do canal pode ter tamanho variável, a depender da ZT estudada por colposcopia anteriormente ao procedimento.
Fonte: Sellors e Sankaranarayanan.[9]

especialmente o anterior e o posterior, onde podem comprometer as paredes vaginais a curto e longo prazo para a bexiga e o reto (fistulizações), impossibilidade de acesso à técnica ou imperícia no uso da eletrocirurgia.

Em casos de impossibilidade a qualquer forma de EZT, seja por eletrocirurgia ou bisturi frio, a HTA com salpingectomia bilateral (SB) é aceitável como alternativa para o tratamento excisional. A impossibilidade anatômica a uma nova cirurgia no colo por cirurgias anteriores ou colo atrófico é a principal indicação. Neste caso, deve-se excluir, por exames de imagens, a presença de neoplasia francamente invasora, para minimizar os riscos de subtratamento com a HTA da neoplasia invasora tratável cirurgicamente.

■ Avaliação do canal endocervical

Quando a avaliação for necessária antes da realização de uma EZT para estudo de canal, é preferível que se faça com escova endocervical para exame citopatológico, por menor probabilidade de material inadequado para o exame. Muitas vezes, pode ser necessário que a amostra endocervical seja colocada em lâmina separada da amostra ectocervical, devidamente identificada.

Acompanhamento após tratamento excisional

As mulheres devem ser informadas de que terão um corrimento marrom ou preto que dura de alguns dias a duas semanas. Elas devem informar, sem demora, caso o corrimento persista por mais de duas semanas, se ele está fétido e/ou associado à dor abdominal baixa ou se ocorre hemorragia intensa.

As mulheres devem ser desaconselhadas a usar ducha vaginal ou tampões e a ter coito durante um mês depois do tratamento.

Ao retorno na consulta, após 45 dias, essas pacientes devem ser aconselhadas para o seguimento semestral com colpocitologias e, se mantendo negativas, a passar para o rastreio anual, e após dois exames anuais consecutivos normais, retornar ao rastreio trienal.

Caso o serviço disponha de colposcopia, esta deverá ser realizada em conjunto com a coleta colpocitológica de seguimento ou já com o resultado dela em mãos. No entanto, sabe-se que o risco de uma nova LIEAG nessas pacientes permanece elevado nos 20 anos seguintes à realização do procedimento.

Os principais critérios de recidiva da lesão são:

- LIEAG que acomete mais de dois quadrantes.
- Comprometimento glandular.
- Margens comprometidas.
- Persistência da infeção molecular pelo HPV de alto risco (captável por métodos de biologia molecular).
- Ter mais de 50 anos de idade.

Então, ao receber o resultado do procedimento excisional, todos esses critérios devem ser observados e informados à paciente. Nesse momento, também é a oportunidade de fazer o rastreio de lesões que possam acometer a vagina, a vulva e o canal anal.

O acometimento desses outros sítios em pacientes com LIEAG é frequente, uma vez que o HPV pode estar presente de forma difusa no trato genital inferior, mesmo que não exista práticas de relação sexual anal. Os exames de vulvoscopia, citologia oncótica de canal anal e anuscopia de alta resolução devem ser realizados, com condutas específicas para cada caso, a depender dos resultados.

Prevenção primária das doenças do colo: vacinas contra o HPV

A mortalidade por câncer de colo do útero pode ser reduzida drasticamente por meio da ampliação da cobertura vacinal contra o HPV, dos exames de rastreio e do tratamento eficaz e descentralizado das lesões pré-malignas. Em 2020, a Organização Mundial da Saúde (OMS) determinou esse caminho como estratégia para erradicação desse câncer até 2030, tendo o compromisso de várias associações governamentais e não governamentais para incentivo das medidas preventivas.

No Brasil, existem três vacinas contra o HPV liberadas pela Agência Nacional de Vigilância Sanitária (Anvisa):

- Bivalente, com cobertura contra os HPVs 16 e 18.
- Quadrivalente, com proteção para os HPVs 06, 11, 16 e 18.
- Nonavalente, com cobertura contra os HPVs 06, 11, 16, 18, 31, 33, 45, 53 e 58. Esta, apesar de aprovada desde

dezembro de 2017, está disponível na rede privada de saúde.

A vacina quadrivalente pode ser aplicada nas salas de vacinas do SUS para meninas de 9 a 14 anos e meninos de 11 a 14 anos, fazendo parte do Programa Nacional de Imunizações (PNI) da criança e do adolescente.

Nessa faixa etária, são necessárias apenas duas doses da vacina para estímulo máximo de produção de anticorpos, com intervalo de seis meses entre a primeira e a segunda dose. A partir dos 15 anos, três doses da mesma vacina são necessárias para desencadear resposta imune semelhante, com intervalos de 2 e 6 meses da primeira para a segunda e terceira doses, respectivamente. A vacina é aprovada em bula para homens com até 26 anos e mulheres com até 45 anos. Diante disso, imunossuprimidos nessa faixa etária (transplantados de órgãos sólidos, pacientes vivendo com HIV e pacientes oncológicos), por fazerem parte da população de alto risco para desenvolvimento das lesões precussoras e do câncer de colo do útero, podem receber as três doses da vacina quadrivalente nos Centros de Referência para Imunobiológicos Especiais (CRIE).

Referências

1. Instituto Nacional de Câncer José Alencar Gomes da Silva. Diretrizes brasileiras para o rastreamento do câncer do colo do útero. 2. ed. Rio de Janeiro: Inca; 2016.
2. Mayeaux EJ Jr, Cox JT, editors. Modern colposcopy: textbook and atlas. 3rd ed. New York: Wolters Kluwer; 2011.
3. Marcus JZ, Cason P, Downs LS Jr, Einstein MH, Flowers L. The ASCCP cervical cancer screening task force endorsement and opinion on the American Cancer Society updated cervical cancer screening guidelines. J Low Genit Tract Dis. 2021;25(3):187-91.
4. Alli PM, Ali SZ. Atypical squamous cells of undetermined significance-rule out high-grade squamous intraepithelial lesion: cytopathologic characteristics and clinical correlates. Diagn Cytopathol. 2003;28(6):308-12.
5. Selvaggi SM. Reporting of atypical squamous cells, cannot exclude a high-grade squamous intraepithelial lesion (ASC-H) on cervical samples: is it significant? Diagn Citopathol. 2003;29(1):38-41.
6. Arbyn M, Ronco G, Anttila A, Meijer CJLM, Poljak M, Ogilvie G, et al. Evidence regarding human papillomavirus testing in secondary prevention of cervical cancer. Vaccine. 2012;30(suppl. 5):F88-99.
7. Mota F. Microinvasive squamous carcinoma of the cervix: treatment modalities. Acta Obstet Gynecol Scand. 2003;82(6):505-9.
8. Bornstein J, Bentley J, Bösze P, Girardi F, Haefner H, Menton M, et al. 2011 colposcopic terminology of the international federation for cervical pathology and colposcopy. Obstet Gynecol. 2012;120(1):166-72.
9. Sellors JW, Sankaranarayanan R. Colposcopia e tratamento da neoplasia intra-epitelial cervical: manual para principiantes. Lyon: IARC; 2003.

Leituras Recomendadas

Basu P, Sankaranarayanan R. Atlas of colposcopy: principles and practice. Lyon: IARC; 2017.

Bhatla N, Aoki D, Sharma DN, Sankaranarayanan R. Cancer of the cervix uteri: 2021 update. Int J Gynaecol Obstet. 2021;155 Suppl 1:28-44.

Brasil. Ministério da Saúde. Ofício nº 203/2021/CGPNI/DEIDT/SVS/MS. Brasília: MS; 2021.

Instituto Nacional de Câncer José Alencar Gomes da Silva. Estimativa [internet]. Brasília: Inca; 2023 [capturado em 14 jul. 2024]. Disponível em: https://www.gov.br/inca/pt-br/assuntos/cancer/numeros/estimativa.

Miranda W, Miziara F, Saieg M, Fronza H. Atualização da nomenclatura brasileira para laudos colpocitológicos do colo uterino e áreas ano-genitais. Rio de Janeiro: SBC; 2020.

Prendiville W, Sankaranarayanan R. Colposcopy and treatment of cervical precancer. Lyon: IARC; 2017.

ADRIANA SCAVUZZI
ANA CAROLINA BARBOSA PORDEUS
CINTHIA MARIA DE OLIVEIRA LIMA KOMURO

LESÕES PRECURSORAS DO CÂNCER DE ENDOMÉTRIO

A hiperplasia endometrial (HE) é definida como uma alteração morfológica do endométrio devido à proliferação anormal das glândulas endometriais. O desenvolvimento da HE em geral está associado à estimulação crônica do endométrio por estrogênios, sem oposição da progesterona.

Fatores de risco

Os fatores de risco para hiperplasia endometrial são:

- Obesidade.
- Síndrome da anovulação crônica/hiperandrogênica.
- Nuliparidade.
- Infertilidade.
- Menarca precoce.
- Menopausa tardia.
- História familiar/predisposição genética (síndrome de Lynch).
- Terapia de reposição hormonal com estrogênio isolado.
- Tumores das células da granulosa.

Classificação

A classificação mais utilizada é a da Organização Mundial da Saúde (OMS), proposta em 2014:[1]

1. Hiperplasia benigna (hiperplasia sem atipia).
2. Neoplasia intraepitelial endometrial (hiperplasia atípica).

Sintomatologia

A clínica da HE é o sangramento uterino anormal (ver Capítulo 10). A maioria das pacientes está na fase da menopausa, enquanto as pacientes na pré-menopausa ou na perimenopausa apresentam sangramento intermenstrual ou menstruação prolongada e frequentemente têm antecedente de menstruação irregular, como nos casos de sangramento uterino disfuncional (sugestivo de anovulação).

Diagnóstico

O diagnóstico da HE é histopatológico por meio de amostra de tecido endometrial.

Todas as pacientes deverão ser avaliadas com exame especular e toque vaginal antes da investigação da cavidade endometrial. O exame complementar inicial deve ser a ultrassonografia transvaginal. O valor da espessura endometrial por esse exame, para predição de neoplasia maligna, é mais bem definido na pós-menopausa. O fluxograma de investigação na pós-menopausa está representado na **Figura 13.1**.

Em pacientes assintomáticas na pós-menopausa, sem uso de terapia hormonal (TH), o limite superior da linha endometrial é 11 mm. Em uso de TH, o limite superior da linha endometrial é 8 mm (a partir desse valor, se recomenda fazer biópsia). Caso ocorra sangramento vaginal, a biópsia é necessária se a espessura do eco endometrial for maior que 4 mm.

Métodos para investigação da cavidade uterina:

- Histeroscopia (padrão-ouro).
- Biópsia endometrial ambulatorial por aspiração ou tipo Pipelle®.
- Curetagem uterina fracionada (CUF).

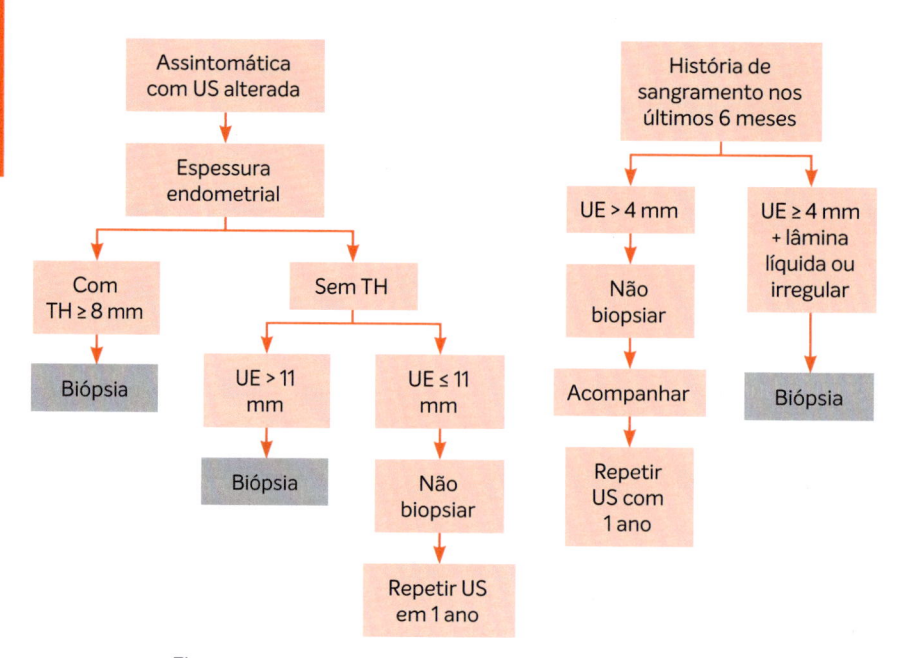

FIGURA 13.1 ■ Fluxograma de avaliação endometrial na pós-menopausa.
UE, ultrassonografia endometrial; TH, terapia hormonal; US, ultrassonografia.

> A investigação de HE deve prosseguir em caso de biópsia negativa em paciente na pós-menopausa com persistência do sangramento. A histerectomia poderá ser considerada se a cavidade endometrial for devidamente investigada e se houver sangramento recorrente.

> **Importante**
> Para mulheres na pós-menopausa com hiperplasia sem atipias e com indicação cirúrgica, deve ser oferecida histerectomia total com salpingo-ooforectomia bilateral.

Tratamento

O tratamento foi baseado nas recomendações do Royal College of Obstetricians and Gynaecologists.[2]

Os fatores clínicos a serem considerados na escolha de uma abordagem terapêutica são:

- Fatores de risco modificáveis ou não – obesidade, disfunção ovulatória, mutação genética, idade.
- Desejo de fertilidade.
- Necessidade de contracepção.
- Espessura endometrial na ultrassonografia transvaginal ≥ 20 mm (maior associação com câncer endometrial).

Hiperplasia benigna (sem atipia)

Risco de progressão para câncer é de 5% em 20 anos.

As mulheres devem ser tratadas por meio da abordagem medicamentosa com progestogênios e mudança/controle dos fatores de risco. O método de **primeira linha** é o sistema intrauterino de liberação de levonorgestrel (SIU-LNG), mas também podem ser administrados progestogênios contínuos (p. ex., acetato de medroxiprogesterona, 10-20 mg, VO, 1x/dia, ou acetato de medroxiprogesterona, 150 mg, IM, a cada três meses). A duração mínima do tratamento é de seis meses.

A biópsia de endométrio deve ser garantida a cada seis meses, por um ano; se negativas, biópsia anual.

O tratamento cirúrgico com histerectomia total (laparoscópica ou aberta) é indicado se:

- Não houver desejo de preservar a fertilidade e existir progressão para hiperplasia atípica.
- Não ocorrer regressão histológica da hiperplasia benigna após 12 meses de tratamento.
- Irromper recidiva após o término do tratamento.
- Acontecer sangramento persistente.
- A paciente não desejar ou não aderir ao seguimento.

Hiperplasia atípica/ neoplasia intraepitelial endometrial (HA/NIE)

Devido ao maior risco de progressão para câncer de endométrio, o **tratamento de escolha** é a histerectomia total com salpingectomia com ou sem ooforectomia bilateral.

> **Atenção!**
>
> O tratamento cirúrgico deve ser cogitado em qualquer etapa do tratamento clínico de pacientes com HA/NIE e oferecido sempre que o benefício da cirurgia superar os riscos.
>
> A ablação endometrial não é recomendada, pois não garante a destruição completa das lesões e dificulta o seguimento devido às prováveis aderências.

Para as mulheres que desejam preservar a fertilidade ou não são candidatas à cirurgia, indica-se:

- SIU-LNG (primeira linha de tratamento).
- Progestogênios orais ou intramusculares (segunda linha de tratamento).
- Biópsia seriada de endométrio a cada três meses. Após duas biópsias negativas, deverá ser realizada uma a cada seis meses/12 meses, até ser possível a realização da histerectomia.
- Quando a prole estiver completa, a histerectomia total deve ser oferecida.

Referências

1. Kurman RJ, Carcangiu ML, Herrington CS, Young RH, editors. WHO classification of tumours of female reproductive organs. 4th ed. Lyon: IARC; 2023.

2. Royal College of Obstetricians and Gynaecologists. Management of endometrial hyperplasia. London: RCOG; 2016.

Leituras recomendadas

Clarke MA, Long BJ, Del Mar Morillo A, Arbyn M, Bakkum-Gamez JN, Wentzensen N. Association of endometrial cancer risk with postmenopausal bleeding in women a systematic review and meta-analysis. JAMA Intern Med. 2018;178(9):1210-22.

Khafaga A, Goldstein SR. Abnormal uterine bleeding. Obstet Gynecol Clin North Am. 2019;46(4):595-605.

ANA LAURA FERREIRA

14

SEXUALIDADE FEMININA E ABORDAGEM DAS QUEIXAS SEXUAIS

A sexualidade humana é uma construção que perpassa toda a trajetória da humanidade, sendo considerada dentro de contextos políticos, culturais, religiosos, sociais, de identidade e, por fim, retocada pelo subjetivismo humano.

> O conceito de sexualidade inclui os aspectos biológico, psicológico, emocional, social, cultural e espiritual do indivíduo.

Uma adequada função sexual é importante para a longevidade das relações afetivas, a felicidade e o bem-estar geral. Desde a década de 1960, o binômio sexualidade-reprodução vem sendo desconstruído, e o aspecto prazeroso, afetivo e íntimo do sexo tem sido valorizado.

A orientação sexual refere-se às atrações emocionais, românticas e sexuais mais íntimas de uma pessoa por outras pessoas. Ao longo da história, a orientação sexual foi contextualizada em três categorias principais: heterossexual, lésbica ou *gay* e bissexual. Entretanto, o comportamento sexual abrange um espectro complexo de padrões de atividades românticas e/ou sexuais e pode não ser definido tão claramente. Este capítulo analisará a sexualidade e as queixas sexuais femininas.

A demanda feminina em busca de soluções para os problemas relacionados à função sexual e que interferem na sua qualidade de vida vem se apresentando de forma crescente nos consultórios de ginecologia, sendo importante que o profissional esteja atento às queixas sexuais provenientes da ignorância da fisiologia dos órgãos genitais e de como ocorre a resposta sexual, quando apenas o esclarecimento pode ser suficiente e resolver a queixa da paciente. Outras vezes, ela pode apresentar queixas sexuais relacionadas a possíveis bloqueios capazes de interferir na resposta sexual, e, para ajudá-la, o ginecologista precisa compreender as fases da resposta sexual.

Resposta sexual

O conhecimento atual da resposta sexual é fruto de inúmeras pesquisas realizadas em décadas diferentes e que contribuíram para a caracterização recente da resposta sexual e para o norteamento da medicina sexual.

A resposta sexual foi descrita inicialmente por Havellock Ellis (1897-1928), seguido por Alfred Kinsey (década de 1950), William Masters e Virginia Johnson (década de 1960), Helen Kaplan (década de 1970), Shere Hite (década de 1970) e Rosermary Basson.[1]

> A teoria bifásica de Ellis (tumescência/acúmulo de energia sexual e vasocongestão → detumescência/descarga de energia sexual e contração miotônica) influenciou os modelos subsequentes de Master e Johnson (1984) e Kaplan (1977).[1]

Entre 1960 e 1970, por meio de pesquisas, Master e Jonhson registraram os fenômenos anatômicos e fisiológicos da resposta sexual masculina e feminina e a caracterizaram em quatro fases consecutivas:[1]

> excitação → platô
> ↳ orgasmo → resolução

Nesse modelo, foi enfatizada a importância de um estímulo sexual orgânico ou psicológico efetivo para promover o aumento da tensão sexual e desencadear a fase de excitação, seguida pela fase de platô, na qual se observou a maior intensidade dos fenômenos congestivos, estando a fase de orgasmo restrita a alguns poucos segundos, com a sensação de bem-estar e prazer. Por fim, na fase de resolução, os corpos retomam às suas condições basais.

Na década de 1970, Kaplan propôs uma redução da resposta sexual a três fases sucessivas:[1]

> desejo → excitação → orgasmo

Foi introduzida a fase do desejo mediada pelos neurotransmissores e sem expressões orgânicas visíveis. No início do século XXI, a psiquiatra canadense Rosemary Basson constatou a falta de aplicabilidade de um modelo linear de resposta sexual para todas as mulheres. Ela verificou que a maioria das mulheres não sente desejo sexual espontâneo, mas nem por isso deixam de ser funcionais e obter satisfação em sua relação sexual. Nesse contexto, o desejo sexual responsivo pode ser desencadeado quando a mulher responde positivamente ao amor, à confiança, ao afeto, ao respeito, à intimidade emocional e a toques sensuais. A conservação da motivação sexual a longo prazo foi relacionada às experiências e sensações prazerosas, para as quais deve haver um grande investimento no tempo em que o estímulo sexual genital ou não genital é aplicado.[1]

Na fase de excitação, Basson considera dois componentes: excitação mental subjetiva e excitação física genital, na qual o ingurgitamento e a lubrificação vaginal assumem importantes papéis. Reconhece ainda que a excitação mental subjetiva pode sofrer influência positiva tanto

> **Atenção!**
> Distrações não sexuais, questões interpessoais e mágoas podem ser fatores que influenciam negativamente a excitação sexual da mulher.

da autopercepção da excitação genital do estímulo erótico quanto da excitação do parceiro.[1]

A fase da excitação pode ou não alimentar o desejo feminino e, dessa forma, o anteceder, ao contrário do que postulava Kaplan. Para Basson, nem sempre a relação sexual culmina em orgasmo e alívio da tensão sexual. O orgasmo pode ser experienciado como uma sensação de bem-estar e proximidade, que seja agradável e capaz de tornar a mulher receptiva e motivada para se engajar em nova relação sexual.[1] Assim, o modelo circular da resposta sexual feminina parece ser o mais adequado (**Figura 14.1**).

A resposta sexual humana resulta das reações biológicas e anatômicas sequenciadas e específicas de cada fase, bem como da integridade dos sistemas nervosos central e periférico (neurotransmissores), endócrino e vascular.

Qualquer alteração ou bloqueio em alguma fase da resposta sexual com duração de pelo menos seis meses que provoque desconforto/sofrimento pode levar ao aparecimento das disfunções sexuais femininas. A manutenção dos comportamentos sexuais também depende de reforços anteriores, ou seja, uma boa relação sexual reforça o desejo e a busca por novas situações de prazer. Por outro lado, se uma relação sexual acarreta desconforto, culpa ou insatisfação, a tendência natural é um desinteresse progressivo para essa atividade.

Muitas vezes, o ginecologista não resolverá a queixa sexual, porém, ao reali-

Resposta sexual feminina

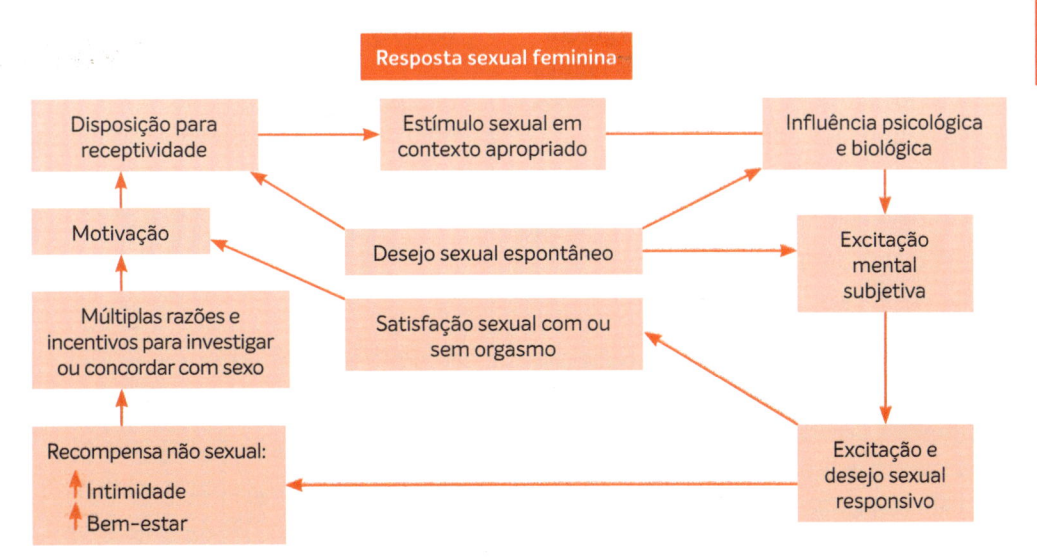

- Disposição para receptividade
- Estímulo sexual em contexto apropriado
- Influência psicológica e biológica
- Motivação
- Desejo sexual espontâneo
- Excitação mental subjetiva
- Múltiplas razões e incentivos para investigar ou concordar com sexo
- Satisfação sexual com ou sem orgasmo
- Recompensa não sexual: ↑Intimidade ↑Bem-estar
- Excitação e desejo sexual responsivo

FIGURA 14.1 ■ Modelo da resposta sexual feminina, disfunções sexuais femininas.
Fonte: Elaborada com base em Basson.[1]

> **Atenção!**
>
> Entre as mulheres brasileiras, Abdo e colaboradores[2] identificaram que 49% apresentaram algum tipo de dificuldade sexual. Um estudo realizado em Recife, na Clínica de Planejamento Familiar, observou que 36% das entrevistadas referiram alguma disfunção sexual.[3]

zar uma anamnese cuidadosa, será capaz de identificar qual fase da resposta sexual está comprometida, bem como sua causa. Na abordagem das disfunções sexuais femininas, o profissional deverá levar em consideração tanto a resposta sexual individual da mulher quanto a adequação da resposta com a parceria.

Uma vez diagnosticada a disfunção sexual, sua etiologia deve ser esclarecida, podendo estar relacionada a fatores psicossociais, fisiopatológicos, condições ginecológicas e medicações. Os principais fatores associados às disfunções sexuais femininas estão resumidos no **Quadro 14.1**.

Classificação das disfunções sexuais femininas

Até o presente momento, o Sistema Único de Saúde (SUS) adota em seus procedimentos a Classificação Internacional de Doenças, 10ª edição (CID-10),[4] que agrupa as disfunções sexuais femininas na classificação F52 (**Quadro 14.2**). Já a American Psychiatric Association (APA)[5] as classifica conforme o **Quadro 14.3**.

■ Desejo sexual hipoativo ou transtorno do interesse/excitação sexual feminina

Ausência ou redução significativa do interesse ou da excitação sexual manifestada por pelo menos três das seguintes características:

1. Ausência ou diminuição do interesse pela atividade sexual e por pensamentos ou fantasias sexuais/eróticas.
2. Ausência ou diminuição/relutância na iniciativa da atividade sexual e em responder aos convites sexuais do parceiro.
3. Ausência ou redução na excitação/prazer sexual e em sensações genitais ou não genitais em aproximadamente 75 a 100% dos encontros sexuais (em contextos situacionais identificados ou, se generalizado, em todos os contextos).
4. Ausência ou redução do interesse/excitação sexual em resposta a quaisquer estímulos sexuais ou eróticos, internos ou externos (p. ex., escritos, verbais, visuais).

Os sintomas persistem por um período mínimo de aproximadamente seis meses, causam sofrimento clinicamente significativo para a mulher, e, ainda, a disfunção

> **Importante**
>
> Em estudo realizado na cidade de Recife, na Clínica de Planejamento Familiar, o desejo sexual hipoativo foi observado em 11% das mulheres pesquisadas e parece ser a disfunção sexual mais frequente.[3]

QUADRO 14.1 ■ Fatores associados às disfunções sexuais femininas

Condições médicas	Diabetes, hipertensão arterial, tireoidopatias, neuropatias, dor pélvica crônica, depressão, ansiedade, hipoestrogenismo, hiperprolactinemia, hipoandrogenismo
Medicamentos	Benzodiazepínicos, antidepressivos tricíclicos, inibidores seletivos de recaptação de serotonina (ISRSs), antipsicóticos antidopaminérgicos, antiandrogênicos (ciproterona, espironolactona), β-bloqueadores adrenérgicos (propanolol), anti-hipertensivos de ação central (metildopa, reserpina), bloqueadores H2 de histamina (cimetidina, ranitidina), anticoncepcionais hormonais
Diádicos (relacionais)	Relação conflituosa, de longa duração, rotina relacional, ausência do ritual de sedução, preliminares insuficientes, disfunção sexual da parceria
Aspectos socioculturais	Costumes, valores, tabu e mitos, autoestima baixa, valores negativos em relação à sexualidade
Violência sexual	Abuso sexual, estupro
Repressão sexual	Repressão sexual familiar, religiosa e social no processo de formação da sexualidade induz ao sentimento negativo em relação à sexualidade e inibe a expressão sexual
Quebra de contrato	Traições cursam com desejo sexual hipoativo (DSH)
Hormonais	Hiperprolactinemia, hipotireoidismo, hipoestrogenismo e hipoandrogenismo, anticoncepcionais hormonais
Desconhecimento da anatomia genital e da resposta sexual	Repertório sexual limitado, inibição
Disfunção sexual prévia	Alteração em uma fase da resposta sexual pode desencadear disfunção de outra fase. Por exemplo, anorgasmia primária pode levar ao DSH, à disfunção de excitação ou à dor durante a atividade sexual

Fonte: Elaborado com base em Lara e colaboradores.[6]

sexual não é mais bem explicada por um transtorno mental não sexual ou como consequência de uma perturbação grave do relacionamento (p. ex., violência do parceiro) ou de outros estressores importantes e não é atribuível aos efeitos de alguma substância/medicamento ou a outra condição médica.

A excitação é a reação orgânica generalizada de miotonia, vasocongestão dos vasos, tanto genitais locais quanto da pele, e lubrificação vaginal. Verifica-se uma liberação neurogênica e endotelial do óxido nítrico e maior fluxo sanguíneo para a artéria clitoridiana e vaginal, permitindo a sua turgescência, o extravasa-

QUADRO 14.2 ■ Classificação das disfunções sexuais femininas segundo a CID-10

CID-10- F52	Disfunção sexual não causada por transtorno ou doença orgânica
CID-10- F52.0	Ausência ou perda de desejo sexual
CID-10- F52.1	Aversão sexual e ausência de prazer sexual
CID-10- F52.2	Falha da resposta genital
CID-10- F52.3	Disfunção orgásmica
CID-10- F52.5	Vaginismo não orgânico
CID-10- F52.6	Dispareunia não orgânica
CID-10- F52.7	Apetite sexual excessivo
CID-10- F52.8	Outras disfunções sexuais não devidas a transtorno ou doença orgânica
CID-10- F52.9	Disfunção sexual não devida a transtorno ou doença orgânica não especificada

Fonte: Organização Mundial da Saúde.[4]

QUADRO 14.3 ■ Classificação das disfunções sexuais femininas

- Transtorno do interesse/excitação sexual feminino
- Transtorno do orgasmo feminino
- Transtorno da dor genitopélvica/penetração
- Disfunção sexual induzida por substância/medicamento
- Outra disfunção sexual especificada
- Disfunção sexual não especificada

Fonte: American Psychiatric Association.[5]

mento de suas glândulas e o aumento na sua sensibilidade.

O ginecologista precisa estar atento às modificações normais no interesse e na excitação sexual ao longo da vida da paciente. Mulheres com relacionamentos mais prolongados costumam relatar mais atividade sexual, a despeito de não haver sentimento óbvio de desejo no início de um encontro sexual, em comparação com mulheres com relacionamentos de duração mais curta.

■ Disfunção orgásmica

A resposta sexual feminina alcança seu clímax com o orgasmo, quando podem ocorrer de três a dez contrações reflexas ritmadas e involuntárias dos músculos perivaginais e perineais, a intervalos de 0,8 segundos.

Essas contrações são particularmente visíveis no terço inferior da vagina, formando a plataforma orgásmica, que consiste nos músculos e tecidos engrossados que circundam a entrada da vagina e alguns músculos pélvicos.

O transtorno do orgasmo feminino se caracteriza pela dificuldade ou pela pouca frequência em atingir o orgasmo e/ou pela intensidade muito reduzida das sensações orgásmicas em quase todas ou em todas as ocasiões (cerca de 75-100%). Os sintomas persistem por um período

> **Importante**
>
> Ferreira e colaboradores[3] observaram que 18% das mulheres que frequentaram uma clínica de planejamento familiar na cidade de Recife relataram disfunção do orgasmo.

mínimo de aproximadamente seis meses, causam sofrimento clinicamente significativo para a mulher, e a disfunção não é mais bem explicada por um transtorno mental não sexual ou como consequência de uma perturbação grave do relacionamento (p. ex., violência do parceiro) ou de outros estressores importantes e não é atribuível aos efeitos de alguma substância/medicamento ou a outra condição médica. Estima-se que 11 a 60% das mulheres podem apresentar transtorno do orgasmo em algum momento de sua vida adulta. Ao avaliar uma paciente, é importante considerar que:

- O orgasmo pode ocorrer de forma espontânea ou, à semelhança de outros comportamentos humanos, pode ser fruto de uma aprendizagem vinculada às vivências passadas da mulher, autoconhecimento de sua anatomia feminina, amadurecimento psicológico e capacidade/treino em realizar contrações voluntárias em sua musculatura pélvica.
- Muitas mulheres precisam de estimulação clitoridiana para atingir o orgasmo, enquanto uma proporção relativamente pequena afirma ter sempre orgasmo durante a penetração peniana-vaginal. No entanto, uma mulher que atinge o orgasmo por meio de estimulação clitoridiana, mas não durante a relação sexual, não deve ser diagnosticada como portadora de transtorno do orgasmo feminino.

> É importante ressaltar que, quando a dificuldade em atingir o orgasmo é consequente à estimulação sexual inadequada, pode-se até realizar um plano terapêutico para essa mulher, porém ela não se enquadra no diagnóstico de transtorno do orgasmo feminino.

▊ Transtorno da dor genitopélvica/penetração

Caracterizado por dificuldades persistentes ou recorrentes na penetração vaginal durante a relação sexual, dor vulvovaginal ou pélvica intensa durante a relação sexual vaginal ou nas tentativas de penetração, medo ou ansiedade intensa de dor vulvovaginal ou pélvica em antecipação a, durante, ou como resultado de penetração vaginal, bem como por tensão ou contração acentuada dos músculos do assoalho pélvico durante tentativas de penetração vaginal (pode variar de espasmo semelhante a um reflexo do assoalho pélvico em resposta às tentativas de penetração vaginal até a proteção muscular "normal/voluntária" em resposta à experiência de dor antecipada ou repetida, ao medo ou à ansiedade).

Os sintomas persistem por um período mínimo de aproximadamente seis meses, causam sofrimento clinicamente significativo para a mulher, e a disfunção não é mais bem explicada por um transtorno mental não sexual ou como consequência de uma perturbação grave do relacionamento (p. ex., violência do parceiro) ou de outros estressores importantes e não é atribuível aos efeitos de alguma substância/medicamento ou a outra condição médica.

> Com base nos critérios diagnósticos utilizados pelo *Manual Diagnóstico e Estatístico de Transtornos Mentais*, 5ª edição (DSM-5),[5] estão incluídos a dispareunia e o vaginismo, este último considerado de forma mais explicada pelo DSM-IV como espasmo involuntário e recorrente da musculatura pélvica, que aumenta sua intensidade diante da tentativa de penetração.

> **Atenção!**
> Para ser considerada uma disfunção, é preciso que o profissional verifique se os sintomas persistem por mais de seis meses e se causam sofrimento. Essa abordagem precisa contextualizar a queixa considerando os aspectos biopsicossociais da resposta sexual.

Mesmo aquelas mulheres com transtorno da dor genitopélvica/penetração que referem interesse ou motivação sexual podem apresentar, com frequência, um padrão de evitação das situações e oportunidades sexuais, bem como evitar exames ginecológicos, a despeito de recomendações médicas. Outras mulheres com o transtorno referem diminuição significativa de seus sentimentos de feminilidade.

Abordagem das disfunções sexuais femininas

As queixas sexuais têm sido bastante comuns nos consultórios ginecológicos, porém é importante relembrar que nem toda queixa pode ser enquadrada como disfunção sexual.

A abordagem das disfunções sexuais pelo ginecologista sem formação em sexologia deve se limitar às questões relacionadas ao desconhecimento da anatomia e da fisiologia da resposta sexual e das causas fisiopatológicas, condições ginecológicas e medicações que possam estar desencadeando a disfunção sexual.

Muitas vezes não será possível estabelecer uma estratégia terapêutica diante da queixa sexual, porém uma escuta atenta e isenta de juízos de valor e a consideração dos limites de cada profissional são ferramentas importantes para ajudar a tratar o problema da mulher ou saber referenciá-lo à terapia sexual.

Uma vez diagnosticada uma disfunção sexual, deve-se proceder à anamnese, buscando as causas da disfunção (ver **Quadro 14.1**). É importante avaliar o vínculo conjugal do relacionamento em questão, e, muitas vezes, uma terapia de casal é uma excelente aliada no tratamento. Para que a entrevista flua, é necessário haver empatia e motivação, e o objetivo do profissional deve ser o de ajudar a melhorar a qualidade de vida da mulher que

> **Importante**
>
> As fases do desejo e do orgasmo podem estar comprometidas de acordo com o período da vida reprodutiva da mulher (iniciação sexual, aleitamento, climatério). Algumas profissões e dificuldades financeiras podem gerar diferentes níveis de estresse, que, por sua vez, podem interferir na relação sexual.

o procura. Dados relevantes da identificação merecem especial atenção.

A investigação da queixa sexual deve seguir o fluxo de qualquer outra queixa, cabendo ao ginecologista caracterizar:

1. As circunstâncias relacionadas ao surgimento da queixa.
2. O momento do aparecimento.
3. A associação com algum acontecimento ou situação.
4. Os fatores que melhoram ou pioram a queixa sexual.
   - Recomendamos seguir o modelo de investigação descrito no **Quadro 14.4**. Prossegue-se ao exame físico geral e pélvico cauteloso.
   - O diagnóstico das disfunções sexuais é eminentemente clínico, porém deve-se proceder aos seguintes: avaliação laboratorial-hemograma, dosagens de prolactina, hormônio tireoestimulante (TSH, do inglês *thyroid-stimulating hormone*), testosterona livre e testes específicos de acordo com os sinais e sintomas da mulher.

A abordagem e o tratamento das queixas sexuais pelo ginecologista devem levar em consideração as atuais expectativas sexuais das mulheres aliadas às informações veiculadas pela mídia, bem como aos avanços na farmacoterapia. Dessa forma, uma orientação básica para o ginecologista é seguir o **modelo EOP** (**e**nsinar sobre a resposta sexual, **o**rientar sobre a saúde sexual e **p**ermitir e estimular o prazer sexual), cuja base é a educação sexual. A partir desse modelo, o ginecologista deve proceder à educação sexual, esclarecendo sobre a anatomia feminina e a fisiologia da resposta sexual da mulher, explicando as fases do desejo, da excitação e do orgasmo femininos.

Outras medidas educativas importantes:

- Orientação sobre a saúde sexual, que engloba o entendimento da sexualidade.
- Prevenção das infecções sexualmente transmissíveis (ISTs).
- Métodos contraceptivos.

O ginecologista deve esclarecer à mulher que a sexualidade é uma construção que se inicia desde a infância e permeia toda a sua vida. É a busca pela intimidade, pela subjetividade, pelo prazer, por meio de interações físicas, afetivas e emocionais com um par. Potencialmente, todas as mulheres podem atingir o orgasmo, porém a satisfação sexual pode acontecer independentemente do orgasmo. Deve-se explicar à mulher que a entrega e a concentração são pontos importantes para obter o prazer sexual.

Por fim, permitir e estimular o prazer sexual são estratégias para dirimir a repressão sexual, os mitos e tabus que

QUADRO 14.4 Anamnese sexual

Data

Identificação da mulher

Nome:	Idade:	Procedência:
Profissão:	Escolaridade:	Religião:
Estado civil:	Tempo de relacionamento:	

Identificação do parceiro

Nome:	Idade:	Procedência:
Profissão:	Escolaridade:	Religião:
Estado civil:	Uso de medicações:	Passado mórbido:

Queixa principal e duração – qual a queixa, há quanto tempo começou, em que situação ocorre, o que melhora ou piora a queixa, se a parceria sabe da sua queixa:

Antecedentes médicos e sociocomportamentais importantes:

Atividades físicas e hábitos de vida:

Medicação:	Sono:	Tabagismo:

Álcool/drogas:

Antecedentes ginecológicos/obstétricos

Menarca:	DUM:	G: P: A: C:
Ciclos menstruais: /	Iniciação sexual:	
Cirurgias pélvicas:	Idade da menopausa:	Terapia hormonal:
Contracepção:	Masturbação:	

Resposta sexual individual

1. Desejo espontâneo ou responsivo:

2. Excitação:

3. Orgasmo:

História sexual

Coitarca:	Número de parceiros:

Frequência de relações sexuais/semana:

Masturbação:

Fantasias sexuais:

Satisfação com a relação sexual:

Presença de alguma disfunção com a parceria?	Se sim, qual?

Hipótese diagnóstica:

Avaliação laboratorial:

Intervenções:

DUM, data da última menstruação; G, gestação(ões); P, parto(s); A, aborto(s); C, cesárea(s).

> **MODELO EOP (Ensinar sobre a resposta sexual. Orientar sobre a saúde sexual. Permitir e estimular o prazer sexual)**
> - **Desejo sexual** – É a vontade de ter relação sexual que vai gerar bem-estar físico e mental. Nessa etapa, é muito importante explicar à mulher que, para se engajar no ato sexual, ela necessita não só do componente puramente instintivo (i.e., que a mulher se lance espontaneamente para a relação sexual), mas da motivação que também pode estar vinculada ao estímulo corporal direto feito pelo par ou ao subjetivismo da fantasia, pensamentos eróticos, intimidade e cumplicidade que reforçam o desejo. O desejo torna a mulher receptiva ao sexo e pode induzi-la a buscar o prazer sexual.
> - **Excitação sexual** – Sensação de prazer na vulva e na vagina que provoca uma sensação de prazer sexual. Ocorrem algumas modificações fisiológicas na anatomia da genitália feminina, com dilatação e intumescimento do clitóris, pelo aumento de aporte sanguíneo à genitália feminina e pela lubrificação da vagina.
> - **Orgasmo** – Múltiplas contrações involuntárias prazerosas, inicialmente mais intensas e que vão se tornando mais amenas, até cessarem e promoverem uma sensação de relaxamento. É importante que a mulher compreenda que o orgasmo ocorre com o movimento do pênis na vagina, no momento da penetração vaginal ou por meio da estimulação clitoridiana, ou ambos. As mulheres que não conseguem atingir o orgasmo espontaneamente podem aprender a alcançá-lo mediante técnicas da terapia sexual. No tratamento, recorre-se à automanipulação manual ou com vibradores (masturbação) associada à fantasia erótica, à manipulação clitoridiana pelo parceiro e à contração rítmica da musculatura pélvica e perivaginal.

possam existir acerca da relação sexual. O ginecologista deve esclarecer que é mais uma função biológica normal do organismo humano e que todos têm o direito de sentir prazer sexual.

Manejo das disfunções sexuais femininas

▌ Desejo sexual hipoativo

No tratamento de toda disfunção sexual, deve-se levar em consideração os fatores associados à ocorrência do transtorno sexual. O relacionamento conjugal desarmonioso dificilmente responde às medidas terapêuticas usualmente empregadas.

Nos casos em que a diminuição do desejo sexual vem associada aos sinais e sintomas da menopausa, como a síndrome geniturinária e queixas vasomotoras, a terapia hormonal tem seu espaço. No entanto, é contraindicada nas mulheres com câncer de mama, câncer de endométrio, tromboembolia aguda, hepatopatia aguda e/ou grave, sangramento uterino sem causa esclarecida, porfiria e diabetes com lesão de órgão-alvo.

Uma revisão sistemática mostrou que terapia estrogênica pode ser uma opção adequada para as mulheres na fase climatérica que se queixam de disfunção do desejo. A tibolona pode ser indicada para esse grupo de mulheres na pós-menopausa e que estejam na janela de oportunidade. Além de melhorar a resposta sexual como um todo, a tibolona modula a concentração de endorfinas no organismo feminino, promovendo uma melhora geral da qualidade de vida da mulher. A terapia androgênica é capaz de revigorar a resposta sexual das mulheres ooforectomizadas e daquelas em menopausa natural, quando todas as outras causas são afastadas. Suas contraindicações são as mesmas da terapia estrogênica, bem como para as mulheres que têm alopecia androgênica, hirsutismo, acne, alteração do perfil lipídico e transtorno hepático (ver orientações específicas no Capítulo 17, Climatério).

Para mulheres usuárias de anticoncepcional hormonal oral e que se queixam de diminuição ou ausência de desejo sexual, o ginecologista poderá substituir o anticoncepcional por outro não hormonal, como o DIU de cobre ou com levonorgestrel, ou, ainda, tentar o progestogênio oral como método contraceptivo.

Alguns medicamentos não hormonais, como flibanserina, bupropiona, trazodona e buspirona, também têm sido empregados em mulheres com transtorno do desejo sexual, acreditando-se que alguns neurotransmissores atuam na ativação ou desativação de áreas cerebrais que afetam a resposta sexual. Muitas vezes, está indicada a associação com a terapia sexual, terapia especializada e breve que se baseia em abordagens dos problemas sexuais com foco nas questões relacionais, conjugais, de intimidade e dificuldade de comunicação entre o casal. O terapeuta lança mão da prescrição de exercícios para o casal. Em muitas oportunidades, a terapia sexual pode se associar às abordagens psicossociais contemporâneas que empregam a técnica de terapia cognitivo-comportamental (TCC) e intervenções baseadas na atenção plena ao paciente.

Transtorno da excitação

O transtorno da excitação sexual subjetiva, ou seja, a percepção da mulher sobre as suas respostas genitais, em geral é tratado com o auxílio da TCC, enquanto problemas relacionados à excitação genital/objetiva são tratados com o uso de medicamentos e/ou dispositivos vaginais.

Transtorno do orgasmo

Após a aplicação do modelo de educação sexual, no qual o ginecologista realiza os devidos esclarecimentos acerca do orgasmo, já referido anteriormente neste capítulo, é importante afastar as causas orgânicas desse transtorno. No tratamento, recorre-se à automanipulação manual ou com vibradores (masturbação) associada à fantasia erótica, à manipulação clitoridiana pelo parceiro e à contração rítmica da musculatura pélvica e perivaginal.

Dispareunia

A base do tratamento consiste na orientação para melhorar as condições de lubrificação e relaxamento vaginal. O tratamento medicamentoso, à base de

> **Importante**
>
> Muitas vezes, quando não há como determinar a etiologia da dor, é importante uma abordagem multidisciplinar com ginecologista, fisioterapeuta e psicólogo. A fisioterapia do assoalho pélvico associada ao processo de dessensibilização dos músculos pélvicos, com o emprego dos exercícios de Kegel para a técnica de relaxamento associados ao tratamento medicamentoso, é capaz de melhorar a queixa sexual.

estriol tópico e/ou lubrificantes e hidratantes vaginais, está indicado quando a dispareunia é secundária à deprivação estrogênica.

Uma entidade que pode ser considerada nesse tópico da dispareunia é a vulvodínia, dor neuropática crônica, queimação ou desconforto na vulva, com duração superior a três meses, que pode ser espontânea, durante a relação sexual ou ao toque ou no momento da higiene da genitália. Sua etiologia é desconhecida e tem um importante componente psíquico. O seu tratamento pode incluir uma combinação das seguintes alternativas:

- Lidocaína tópica.
- Antidepressivos tricíclicos.
- Corticosteroides.
- Analgésicos.
- Terapia estrogênica local.
- Uso de lubrificantes/hidratantes vaginais.
- Fisioterapia do assoalho pélvico.

Vaginismo

Espasmo involuntário e recorrente da musculatura pélvica, que aumenta sua intensidade diante do medo da penetração, gerando mais tensão nesse momento. Trata-se de um ciclo retroalimentado, cujo tratamento consiste em extinguir o espasmo condicionado da musculatura vaginal por meio da dessensibilização lenta e progressiva, de toques na musculatura perineal, orientação de relaxamento dos músculos, exercícios de Kegel e massagens intravaginais. Pode combinar com a fisioterapia do assoalho pélvico e com a participação do parceiro, até a permissão gradativa da penetração controlada pela mulher. Devido à predominância etiológica de fatores psíquicos, a psicoterapia está indicada.

Considerações finais

A abordagem das queixas sexuais pelo médico ginecologista deve estar fundamentada no conhecimento da anatomia, da farmacologia e do comportamento humano.

As medidas e estratégias de que o ginecologista pode lançar mão para intervir nas disfunções sexuais compreendem uso de abordagem para os médicos e o modelo EOP, que se fundamenta na estratégia educativa da anatomia da genitália feminina, bem como da resposta sexual.

Prescrição de lubrificantes vaginais, terapia hormonal, substituição de medicamentos que interferem na resposta sexual, tratamentos de doenças infecciosas e outras doenças sistêmicas, como diabetes, problemas da tireoide, hiperprolactinemias e depressão, também estão dentro do espectro de ação do ginecologista.

Alguns ginecologistas com formação mais especializada podem lançar mão de algumas técnicas de treinamento sexual, sendo mais sensato encaminhar as mulheres para a terapia sexual, que muitas vezes se associa à psicoterapia.

Referências

1. Basson R. Female sexual response: the role of drugs in the management of sexual dysfunction. Obstet Gynecol 2001;98:350-3.
2. Abdo CH, Oliveira WM Jr, Moreira ED Jr, Fittipaldi JAS. Prevalence of sexual dysfunctions and correlated conditions in a sample of Brazilian women: results of the Brazilian study on sexual behavior (BSSB). Int J Impot Res. 2004;16(2):160-6.
3. Ferreira ALCG, Souza AI, Amorim MMR. Prevalência das disfunções sexuais femininas em clínica de Planejamento Familiar de um Hospital escola no Recife, Pernambuco. Rev Bras Saude Mater Infant. 2007;7(2):143-50.
4. Organização Mundial da Saúde. CID-10: classificação estatística internacional de doenças e problemas relacionados à saúde. 10. ed. São Paulo: Edusp; 2017.
5. American Psychiatric Association. Manual diagnóstico e estatístico de transtornos mentais: DSM-5. 5. ed. Porto Alegre: Artmed; 2014.
6. Lara LAS, Lopes GP, Scalco SCP, Vale FBC, Rufino AC, Troncon JK, et al. Tratamento das disfunções sexuais no consultório do ginecologista. Femina. 2019;47(2):66-74.

Leituras Recomendadas

Aguiar MV, Lopes GP. Sexologia ambulatorial. In: Camargos AF, Melo VH, Carneiro MM, Reis FM. Ginecologia ambulatorial baseada em evidências científicas. 2. ed. Belo Horizonte: Coopmed; 2008. p. 723-37.

Ferreira ALCG. Sexualidade feminina. In: Santos LC, Guimarães VM, Schettini JAC, Ferreira ALCG, Leite SRRF, MenezesTC. Ginecologia ambulatorial baseada em evidências. Rio de Janeiro: Medbook; 2011.

Ferreira ALCG, Souza AI, Ardisson CL, Katz L. Disfunções sexuais femininas. Femina. 2007;35(11):689-95.

SONIA FIGUEIREDO
CINTHIA MARIA DE OLIVEIRA LIMA KOMURO

15

PLANEJAMENTO REPRODUTIVO EM SITUAÇÕES ESPECIAIS

O planejamento reprodutivo tem como objetivo proporcionar às mulheres contracepção eficaz que assegure proteção contra gravidez não planejada. Estimativas atuais mostram que 218 milhões de mulheres em idade reprodutiva, de 15 a 49 anos, em países de baixa e média rendas, incluindo o Brasil, querem evitar gravidez, mas não estão usando um método contraceptivo moderno.[1]

As mulheres em situações clínicas especiais, que apresentem comorbidades ou alguma particularidade, nem sempre recebem orientações adequadas sobre o uso desses métodos. Os métodos contraceptivos evoluíram muito nos últimos anos, de forma que há vários deles disponíveis, como anticoncepcionais orais que utilizam doses cada vez menores de hormônios. Alguns dos métodos, inclusive, trazem benefícios não contraceptivos às usuárias. Para analisar seus efeitos, foram utilizados os critérios de elegibilidade da Organização Mundial da Saúde (OMS), de 2012, para o uso de métodos contraceptivos. As categorias são.[2]

- **Categoria 1** – Sem restrição para o uso.
- **Categoria 2** – As vantagens do uso superam os possíveis riscos.
- **Categoria 3** – Os riscos do uso superam os benefícios.
- **Categoria 4** – O uso do método é inaceitável para essa condição clínica.

Situações clínicas

Câncer de mama

O câncer de mama é o segundo tumor mais frequente nas mulheres, atrás apenas do câncer de pele. Estima-se que ocorram mais de 1 milhão de casos novos e cerca de 400.000 mortes/ano no mundo em decorrência dele; o Brasil apresenta em torno de 50.000 casos/ano.[3]

Os fatores de risco se relacionam, sobretudo, com o estímulo estrogênico, seja endógeno ou exógeno, o qual varia segundo a exposição. Entre os principais deles, incluem-se:

- **Nuliparidade.**
- **Menarca precoce** (menos de 12 anos).
- **Menopausa tardia** (mais de 55 anos).
- **Primeira gravidez após os 30 anos.**
- **Uso de contraceptivos hormonais combinados** – Início do uso em idade jovem, por tempo prolongado e antes da primeira gestação.

> **Observação:** estudos recentes que incluem formulações com baixa dose de hormônios não demonstram um aumento de risco.³

- **Terapia hormonal pós-menopausa** – Pacientes submetidas à terapia hormonal feita com a associação de estrogênio e progesterona apresentam um aumento do risco relativo ao câncer de mama, variando entre 1,3 e 1,5, sendo que o risco se eleva efetivamente após o quinto ano de uso.
- **Uso frequente de álcool.**
- **Tabagismo.**
- **Sobrepeso e/ou obesidade.**
- **Exposição à radiação ionizante** (proporcional à dose e à frequência).
- **Fatores hereditários** (presença de mutações nos genes *BRCA1* e *BRCA2*).
- **História familiar** – História de câncer de mama e/ou de ovário em familiares de primeiro grau ou câncer de mama

> **Atenção!**
> O câncer de mama hereditário corresponde a 5 a 10% do total de casos.

em homens na família é considerada de maior risco para a doença.

Em razão de os cânceres de mama ocorrerem, principalmente, na pós-menopausa (75%) e de quase dois terços dos que surgem na pré-menopausa incidirem em mulheres com idade entre 40 e 50 anos, apenas uma minoria delas precisará de anticoncepção, com o agravante de que a quimioterapia leva, em muitos casos, à falência ovariana definitiva. Por essa razão, calcula-se que apenas 10% das pacientes com câncer de mama necessitarão de algum método contraceptivo.

Menos de 10% das pacientes com câncer de mama engravidam. O tempo de anticoncepção, indicado para pacientes com câncer de mama antes de engravidarem, era de cinco anos. O Canadian Cancer Society indica que, em pacientes com linfonodos negativos, a anticoncepção deva ser mantida por três anos, e apenas naquelas com linfonodo positivo deve chegar aos cinco anos.³

Pacientes submetidas ao tratamento para câncer de mama necessitam usar métodos não hormonais, para os quais não há restrição. Deve-se dar preferência ao DIU nas que desejam engravidar e à laqueadura naquelas com prole constituída, principalmente nas pacientes com câncer pertencente ao grupo Luminal A, que são hormônio-dependentes.

Lesões precursoras e câncer de colo do útero

O câncer de colo do útero é a segunda neoplasia mais frequente na população feminina no mundo. No Brasil, é a terceira mais comum, superada pelos cânceres de mama e de pele (não melanoma), sendo a terceira causa de morte entre as mulheres.

Fatores de risco:

- **Infecção pelo papilomavírus humano** (HPV, do inglês *human papiloma virus*): A infecção pelos tipos virais de alto risco do HPV é um **estado necessário, mas não suficiente** para o desenvolvimento do câncer cervical.
- **Tabagismo.**
- **Multiparidade.**
- **Início precoce de atividade sexual.**
- **Múltiplos parceiros.**
- **Uso de contraceptivos orais** – Por mais de cinco anos ou antes do completo desenvolvimento do trato genital feminino. Os anticoncepcionais estão relacionados ao aumento da transcrição de tipos de HPV.
- **Coinfecção por HIV e *Chlamydia trachomatis*.**

Os relatos Vessey demonstraram que existem mais receptores para estrogênio e progesterona em lesões do colo do útero, associadas ao HPV, do que em células cervicais normais.[4]

Esses fatos não contraindicam a prescrição de anticoncepção hormonal oral para as pacientes portadoras do HPV. Não há qualquer restrição ao uso de injetáveis mensais combinados, adesivos, anéis vaginais, contraceptivos hormonais só de progestogênios (orais ou não) e o DIU.

Para as mulheres portadoras do HPV, os métodos de barreira, especialmente os preservativos, devem ser a principal opção, lembrando da importância da dupla proteção proporcionada por tal método em associação a outro.

Cardiopatias

O planejamento familiar da mulher cardiopata baseia-se em três aspectos:

- **Fatores relacionados ao casal** – Idade, paridade, número de filhos vivos, modo de vida e estado psíquico.
- **Fatores referentes à cardiopatia** – Diagnóstico anatomofuncional, fase clínica da cardiopatia e a terapêutica utilizada pela mulher.
- **Fatores referentes aos contraceptivos**.

A presença de preditores de risco auxilia a prever o risco de complicações durante a gestação em portadoras de cardiopatia. A ocorrência de um desses fatores de risco representa um risco adicional de evento cardíaco de 27% durante a gestação, e na presença de dois ou mais, o acréscimo é de 75%.[5] São eles:

- **Presença de cianose** (saturação de O_2 < 90%).
- **Classe funcional > II** segundo a classificação da New York Heart Association.
- **Fração de ejeção do ventrículo esquerdo < 40%**.
- **Evento cardiovascular prévio** (arritmia, edema pulmonar, acidente vascular encefálico [AVE], *ictus* isquêmico transitório).

> **Atenção!**
>
> Na presença de cardiopatias de alto risco, deve ser contraindicada a gravidez, mas, se ocorrer, deve ser considerada sua interrupção. Se, apesar dos riscos, optar-se por sua manutenção, a paciente deve ser acompanhada por equipe multidisciplinar especializada e em unidade de atendimento terciário.

Cardiopatias de alto risco à gestação

Têm mortalidade variável, podendo ultrapassar 50%, e são classificadas como risco classe 4, segundo a OMS.[5] As cardiopatias de alto risco à gestação são:

- **Estenose mitral moderada a grave** – Está associada à alta morbidade, com uma frequência de eventos cardíacos variando de 48 a 63%, mas com ausência de mortalidade.
- **Estenose aórtica grave** – Sintomática, antes do final do primeiro trimestre, sugere interrupção da gestação em razão do risco aumentado materno e fetal, independentemente do tratamento instituído.
- **Hipertensão arterial pulmona** – A gestação em portadoras de hipertensão arterial pulmonar de qualquer etiologia, além de estar associada a uma mortalidade materna elevada, pode agravar a hipertensão pulmonar. São frequentes aborto espontâneo, restrição de crescimento intrauterino e prematuridade. A mortalidade perinatal pode variar de 13 a 28%.
- **Síndrome de Marfan** – Há risco materno de dissecção de aorta associada à mortalidade de 22% e risco para os fetos de adquirirem a doença por transmissão autossômica dominante.
- **Miocardiopatia periparto** – A gestação posterior ao diagnóstico de miocardiopatia periparto representa uma recorrência de piora funcional de 21% naquelas pacientes que normalizaram a função ventricular e de 44% naquelas que permaneceram com comprometimento funcional residual. Estas têm maior necessidade de aborto terapêutico (25%) e maior incidência de prematuridade (50%), evoluindo para óbito em 25% dos casos.

Cardiopatias de risco intermediário à gestação

Classificadas como risco 2 ou 3 pela OMS, são aquelas associadas a pequeno aumento no risco de morbimortalidade materna.[5]

São elas: próteses valvares cardíacas mecânicas, estenose mitral e aórtica, cardiopatias congênitas cianóticas, cardiopatias congênitas complexas pós-cirurgia de Mustard ou de Fontan, coarctação de aorta não corrigida, disfunção ventricular leve a moderada, estenose pulmonar grave e miocardiopatia periparto prévia, sem disfunção ventricular residual e necessidade de uso contínuo de anticoagulante.

Cardiopatia de baixo risco à gestação

Classe I da OMS é aquela em que a gestação não oferece risco maior que o da população em geral, sendo exemplos:[5] miocardiopatia hipertrófica não complicada, valvulopatias com lesões leves, próteses biológicas, síndrome de Marfan sem dilatação de aorta, coarctação de aorta corrigida, sem hipertensão ou aneurisma, mulheres após transplante cardíaco, disfunção leve de ventrículo esquerdo e cardiopatia congênita corrigida e sem sequela.

Uma vez conhecido o risco da cardiopatia com relação à gestação, é conveniente a escolha do método contraceptivo mais adequado para aquela mulher, com base em eficácia, tolerância, aceitação e inocuidade.

Recomendações

- Em portadoras de cardiopatias de alto risco, a recomendação é a contracepção irreversível por meio de laqueadura tubária ou vasectomia, obedecendo parâmetros criteriosos.
- Quando grávidas, às portadoras de cardiopatias com contraindicação absoluta à gravidez pode ser oferecida a interrupção da gestação, com o esclarecimento sobre os riscos e benefícios, em obediência às leis vigentes no país, preferencialmente no curso do primeiro trimestre.
- Às portadoras de cardiopatias de risco intermediário ou de risco baixo podem ser prescritos os contraceptivos reversíveis.

Para a escolha do melhor método contraceptivo, devem ser valorizadas a eficácia do método, outras contraindicações médicas, a sua acessibilidade e as interações medicamentosas existentes. Veja, a seguir, recomendações específicas.

- **Anticoncepcionais hormonais combinados orais** – Os anticoncepcionais hormonais combinados orais (AHCOs) aumentam o risco de tromboembolia venosa, sendo maior o risco quanto maior for a dose de estrogênio. Estudos mostram um aumento do risco que variou de 2,7 a 4,1 vezes. Os AHCOs interferem com os parâmetros procoagulantes, anticoagulantes e fibrinolíticos, resultando num efeito trombogênico. O progestogênio também mostrou ter influência, sendo esta mais pronunciada em usuárias de progestogênios de terceira geração.[6]

Atenção!

Mulheres sem doença cardiovascular que utilizaram AHCO por um período médio de 10 anos apresentaram uma progressão de 20 a 30% da placa de aterosclerose de carótidas e femorais. Estudo multicêntrico conduzido pela OMS demonstrou que o AHCO aumenta o risco de infarto agudo do miocárdio (IAM) em 5 vezes, de AVE isquêmico em 3 vezes e hemorrágico em 1,5 a 2 vezes. O risco de IAM é maior em tabagistas e hipertensas. Ao decidir pela pílula anticoncepcional, devem ser feitas uma avaliação dos riscos da paciente, a correção dos fatores de risco controláveis e a avaliação dos efeitos adversos de cada componente.[6]

- **Tipos de progestogênios disponíveis:**
  - **Gestodeno ou desogestrel** – Os AHCOs com gestodeno ou desogestrel aumentam o risco de trombose em 1,5 a 1,7 vez, se comparados ao levonorgestrel.
  - **Drospirenona** – Análogo da espironolactona, com efeito antiandrogênico e antimineralocorticosteroide, também mostrou diferença significativa nos parâmetros hemostáticos. O risco da drospirenona é comparável ao do gestodeno e do desogestrel, quando contrastados os dois principais determinantes da geração da trombina: a proteína S livre e o inibidor do fator tecidual livre. A drospirenona apresentou maior redução do peso corporal e da pressão arterial.
- **Injetáveis mensais** – Os injetáveis mensais, por utilizarem estrogênios naturais em sua formulação, parecem ter menos efeitos colaterais do que os AHCOs; além disso, a administração parenteral elimina a primeira passagem pelo fígado. Entretanto, têm as mesmas restrições de uso dos combinados orais.
- **Vias alternativas: adesivo transdérmico e anel vaginal** – Existem outras apresentações de anticoncepção combinada que utilizam vias alternativas, como o adesivo transdérmico, que, pela sua comodidade de troca semanal, favorece a adesão. A absorção pela pele expõe a mulher a uma maior concentração de estrogênio, porém sem comprovação de aumento do risco de tromboembolia venosa. O anel vaginal, que permanece por três semanas, também tem boa aceitação. Esses métodos apresentam as mesmas indicações e contraindicações dos AHCO.
- **Contraceptivos exclusivamente de progesterona** – Apresentam a vantagem de não aumentarem o risco de trombose em doses contraceptivas.
  - **Oral (minipílula)** – Podem ser usados durante a amamentação, mas não são recomendados para cardiopatas de alto risco por apresentarem índice de falha de 0,5 a 10% no primeiro ano de uso. O desogestrel 75 µg é mais eficaz, sendo uma opção quando os AHCOs não podem ser administrados.
  - **Injetável trimestral** – Não afeta a coagulação nem a fibrinólise, mas muitas usuárias apresentam amenorreia e hipoestrogenismo com seu uso, e esta condição provoca disfunção endotelial com consequente formação e/ou aceleração de placas ateroscleróticas, agravando a evolução da doença cardiovascular, a longo prazo. Pode determinar redução da tolerância oral à glicose e da lipoproteína de alta densidade (HDL, do inglês *high-density lipoprotein*) e aumentar a lipoproteína de baixa densidade (LDL, do inglês *low-density lipoprotein*). Não se pode predizer se usuárias a longo prazo não se tornam mais suscetíveis à doença arterial coronariana quando em idade mais avançada. Em jovens com menos de 21 anos, seu uso foi associado à redução da densidade mineral óssea.
- **Implante** – O implante subdérmico de etonogestrel (Implanon® NXT 68 mg) é um tipo de contraceptivo reversível de longa duração (LARC, do inglês

long-acting reversible contraception) que tem ação contraceptiva por três anos e pode ser reversível a qualquer momento. Os LARCs são superiores aos demais contraceptivos, em termos de eficácia, com taxa de gravidez abaixo de 1% ao ano.

- **Dispositivo intrauterino** – O DIU é um dispositivo introduzido na cavidade uterina para impedir a gestação. É um método seguro e eficaz de contracepção, associado a poucos efeitos colaterais. O DIU é uma alternativa para as pacientes que têm contraindicação para AHCOs e não sejam de alto risco para endocardite infecciosa. A frequência de falha é menor que 2% em cinco anos.

Existem vários tipos de DIU disponíveis, os mais utilizados são:

- **DIU de cobre** (T de cobre 380 A) – Após inserido, pode permanecer por 10 anos. Durante a inserção, pode ocorrer bacteriemia, e não existe consenso quanto ao uso de antimicrobiano profilático para endocardite infecciosa. Está mais associado à dismenorreia e ao sangramento vaginal, havendo necessidade, em alguns casos, de reposição de ferro para corrigir a anemia.

> **Atenção!**
> No momento da inserção do DIU, pode ocorrer reação vagal em até 5% dos casos e ser fatal em portadoras de circulação de Fontan ou doença vascular pulmonar.

> **ATENÇÃO ÀS CONTRAINDICAÇÕES**
> Prótese valvar cardíaca, endocardite infecciosa prévia, cardiopatia congênita cianótica não corrigida, síndrome de Eisenmenger, hipertensão pulmonar de qualquer etiologia, circulação de Fontan, estenose e insuficiência aórticas, insuficiência mitral e anemia secundária são contraindicações ao uso de DIU.

- **DIU com progesterona** – Os DIUs medicados com progestogênios (levonorgestrel) têm eficácia por cinco anos. Pacientes em uso crônico de anticoagulante se beneficiam do DIU com progesterona por ele provocar menos sangramento uterino. Além de diminuir o sangramento, o DIU hormonal minimiza também a dismenorreia.

- **Contracepção de emergência** – São compostos de progesterona ou progesterona e estrogênios, indicados até 72 horas após coito desprotegido, em qualquer período do ciclo menstrual e sem contraindicação cardiológica. A pílula só com progesterona (levonorgestrel 0,75 mg, 2 comprimidos) provoca menos sintomas adversos e apresenta menor risco de falha, mas pode potencializar o efeito da varfarina naquelas pacientes que necessitam de anticoagulação contínua.

- **Métodos de barreira (diafragma, espermicida, preservativo)** – Apresentam altos índices de falha, não sendo

adequados para uso isolado nas situações em que a gestação aumenta o risco de morbimortalidade materna. No entanto, o uso do preservativo auxilia na prevenção de infecções sexualmente transmissíveis (ISTs) e deve ser recomendado.
- **Métodos comportamentais** – Não interferem na condição clínica da paciente, porém, por seus altos índices de falha, não são recomendados como método isolado para pacientes com cardiopatias.

■ Climatério

Mulheres na perimenopausa que sejam saudáveis podem utilizar quaisquer métodos contraceptivos, incluindo os hormonais.

Os AHCOs têm várias vantagens nessa faixa etária, proporcionando:

- Melhor controle do ciclo menstrual.
- Manutenção da massa óssea.
- Provável redução dos sintomas climatéricos, como fogachos.

Formulações mais indicadas

- Baixa dose estrogênica (não superior a 30 µg de etinilestradiol): menos efeitos metabólicos e menor incidência de eventos adversos.
- Progestogênios com menor impacto metabólico, como desogestrel, gestodeno e drospirenona.
- Outra boa opção: pílulas de estradiol associado a dienogeste ou a acetato de nomegestrol.

Situações em que houver contraindicações ao estrogênio

- As minipílulas e a pílula de desogestrel podem ser utilizadas.
- O implante de etonogestrel e a medroxiprogesterona de depósito também podem ser prescritos (os principais inconvenientes são o sangramento irregular, bastante frequente, e a redução da massa óssea, que ocorre nas usuárias de injetável trimestral).

Outros métodos disponíveis

- DIU de cobre, de prata e medicado com levonorgestrel: excelente eficácia sem interferência hormonal, o que permite o diagnóstico da falência ovariana mais facilmente. Particularmente, os DIUs de cobre podem aumentar a perda sanguínea menstrual, enquanto o DIU com levonorgestrel leva à amenorreia, em muitos casos. Nessa situação, é mais vantajoso determinar efetiva contracepção e adequado controle endometrial.
- Métodos definitivos (laqueadura tubária e vasectomia): têm alta eficácia e são muito utilizados.

■ Diabetes melito

Anticoncepcionais hormonais combinados orais

Os AHCOs devem ser utilizados somente por mulheres diabéticas com idade inferior a 35 anos, não fumantes, que não apresentem nefropatia ou retinopatia e não sejam hipertensas, pelo risco teórico de aumento de complicações cardiovasculares.

PLANEJAMENTO REPRODUTIVO EM SITUAÇÕES ESPECIAIS

> **Critérios de elegibilidade da OMS para o uso de AHCO em mulheres diabéticas:**
> - Diabéticas que apresentam doença vascular periférica e/ou duração da doença maior do que 20 anos – categorias 3 e 4.
> - História de diabetes gestacional – categoria 1.[6]

O risco de eventos tromboembólicos da maioria dos contraceptivos hormonais para as diabéticas é relativamente baixo.

- Podem interferir no metabolismo dos carboidratos e acelerar o aparecimento de doença vascular em mulheres com diabetes. As formulações atuais dos AHCOs não têm mostrado esses efeitos em pacientes com diabetes melito tipo 1 (categoria 2 da OMS), nem interferência no aparecimento do diabetes melito tipo 2.
- O anel vaginal pode ser utilizado nas portadoras de síndrome metabólica, pois não interfere na resistência insulínica.
- A contracepção de longa duração com os DIUs de cobre e de levonorgestrel e o implante de etonogestrel são tão eficazes quanto a contracepção permanente, sem os riscos de um procedimento cirúrgico. Por isso, são recomendados com prioridade para mulheres que já apresentam complicações do diabetes e que não desejam engravidar.

■ Lúpus eritematoso sistêmico

As mulheres com diagnóstico de lúpus eritematoso sistêmico (LES) podem ter sérias complicações na gravidez, por isso é muito importante o uso de contracepção eficaz.

- **Mulheres com doença leve a moderada** – Sem anticorpos antifosfolipídicos, não apresentam aumento do risco de trombose com o uso de AHCO, sendo classificadas na categoria 2 da OMS. Uma boa opção é o DIU de cobre ou medicado.
- **Mulheres com história de doença vascular, nefrite ou a presença de anticorpos antifosfolipídicos** – AHCOs devem ser contraindicados, enquadrando-se na categoria 4 da OMS.

■ Hipertensão arterial

A hipertensão arterial sistêmica (HAS) tem aumentado sua prevalência no mundo, e estima-se que, em 2025, um em cada três indivíduos com mais de 20 anos será hipertenso.[7]

A mulher hipertensa tem risco aumentado de AVE e de IAM em relação à população geral, pela própria hipertensão não controlada e demais fatores de risco associados.

Anticoncepcionais hormonais combinados orais

Os AHCOs são considerados categoria 3 pela OMS, ou seja, não devem ser prescritos, a não ser que não existam outros métodos disponíveis.

As hipertensas não tratadas ou sem controle adequado têm contraindicação formal ao uso de contraceptivos hormonais, enquadrando-se na categoria 4.

Doenças cardíacas isquêmicas atuais ou pregressas e história de AVE também contraindicam seu uso, sendo categoria 4.

Antecedentes de hipertensão na gravidez, classificados como categoria 2, não contraindicam o uso de pílulas anticoncepcionais, mas é prudente haver um acompanhamento médico adequado.

O American College of Obstetrics and Gynecology (ACOG), desde 2006, mostrou que mulheres com hipertensão bem controlada, com menos de 35 anos, sem sinais de doença vascular em órgãos-alvo e não tabagistas podem utilizar AHCO, desde que sejam monitoradas. Se a pressão arterial permanecer controlada após alguns meses, os AHCOs podem ser mantidos.[7]

Atenção!

Em mulheres com HIV, em associação ao método anticoncepcional, deve ser feito uso consistente e correto de um método de barreira, como o preservativo masculino ou feminino, em todas as relações sexuais. A dupla proteção faz parte das estratégias de saúde pública para a redução da transmissão do vírus.

Recomendações

- Anticoncepcionais contendo apenas progestogênios, como a pílula de desogestrel 0,75 mg e o injetável trimestral de depósito: não afetam significativamente a pressão arterial e apresentam menor risco de eventos tromboembólicos.
- DIU (de cobre ou o DIU de levonorgestrel): são boas opções contraceptivas de longa duração para mulheres hipertensas, pois não afetam o controle da pressão arterial.

■ HIV

Novas diretrizes da OMS, publicadas em 2016, mostram que mulheres com um alto risco de contrair o vírus da imunodeficiência humana (HIV, do inglês *human immunodeficiency virus*) podem usar qualquer forma de contracepção reversível de alta eficácia.[6]

Os métodos considerados de alta eficácia são os AHCOs, os injetáveis mensais, os adesivos, o anel vaginal, as pílulas exclusivas de progestogênios, os injetáveis trimestrais, os implantes e os dispositivos intrauterinos de levonorgestrel e de cobre. Em pacientes com prole definida, sem desejo de engravidar, são possíveis a vasectomia e a laqueadura tubária.

Os contraceptivos hormonais não parecem aumentar a chance de infecção pelo HIV, sendo classificados como categoria 1. O uso de antirretrovirais pode interferir nos níveis de esteroides nas usuárias de AHCO e afetar a eficácia desses métodos. Em pacientes que usam pílulas de progestogênio isolado, esse efeito pode ser mais acentuado. Mulheres com HIV e que usam ritonavir e lopinavir apresentam redução significativa dos níveis séricos de etinilestradiol causada por essas medicações.

■ Obesidade

Anticoncepcionais hormonais

A obesidade parece diminuir a eficácia dos AHCOs, apesar de poucos dados na literatura. O mecanismo implicado parece relacionado com o aumento do metabolismo basal, a degradação das enzimas hepáticas e o sequestro pelo tecido adiposo.

Há maiores níveis de hormônio folículo-estimulante (FSH, do inglês *follicle-stimulating hormone*) e de hormônio tireoestimulante (TSH, do inglês *thyroid-stimulating hormone*) circulantes, o que provoca maior potencial de falhas.

A obesidade aumenta o risco de trombose venosa em mulheres que usam contraceptivos hormonais combinados, quer sejam orais ou injetáveis.

- A primeira escolha deve recair sobre os AHCOs da associação de etinilestradiol e levonorgestrel.
- O uso de minipílulas não mostrou aumento de casos de trombose em mulheres obesas e é uma opção segura para essas pacientes.

Dispositivos intrauterinos

São opções viáveis para mulheres obesas. O DIU de levonorgestrel apresenta, ainda, a vantagem de proteção endometrial contra hiperplasia e câncer de endométrio, mais frequentes nessas pacientes.

■ Trombofilias

Trombofilias são doenças que determinam tendência a tromboses venosas ou arteriais em decorrência de alterações hereditárias (deficiência de proteína C, S e antitrombina, mutação do fator V de Leiden e mutação do gene da protrombina) ou adquiridas da coagulação (síndrome antifosfolipídica), que causam estado pró-trombótico.

Os fatores de risco mais relevantes para as tromboses venosas ou arteriais são:

- Obesidade.
- Uso de hormônios.
- Cirurgias.
- Repouso prolongado no leito.
- Viagem de avião de longa duração.
- Câncer.
- Tabagismo.
- Gravidez.

A tromboembolia venosa (TEV) geralmente acomete mulheres com idade mais avançada, sendo rara em mulheres em idade reprodutiva.

> **Importante**
> A gravidez está associada a alterações fisiológicas que afetam a coagulação e o sistema fibrinolítico. A incidência de tromboembolia em grávidas varia de 0,6 a 1,7 caso/1.000 gestações. Mais da metade dessas tromboses ocorre durante o puerpério.

> **Atenção!**
> O rastreamento de trombofilias antes de iniciar o uso de AHCO não encontra respaldo na literatura, em virtude da baixa incidência de trombose venosa e de trombofilias na população, que gira em torno de 0,5%. Exames de rotina só diagnosticam 30% dos casos e devem ser solicitados apenas em pacientes com história pessoal ou familiar de trombose.

- Os AHCOs estão associados a um aumento de três vezes na incidência de TEV. Quanto maior for a dose de estrogênio, mais alto é o risco.
- Os AHCOs não devem ser usados em pacientes com trombofilias hereditárias, uma vez que aumentam significativamente o risco de TEV, que é ainda maior durante a gestação.

Mutação do fator V de Leiden

É a causa hereditária mais comum de TEV. Está presente em cerca de 30% dos indivíduos acometidos, seguida pela mutação do gene da protrombina.

Portadoras de mutação do fator V de Leiden têm risco 30 vezes maior de desenvolver trombose venosa profunda.

Recomendações

O uso do progestínico isolado não eleva o risco de TEV e pode representar uma boa opção para mulheres portadoras de trombofilias. Métodos de barreira ou dispositivos intrauterinos (DIU de cobre ou hormonal) são também escolhas possíveis.

Referências

1. Brasil. Ministério da Saúde. Comissão Nacional De Incorporação De Tecnologias No Sistema Único De Saúde. Ministério da Saúde incorpora ao SUS implante para prevenção da gravidez por mulheres entre 18 e 49 anos [Internet]. Brasília: CONITEC; 2021 [capturado em 21 jul. 2024]. Disponível em: https://www.gov.br/conitec/pt-br/assuntos/noticias/2021/abril/ministerio-da-saude-incorpora-no-sus-implante-para-prevencao-da-gravidez-por-mulheres-entre-18-e-49-anos.
2. Lubianca JN, Wannmacher L. Uso racional de contraceptivos hormonais orais. In: Brasil. Ministério da Saúde. Uso racional de medicamentos: temas selecionados. Brasília: MS; 2012. p. 91-102.
3. Canadian Cancer Society. Cancer statistics [Internet]. Toronto: CCS; 2023 [capturado em 28 jul. 2024]. Disponível em: https://cancer.ca/en/research/cancer-statistics.
4. Elson DA, Riley RR, Lacey A, Thordarson G, Talamantes FJ, Arbeit JM. Sensitivity of the cervical transformation zone to estrogen-induced squamous carcinogenesis. Cancer Res. 2000;60(5):1267-75.
5. World Health Organization. Sexual and reproductive health: cardiac diseases in pregnancy. Geneva: WHO; 2011.
6. World Health Organization. Medical eligibility criteria for contraceptive use. 5th ed. Genebra: WHO; 2015.
7. ACOG Committee on Practice Bulletins-Gynecology. ACOG practice bulletin. N.. 73: use of hormonal contraception in women with coexisting medical conditions. Obstet Gynecol. 2006;107(6):1453-72.

Leituras recomendadas

Di Bella ZIKJ, Bianchi AMHM, Araujo FF, Sartori MGF, Girão MJBC. Contraception and family planning at the extreme of reproductive life: climacteric. Rev Assoc Med Bras. 2016;62(5):454-7.

Giribela CRG. Recomendações para contracepção em mulheres hipertensas. Rev Bras Hipertens. 2013;20(4):169-70.

Nascimento CMBD, Machado AMN, Guerra JCC, Zlotnik E, Campêlo DHC, Kauffman P, et al. Consenso sobre a investigação de trombofilia em mulheres e manejo clínico. Einstein. 2019;17(3):1-7.

16. ATENDIMENTO A PACIENTES LGBTQIAPN+

FLÁVIO CARDOSO
ARTUR RANGEL

A política LGBTQIAPN+ (sigla para lésbicas, *gays*, bissexuais, transgêneros, *queers*, intersexuais, assexuais, pansexuais e não binárias, entre outros) é uma iniciativa para a construção de mais equidade no Sistema Único de Saúde (SUS). O compromisso do Ministério da Saúde com a redução das desigualdades constitui uma das bases do Programa Mais Saúde: direito de todos, desde 2008.[1]

A população LGBTQIAPN+ é composta por grupos diversificados, cada um com suas vulnerabilidades e peculiaridades nos cuidados à saúde. A necessidade de criar conceitos de classificação se deve historicamente à normalização compulsória do "cisgenerismo" e da "heteronormatividade", por meio dos quais o sexo biológico/genético de nascimento definiria a forma de comportamento social e identidade de gênero, bem como seus afetos e sua orientação sexual. O entendimento do conceito de gênero e todas as suas vertentes e da sexualidade é fundamental para compreender as necessidades de cada indivíduo, que nem sempre segue uma regra ou categorização. A seguir, uma breve descrição sobre cada grupo.

- **Lésbicas** – Pessoas de gênero feminino que sentem atração sexual e/ou afetiva por pessoas do gênero feminino.
- **Gays** – Comumente usada para pessoas de gênero masculino que sentem atração sexual e/ou afetiva por pessoas do gênero masculino. No seu significado original, remete à pessoa que sente atração sexual ou afetiva por pessoa do mesmo gênero.
- **Bissexuais** – Pessoas que se relacionam sexualmente, afetivamente e emocionalmente com pessoas dos gêneros feminino e masculino.
- **Transgêneros** – Pessoas que se identificam com uma identidade de gênero oposta àquela atribuída socialmente de acordo com o órgão sexual/sexo bioló-

gico ao nascimento. Podem passar por mudanças corporais, com tratamentos hormonais e intervenções cirúrgicas para adequação de gênero, sendo o termo "**t**ransexual" mais correto para tal situação. O termo "**t**ravesti" é designado para um grupo que se considera uma identidade à parte; uma identidade não binária. Travestis "rompem com o muro entre masculino e feminino", entretanto, ainda reivindicam a feminilidade, ao passo que a pessoa transexual se identifica com o gênero oposto ao do nascimento, mantendo-se na esfera binária de gêneros.

- *Queers* – Termo empregado para designar todos que não se encaixam na "heterocisnormatividade", que é a imposição compulsória da heterossexualidade e da cisgeneridade. Comumente utilizado pelos homens *gays*.
- **Intersexuais** – Pessoas que nasceram com características biológicas que englobam o gênero feminino e masculino. O termo "hermafrodita", de cunho biológico, é historicamente utilizado para seres que têm "anomalias sexuais", é considerado um termo pejorativo e seu uso é desencorajado.
- **Assexuais** – Pessoas que não sentem atração sexual por outras pessoas, independentemente do seu gênero. O que não implica a possibilidade de atração afetiva. O "A" ainda pode se referir a "**a**gênero", indivíduo que tem identidade de gênero neutra e não se identifica com o binarismo. "**a**ndrógino" é o termo utilizado para designar pessoas que têm traços físicos tanto femininos quanto masculinos. Uma pessoa andrógina é aquela que apresenta uma ambiguidade em relação à sua aparência, o que pode, ou não, se refletir em seu comportamento. A androginia está ligada ao estilo ou à expressão.
- **Pansexuais** – Pessoas que sentem atração sexual e/ou romântica por todas as identidades de gênero e suas variáveis.
- **Não bináries** – Os indivíduos não bináries sentem que seu gênero está além ou entre a convencionalidade de homem ou mulher e podem defini-lo com outro nome e de maneira totalmente diferente. Inclusive, dispensam as regras gramaticais impostas de pronomes feminino e masculino e são chamados por pronomes neutros (elu/delu ou eli/deli). É uma adição recente no glossário.

O atendimento ao paciente LGBTQIAPN+ pode ser desafiador para alguns profissionais devido às divergências culturais e temporais existentes, mas nós, como profissionais de saúde, devemos nos despir de opiniões pessoais e prestar o mais adequado atendimento diante das melhores

> **Importante**
>
> Os detalhes nos cuidados à saúde vão depender do sexo biológico ao nascimento, das práticas sexuais e dos tratamentos de adequação de gênero que o indivíduo realizou.
> O gênero fluido é um grupo dentro do espectro não binárie. Sua maior característica é o fato de existir uma fluidez que transita entre uma identidade de gênero ora feminina, ora masculina ou a mistura das duas.

ATENDIMENTO A PACIENTES LGBTQIAPN+

evidências para todos que nos procuram, sem discriminações de qualquer tipo.

Gênero, expressão de gênero, identidade de gênero e orientação sexual

O termo "gênero" designa estrutura social e construção histórica do que é ser homem/masculino ou mulher/feminino nas diferentes épocas e sociedades. Atualmente, o conceito abrange muito mais um espectro do que uma categorização dicotômica. O gênero biológico, ou o sexo de nascimento, é definido pela genética e pela genitália. É historicamente definidor da expressão e da identidade de gênero. No entanto, a "expressão de gênero" é a forma como a pessoa deseja se expressar, em determinados momento e contexto, considerando os padrões sociais, e pode abranger imagem corporal, roupas, adornos e gestos. E a "identidade de gênero" é como a pessoa se identifica em seu gênero, *self*, e compreende uma diversidade enorme de possibilidades (**Figura 16.1**).

A orientação sexual refere-se à atração e ao desejo físico, afetivo/romântico ou emocional por outras pessoas, podendo não incluir alguns desses tipos de desejo ou atração completamente.

Quando combinados, gênero e sexualidade podem criar inúmeras possibilidades, como nos mostra a **Figura 16.2**.

Em um atendimento ginecológico, portanto, nem sempre a paciente será uma mulher *cis* heterossexual. E isso nos remete à importância de saber os cuida-

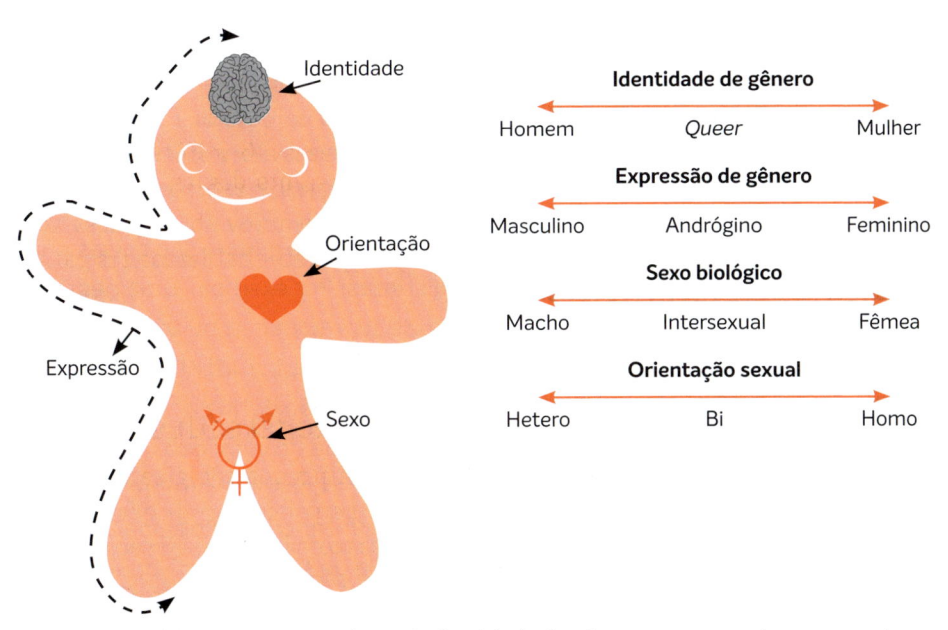

FIGURA 16.1 ■ Gênero e suas variáveis. A identidade de gênero compreende um espectro, bem como as demais variáveis. Observe que, mesmo ampliando o conceito, ainda há dificuldade para incluir grupos como os não binários ou gêneros fluidos, mas ajuda na compreensão de haver possibilidades além da polarização ou dicotomia. Para o paciente transexual, a identidade de gênero se encontra no sexo biológico de nascimento oposto.

Legenda

Sexo biológico
♀ Feminino
♂ Masculino
⚥ Intersexo

Expressão de gênero
H Homem
M Mulher
N Não binário

Identidade de gênero
C Cisgênero
T Transexual

Orientação sexual
He Heterossexual
Ho Homossexual
Bi Bissexual
A Assexuado
SH Sente atração por homens
SM Sente atração por mulheres

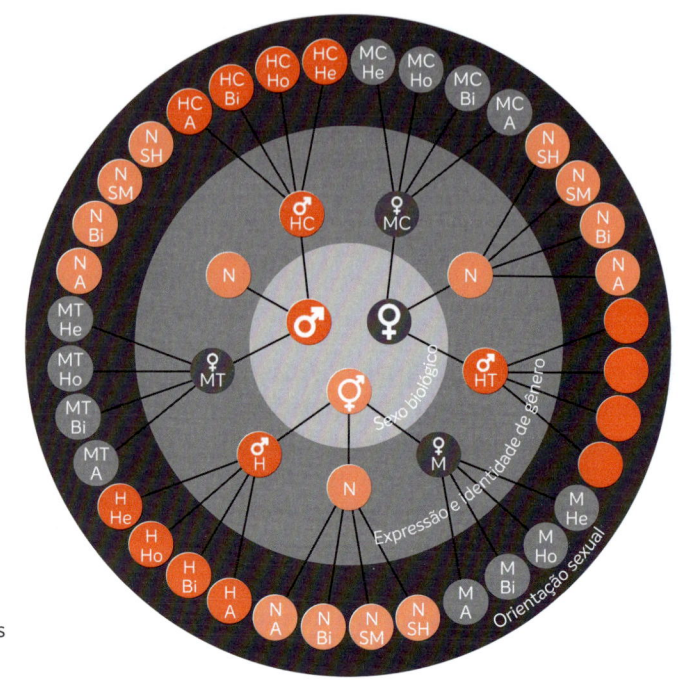

FIGURA 16.2 ■ Mandala da diversidade.
Fonte: Desenvolvida por Ary Ney Chaicoski Junior, Fabio Dezo e Thiago Campos (disponível em https://commons.wikimedia.org/wiki/File:Mandala_da_Diversidade_Sexual.svg).

dos específicos em relação à saúde de cada grupo, bem como ao cuidado na escolha das palavras e no julgamento.

Cuidados à saúde das mulheres *cis* LGBTQIAPN+

Os exames de rastreio e os cuidados à saúde da mulher *cis* LGBTQIAPN+ seguem a mesma rotina padrão de todas as mulheres *cis*. Para aquelas que fazem sexo com mulheres também existe o risco de contaminação pelo papilomavírus humano (HPV, do inglês *human papiloma virus*), seja por meio do contato de mucosa da vulva com outra vulva, do contato com mão contaminada, pelo sexo oral ou pelo compartilhamento de brinquedos

Importante

Sexualidade e gênero são coisas distintas! Por exemplo, uma pessoa pode ser mulher *cis* ou *trans*, hétero ou lésbica. Identidade de gênero não define a sexualidade do indivíduo. Durante a consulta, sempre deve se perguntar como a pessoa gostaria de ser chamada quanto ao **nome social** (se ainda não houve alteração na documentação) e ao uso dos **pronomes**. Sempre será a melhor forma de abordar o tema em caso de qualquer dúvida.

sexuais. O contato de secreções diretamente com o colo do útero é obrigatório para a infecção desse órgão. Dessa forma, o rastreio para o câncer de colo do útero deverá ser realizado para aquelas cujas práticas sexuais tenham risco de possibilidade de contaminação pelo HPV. Algumas mulheres desse grupo sentem grande desconforto com o exame especular, com possibilidade de nunca terem tido, inclusive, penetração vaginal (o que não significa que a paciente é virgem, devemos desconstruir esse conceito); assim, o médico deverá realizá-lo somente quando necessário, conversando sempre com a paciente sobre a importância do exame e respeitando a autonomia dela.

Sempre deverá ser oferecido, quando disponível, o rastreio para câncer de colo do útero com a pesquisa de DNA-HPV por reação em cadeia da polimerase (PCR, do inglês *polymerase chain reaction*). Além de ser um exame mais sensível, é mais bem aceito por poder dispensar o exame especular para sua realização.

O grupo LGBTQIAPN+ é epidemiologicamente mais suscetível a situações de violência e vulnerabilidade social, com consequente maior incidência de transtornos mentais, intensificados pelo sofrimento e pelo preconceito de suas famílias e da sociedade. Na consulta, deve-se perguntar, com cuidado, ativamente sobre história de violência e avaliar as queixas psicológicas e mentais. Não é incomum o desconforto do exame ginecológico estar relacionado à história de abusos, podendo haver presença de vaginismo ou vulvodínia. Deve-se encaminhar a paciente para especialistas da saúde mental sempre que identificado processo de adoecimento.

Diagnóstico da incongruência e disforia de gênero

Em 2019, a Organização Mundial da Saúde (OMS) excluiu a "transexualidade" do capítulo de "saúde mental" da Classificação Internacional de Doenças (CID),[2] sob recomendações de populações e de profissionais de saúde de todo o mundo, pois boas evidências científicas indicavam que transexualidade/transgeneridade/travestilidade não são um transtorno mental e nem são decorrentes de adoecimentos mentais (na verdade, tais adoecimentos seriam muito mais consequência de uma sociedade preconceituosa que estigmatiza e agride), e o termo "Incongruência de gênero" está atualmente presente no capítulo de "Condições relacionadas à saúde sexual" da CID-11.[2] O *Manual Diagnóstico e Estatístico de Transtornos Mentais*, 5ª edição (DSM-5), traz o termo "Disforia de gênero". A diferença entre incongruência e disforia de gênero está no sofrimento e nas repercussões à saúde física e mental presentes obrigatoriamente na disforia de gênero. O termo "transexualismo" (F64.0 CID-10) carregava o estigma de patologização das "identidades *trans*" e não deve mais ser utilizado.[3]

O diagnóstico da incongruência e disforia de gênero é baseado em critérios clínicos, e deverão ser avaliados a associação e o diagnóstico diferencial com transtorno dismórfico corporal, transtornos psicóticos e transtorno do espectro autista (TEA) (pelo desafio na construção da própria imagem).

Critérios diagnósticos de incongruência de gênero (CID-11/DSM-V)

Incongruência por seis meses caracterizada por dois dos seguintes:

- Incongruência com os caracteres sexuais.
- Desejo intenso de se livrar dos próprios caracteres sexuais devido à incongruência de gênero (podendo, às vezes, chegar à automutilação).
- Desejo intenso de ter os caracteres sexuais do gênero oposto.
- Desejo intenso de ser do gênero oposto.
- Desejo intenso de ser tratado como do outro gênero.
- Convicção de pensar e agir como o outro gênero.

> Intenso sofrimento associado à condição pode estar presente ou não (o que diferencia a incongruência da disforia).

A prevalência da incongruência de gênero no mundo é de 0,1 a 2% da população mundial. Em um estudo epidemiológico publicado em 2021, cerca de 2% da população brasileira se declarou não binárie ou *trans*.[4]

Orientações gerais para o início da terapia hormonal para adequação de gênero em mulheres e homens *trans*

O objetivo da terapia hormonal (TH) como tratamento não é "transformar" o indivíduo, mas adequar externamente algo que existe "internamente". É importante que o profissional que decidir trabalhar com TH para adequação de gênero sempre tenha isso em mente. Daí o termo terapia hormonal para "afirmação" ou "adequação" de gênero. O princípio básico da TH é simples: estrogenizar as mulheres *trans* e androgenizar os homens *trans*, a partir da balança entre estradiol (E2) e testosterona (T), dentro de alvos séricos fisiológicos para o gênero de afirmação. Dessa forma, são desenvolvidas as características corporais condizentes com sua identidade de gênero.

Uma vez definido o diagnóstico de incongruência de gênero e decidido o início da TH para adequação de gênero, deve-se avaliar a saúde mental do indivíduo em relação ao correto diagnóstico feito, descartando-se outras condições psiquiátricas que poderiam atrapalhar o tratamento. Para isso, é fundamental o trabalho interdisciplinar da psicologia e/ou psiquiatria, e caso o indivíduo ainda não tenha sido avaliado por esses profissionais, é fundamental que seja atendido por eles antes de iniciar a TH, pois as mudanças hormonais repercutirão na química cerebral desse paciente. A assinatura do Termo de Consentimento Livre e Esclarecido (TCLE) é obrigatória veja modelo na **Figura 16.7** no final deste capítulo e, maior, no Apêndice. A avaliação clínica e endocrinológica é necessária, considerando o risco cardiovascular e a estabilização de comorbidades, assim como a realização de exames complementares para início e seguimento. Faz parte dessa avaliação pré-TH (**Figura 16.3**) a definição de quais hormônios deverão ser utilizados, a posologia destes, a discussão sobre seus efeitos colaterais e possíveis even-

Anamnese	Exame físico
Histórico pessoal e familiar Comorbidades/ISTs Uso de drogas/tabagismo Questões sociais Desejo de ter filhos biológicos Desejo de realizar cirurgias	Antropometria Avaliação das mamas Pelos – pesquisar hirsutismo e alopecia Avaliação da genitália

Exames laboratoriais

Hemograma completo/Bioquímica
Testosterona total, prolactina, E2, FSH, LH
Sorologias para IST
Se o risco cardiovascular e de TVP for elevado: PCR, fibrinogênio, ferritina/lipoproteína A/homocisteína/marcadores de coagulação/escore de cálcio
PSA para pacientes com mais de 40 anos

Exames de imagem

US da mama/da pelve
US do abdome – Conforme necessidade
US da bolsa escrotal – Se criptorquidismo ou indicação específica
US da próstata – idade > 50 anos (> 40 se Hfam)
Doppler venoso de MMII – conforme necessidade
Densitometria óssea – 65 anos *OU* 60 anos se alto risco: história familiar de osteoporose, tabagismo, alcoolismo, IMC < 20 kg/m², uso de glicocorticoide, artrite reumatoide, gonadectomia

FIGURA 16.3 ■ Resumo da avaliação pré-TH.
E2, 17-β-estradiol; FSH, hormônio folículo-estimulante; LH, hormônio luteinizante; IMC, índice de massa corporal; ISTs, infecções sexualmente transmissíveis; PCR, proteína C-reativa; PSA, antígeno prostático específico; US, ultrassonografia; MMII, membros inferiores; TVP, trombose venosa profunda.

Fonte: Elaborada com base em Hembree e colaboradores.[5]

tos indesejados, o compromisso do paciente com o tratamento e os cuidados contínuos que terá com a TH, com a redução dos fatores de risco modificáveis. Conversar sobre a fertilidade e o planejamento reprodutivo (abordar a possibilidade de infertilidade irreversível da TH e trazer a discussão, se for do interesse, sobre banco de sêmen e congelamento de óvulos) e esclarecer quanto ao encaminhamento para as cirurgias.

■ Critérios para o início do tratamento

- Ter incongruência/disforia de gênero documentada.
- Ser capaz de tomar decisões e consentir com seu tratamento (assinatura do TCLE).
- Idade > 18 anos (MS – Portaria nº 2803/2013)[6] ou > 16 anos (CFM – Resolução nº 2265/2019).[7]

- Estar com condições de saúde mental e clínicas controladas.
- Exames complementares normais.

Os exames que deverão ser realizados antes do início e durante a TH, bem como os regimes hormonais aqui utilizados, são baseados nas recomendações do último guia da Sociedade Internacional de Endocrinologia, de 2017,[5] e no livro *Saúde LGBTQIA+: práticas de cuidado transdisciplinar*, de 2021,[8] atualmente uma das principais literaturas já feitas por brasileiros sobre o tema.

Exames complementares pré-terapia hormonal

Mulheres *trans*

Hemograma completo, alanina aminotransferase (ALT), aspartato aminotransferase (AST), creatinina (Cr), ureia (U), colesterol total e frações (CTF), triglicerídeos (TG), glicemia de jejum (GJ), hemoglobina glicada (HBA1c), testosterona total (TT) e livre, estradiol (E2), estrona (se for iniciar regime oral), prolactina (PRL), hormônio folículo-estimulante (FSH), sorologias para ISTs, antígeno prostático específico (PSA) (a partir dos 40 anos), ultrassonografia (US) de próstata (a partir dos 50 anos), US de mamas (se ginecomastia ou outras alterações no exame físico das mamas), US de abdome (na suspeita de doenças hepáticas/renais), US de bolsa escrotal (se criptorquidismo ou alteração no exame físico), Doppler venoso de membros inferiores (MMII) (na suspeita de insuficiência venosa crônica clínica para estimar o risco de trombose venosa profunda [TVP]), densitometria óssea se > 65 anos ou > 60 anos com alto risco de osteoporose e considerar após 10 anos do início da TH. Marcadores de risco cardiovascular e TVP (principalmente para as mulheres *trans*) na presença de alto risco (proteína C-reativa, fibrinogênio, coagulograma, ferritina, lipoproteína A, homocisteína, marcadores de coagulação).

Homens *trans*

Hemograma completo, principalmente para avaliar hematócrito, bioquímica, incluindo ALT, AST, Cr, Ureia, GJ, HBA1c, CTF e TG, TT e testosterona livre, E2, sorologias para ISTs (HIV, hepatites B e C e sífilis), US pélvica (avaliação prévia ovariana e uterina), US de mamas (se mamas presentes), US de abdome (sob suspeita ou risco de doenças hepáticas/biliares/renais), Doppler venoso de MMII (sob suspeita de insuficiência venosa crônica para estimar o risco de TVP e controle de danos), densitometria óssea se > 65 anos ou > 60 anos com alto risco de osteoporose. Marcadores de risco cardiovascular (principalmente para os homens *trans*) e TVP na presença de alto risco cardiovascular (proteína C-reativa, fibrinogênio, coagulograma, ferritina, lipoproteína A, homocisteína, marcadores de coagulação).

Não existe idade máxima para se iniciar a TH, no entanto os estudos sugerem que quanto mais tardiamente ela é iniciada, maior a taxa de complicações trombogênicas e cardioembólicas. O que se tem observado nas coortes prospectivas é um aumento na taxa de eventos trombogênicos nas mulheres *trans*, incluindo TVP e AVCi, e um aumento nos eventos cardiovasculares, incluindo angina e IAM em homens *trans* quando comparados a grupos-controle de mesmo sexo biológico e genético que não foram submetidos à TH, e semelhantes a pessoas *cis* do mesmo gênero, mostrando a plausabilidade biológica dos eventos e a segurança da terapia hormonal. Fatores como obesidade, tabagismo e sedentarismo estiveram diretamente relacionados com o aumento desses eventos adversos, devendo fazer parte do tratamento a redução de fatores de risco modificáveis. A TH também não parece aumentar o risco de osteoporose, nem reduzir a massa óssea em homens *trans*, desde que seja feita a terapia androgênica de forma contínua. Atualmente, não está indicada a ooforectomia bilateral de rotina em homens *trans*, mesmo quando realizada a cirurgia de redesignação de gênero.

▪ Contraindicações à terapia hormonal

Para homens *trans*

- Gestação.
- Lactação.
- Câncer dependente de estrogênio.
- Hematócrito ≥ 55%.
- Transaminases acima de 3 vezes o valor de normalidade.
- Insuficiência cardíaca descompensada.
- Doença coronariana instável.
- Síndrome da apneia obstrutiva do sono (SAOS) grave ou não tratada.

Para mulheres *trans*

- História pessoal de evento tromboembólico prévio.
- Presença de trombofilia.
- IAM prévio ou angina.
- Hepatopatia.
- Hipertrigliceridemia grave (via oral).
- Colelitíase (via oral).

Importante

Qualquer identificação de contraindicação durante o tratamento hormonal já estabelecido deve indicar sua interrupção e intervenção adequada antes da retomada da TH. Deve-se individualizar cada caso e compartilhar com o paciente o custo-benefício.

Terapia hormonal e cuidados à saúde das mulheres *trans*

Muitas das pacientes *trans*, quando procuram o profissional de saúde com o objetivo de fazer a terapia hormonal com acompanhamento, já iniciaram por conta própria o uso de algumas medicações. Os motivos dessa automedicação incluem o medo de rejeição por parte dos profissionais de saúde, atrasos no início da TH e o custo do tratamento. Na nossa realidade, as medicações mais comuns são aquelas disponíveis pela rede do Sistema Único de Saúde, como anticoncepcionais orais combinados (p. ex., Ciclo 21®) e injetáveis combinados (p. ex., Noregyna® e Perlutan®). Não existem estudos robustos na literatura sobre o uso dessas medicações para esse fim, de forma que não é possível estabelecer a sua segurança. A utilização para TH de adequação de gênero, considerando muitas vezes as questões socioeconômicas das pacientes, é *off label*. O uso de progestogênios de rotina não se faz necessário, pois apenas aumenta os riscos de efeitos colaterais e eventos adversos.

Faz parte da avaliação desse grupo questionar se a pessoa já se submeteu ou se submete a algum tipo de tratamento hormonal, com quais medicações, quantas doses e há quanto tempo, bem como sobre tratamentos cirúrgicos ou outras intervenções corporais (como o uso de silicone industrial). Deve-se adequar, sempre que possível, para um esquema terapêutico mais seguro, e, quando não possível, estabelecer uma política de redução de danos.

O tratamento se baseia no uso de estrogênio para induzir as características sexuais secundárias femininas e, quando necessário, antiandrogênicos para redução das características secundárias masculinas adquiridas na puberdade. Esquemas terapêuticos de estrogênios podem ser utilizados por via oral, transdérmica ou injetável (não disponíveis no Brasil), conforme mostrado no **Quadro 16.1**. A dose diária deve ser em torno de 2 a 6 mg/dia. Devido ao efeito de primeira passagem, com aumento dos fatores pró-coagulantes e redução da IGF-1, a TH deverá ser realizada, preferencialmente, por via transdérmica. Caso seja realizada por via oral, preferir sempre o estrogênio micronizado. O alvo do tratamento visa a utilizar a dose mínima necessária para manutenção dos valores séricos alvos de **E2 de 100 a 200 pg/mL e TT < 55 ng/mL**. Tais valores são suficientes para o desenvolvimento e a manutenção dos caracteres sexuais femininos e para a supressão dos caracteres sexuais masculinos.

Em alguns casos, mesmo com o uso de estrogênios em doses adequadas, não é possível suprimir o eixo de produção da testosterona ou os efeitos da produção de

QUADRO 16.1 ■ Esquemas terapêuticos de estrogênios disponíveis no Brasil empregados na TH com a dose diária inicial
ESTROGÊNIOS
Via transdérmica (17-β-estradiol)
Gel *Puff* – Oestrogel®, 0,6 mg/g (0,75 mg por *puff*) e Estreva®, 1 mg/g (0,5 mg por *puff*)
Gel sachê – Sandrena®, 0,5 mg e 1 mg
Patch/Adesivo – Estradot® e Systen®, 50 e 100 mcg
→ Dose de 2-6 mg/dia, inicialmente (gel)
→ Troca de adesivo a cada 60h (*patch*)
Via oral
Estrogênio equino conjugado – Premarin® e Menoprin®, 0,625 mg
Estradiol micronizado – Natifa®, 1 mg
Valerato de estradiol – Primogyna®, 1 e 2 mg; Yvi® e Intrafem®, 2 mg
Valerato de estradiol + acetato de ciproterona – Climene®, 2 mg + 1 mg
→ Dose de 2-6 mg/dia, inicialmente (se equinos conjugados, iniciar com 1,25-2,5 mg)

ATENDIMENTO A PACIENTES LGBTQIAPN+

QUADRO 16.2 ■ Esquemas terapêuticos antiandrogênicos disponíveis no Brasil empregados na TH em mulheres *trans*

Acetato de ciproterona – Androcur®, 50 e 100 mg → 25 a 50 mg/dia
Espironolactona – Aldactone® e Diacqua®, 25, 50 e 100 mg → 100-300 mg/dia
Leuprorrelina (agonista do GnRH) – Lupron®, 3,75 mg, ou Lectrum®, 3,75 mg → 01 FA/mês Triptorrelina (agonista do GnRH) – Neo Decapeptyl®, 3,75 mg → 01 FA/mês
Inibidores da 5-α-redutase – finasterida, 1mg/dia, ou dutasterida, 0,5 mg/dia → Se alopecia

androgênios adrenais, principalmente no início da TH e quando os testículos estão presentes. Está indicado o uso de medicações antiandrogênicas (**Quadro 16.2**) quando os níveis séricos de testosterona não atingirem o alvo, mesmo após seguimento de valores estáveis de E2, ou clinicamente houver uma demora na redução dos caracteres sexuais masculinos, ou, ainda, a paciente tiver "pressa" em acelerar a diminuição desses caracteres.

Os agentes antiandrogênicos podem apresentar alguns efeitos colaterais e devem ser utilizados com vigilância. A espironolactona, por ser um diurético poupador de potássio, pode causar hipercalemia, pele seca, cefaleia, tontura, hipotensão ortostática, além de gastrite. O uso do acetato de ciproterona está associado à infertilidade, havendo, ainda, relatos de transtorno de humor depressivo e meningiomas.

O uso *off-label* de progesterona estaria indicado para as pacientes que desenvolvem oscilações de humor, como um quadro tipo "disforia pré-menstrual" e redução dos efeitos hematológicos induzidos pelo estrogênio; no entanto, faltam estudos para garantir sua segurança e influência no risco de TVP e câncer de mama.

Alguns dos efeitos esperados do tratamento estão agrupados no **Quadro 16.3**. A maior parte desses efeitos é desejada.

As alterações metabólicas induzidas pela TH estrogênica provocarão a redução do LDL e do HDL e o aumento dos TGs, além de redistribuição de gordura corporal com aumento da gordura visceral e redução da massa magra, com consequente diminuição da taxa metabólica basal e tendência ao aumento de peso. Tais mudanças podem levar a um possível aumento do risco cardiovascular. Estudos têm mostrado que o aumento do risco cardiovascular está muito mais relacionado a fatores modificáveis, como sedentarismo, tabagismo e obesidade, do que à TH em si. Essas mudanças no metabolismo dos lipídeos, bem como na composição da bile e na fisiologia da excreção biliar, podem predispor à colelitíase. O crescimento mamário pode ser acompanhado de estímulo das células lactotróficas com possibilidade de hiperprolactinemia e galactorreia, podendo-se, hoje em dia, induzir a lactação nessas pacientes. Consegue-se, ainda, observar alguns efeitos indesejados da terapia com estrogênio, como enxaqueca crônica grave, eventos trombóticos, prolactinoma, aumento do risco do câncer de mama e infertilidade. Esses eventos indesejados sempre devem ser discutidos

QUADRO 16.3 ■ Efeitos secundários esperados em função do tempo de início e máximo no tratamento hormonal em mulheres *trans*

EFEITO ESPERADO	INÍCIO	MÁXIMO
Redistribuição da gordura corporal	3 a 6 meses	2 a 3 anos
Diminuição da massa e força muscular	3 a 6 meses	1 a 2 anos
Suavização da pele/diminuição da oleosidade	3 a 6 meses	Desconhecido
Diminuição do desejo sexual	1 a 3 meses	3 a 6 meses
Diminuição das ereções espontâneas	1 a 3 meses	3 a 6 meses
Disfunção sexual	Variável	Variável[a]
Crescimento mamário	3 a 6 meses	2 a 3 anos
Diminuição do volume testicular	3 a 6 meses	2 a 3 anos
Alteração da voz (mais grave)	6 a 12 meses	1 a 2 anos
Diminuição da produção de esperma	Desconhecido	> 3 anos
Diminuição dos pelos faciais e corporais	6 a 12 meses	> 3 anos[b]
Aumento do cabelo do couro cabeludo	Variável	–[c]
Mudanças de voz	Nenhuma	–[d]

[a] Fatores psicogênicos poderão estar envolvidos nessas alterações, também. Se a função erétil for importante para a paciente, podem ser utilizados os inibidores da 5-fosfodiesterase (PDE5), como sildenafila ou tadalafila, em regimes idênticos aos empregados em disfunção erétil masculina.

[b] A remoção completa dos pelos sexuais masculinos requer eletrólise ou tratamento a *laser*.

[c] Pode ocorrer perda familiar de cabelo no couro cabeludo se os estrogênios forem interrompidos, como observado em alguns casos no climatério.

[d] O tratamento com fonoaudiólogos para treinamento de voz pode ser utilizado, bem como as cirurgias de tireoplastia do tipo IV ou glotoplastia.

Fonte: Elaborado com base em Hembree e colaboradores.[5]

com a paciente. Faz parte do seguimento a identificação precoce de fatores de risco e dos sinais/sintomas que podem estar sugerindo o surgimento deles.

A fase mais importante do seguimento da TH são os dois primeiros anos. Reavalia-se a paciente a cada três meses no primeiro ano e a cada seis meses de intervalo no segundo ano. Após esse período, o retorno pode ser semestral (a cada seis meses) ou até mesmo anual (a cada 12 meses). À cada reavaliação, estão indicadas a avaliação física com identificação das mudanças corporais e a conversa sobre as expectativas e o contentamento da paciente. O acompanhamento laboratorial e os exames de rastreio de triagem também devem ser realizados, conforme resumido na **Figura 16.4**.

ATENDIMENTO A PACIENTES LGBTQIAPN+

Consultas
Frequência
1° ano: 3/3 meses
2° ano: 4/4 meses
6/6 meses
Após: 6/6 meses
ANUAL

Avaliar mudanças corporais
Fazer exames complementares
Rever dose

Exames
Laboratório
3/3 meses: TT, E2, estrona (VO), hematócrito
6/6 meses: LH, FSH, PRL, Bioquímica
Anual: Sorologias

Imagem
US de mama/MMG
US de próstata
Densitometria óssea

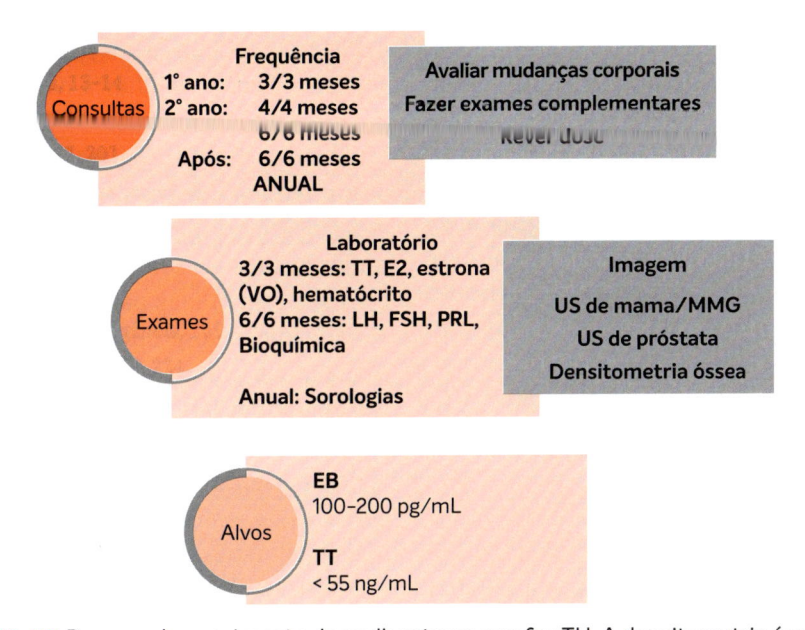

Alvos
EB
100-200 pg/mL
TT
< 55 ng/mL

FIGURA 16.4 ■ Resumo do seguimento da mulher *trans* que faz TH. A densitometria óssea está indicada anualmente para todas as pacientes a partir dos 65 anos e para aquelas que realizaram orquidectomia bilateral e estão sem TH há mais de cinco anos. O rastreio para câncer de próstata deve seguir o mesmo fluxograma do estabelecido para os homens *cis*.

TT, testosterona total; E2, estradiol; VO, via oral; LH, hormônio luteinizante; FSH, hormônio folículo-estimulante; PRL, prolactina; US, ultrassonografia; MMG, mamografia.

O rastreio para câncer de mama poderá ser realizado igualmente ao da mulher *cis*, devendo-se discutir sua realização antes, considerando os riscos individuais. São fatores de risco para câncer de mama em mulheres *trans* o uso de TH por mais de 5 anos, IMC > 35 e história familiar positiva. Utiliza-se a US de mamas sempre de forma complementar. Não está indicado nenhum exame de rastreio de câncer para as neovaginas. Triagem de rotina para o câncer de próstata deverá ser feita com PSA e US de próstata a partir dos 40 ou 50 anos, considerando os fatores de risco individuais. E os demais rastreios para doenças clínicas como DM, HASC e avaliação do risco cardiovascular seguem o fluxo habitual anual.

As pacientes submetidas à cirurgia de redesignação com neovagina, neovulva e neoclitóris devem ser orientadas quanto aos cuidados de saúde desses órgãos. Parece haver plausabilidade biológica de que o risco de neoplasia maligna de neovagina esteja associado aos hábitos de higiene, uma vez que a pele do pênis é geralmente empregada para sua confecção. Os cuidados com a neovagina dependerão do tipo de tecido empregado na sua confecção, sendo mais comum o uso da pele do corpo peniano. Outras técnicas de construção da neovagina utilizam, ainda, enxerto de mucosa intestinal (mais suscetível a corrimentos, vaginites e sangramentos vaginais devido à maior fragilidade desse tecido), enxerto de pele de outras partes do corpo e até mesmo pele de tilápia (ainda em fase experimental). A paciente ainda deve ser orientada quanto ao uso dos dilatadores e lubrificantes para manutenção da neovagina e correção de estenoses ou encurtamentos. A presença de pelos na neovagina deve ser avaliada por cirurgião. Orienta-se sempre as pacientes quanto ao risco à saúde da aplicação de silicone industrial.

Terapia hormonal e cuidados à saúde dos homens *trans*

Nos homens transexuais, o objetivo típico é interromper a menstruação e induzir a virilização, incluindo um padrão de pelos sexuais e faciais, mudança na voz e contornos físicos masculinos.

Existem muitas preparações e vias de administração de testosterona disponíveis, incluindo injetáveis, géis e comprimidos bucais. No Brasil, poucas formulações são registradas para uso comercial. Atualmente, se preconiza o uso dos ésteres de testosterona (administrados por via intramuscular ou subcutânea) ou géis de testosterona, dependendo da preferência do paciente. Sabe-se que níveis mais elevados de testosterona são alcançados mais facilmente com a terapia parenteral (**Quadro 16.4**).

QUADRO 16.4 ■ Regimes hormonais de testosterona utilizados na TH para adequação de gênero em homens trans
VIA PARENTERAL – ÉSTERES DE TESTOSTERONA
Curta ação
Cipionato de testosterona – Deposteron®, 200 mg/2 mL
Ésteres mistos[1] – Durateston®, 250 mg/mL
→ 01 FA intramuscular (preferir glúteo) a cada 14 ou 28 dias
Longa ação
Undecilato de testosterona – Nebido®, Hormus®, Atesto®, 1.000 mg/4 mL
→ 01 FA intramuscular (glúteo) a cada 10 ou 14 semanas[2]
VIA TRANSDÉRMICA – TESTOSTERONA PURA
Gel sachê, 5 g – Androgel®, 1% ou 10 mg/g (50 mg de testosterona por sachê)
Gel *puff*, 88 g – Androgel®, 16,2 mg/g - (20,25 mg de testosterona por *puff*)[3]
→ Dose diária: 25 – 100 mg

[1] Cada mL contém: 30 mg de propionato de testosterona, 60 mg de fempropionato de testosterona, 60 mg de isocaproato de testosterona, 100 mg de decanoato de testosterona, totalizando 176 mg de testosterona em 1 mL.

[2] Após a primeira dose, a segunda deverá ser feita com 45 dias, para garantir que seja estabelecida uma concentração sérica de testosterona, 100 mg de decanoato de testosterona, totalizando 176 mg de testosterona em 1mL.

[3] Cada *puff* de Androgel® libera 1,25 g de gel.

Fonte: Elaborado com base em Hembree e colaboradores.[6]

QUADRO 16.5 ■ Vantagens e desvantagens das vias de administração da testosterona

	VANTAGENS	DESVANTAGENS
Via parenteral de curta ação	Baixo custo Efetiva em alcançar os alvos séricos de testosterona	Concentrações mais instáveis Maior risco de eritrocitose Acne/alteração de humor Dor à aplicação
Via parenteral de longa ação	Concentrações estáveis de testosterona	Alto custo Grande volume de injeção (4 mL) Risco de microembolia oleosa pulmonar (rara)
Via transdérmica	Concentrações estáveis de testosterona (mais fisiológica)	Alto custo Demora em atingir efeitos Irritação da pele Risco de transferência para contactantes

Cada esquema posológico tem suas vantagens e desvantagens (**Quadro 16.5**). Um esquema bastante utilizado de ésteres é o início do tratamento com uma aplicação de curta ação (Durateston® ou Deposteron®), seguida do uso da testosterona de longa ação após 14 ou 21 dias, com manutenção do tratamento com as de longa ação pela maior estabilidade dos valores séricos de testosterona, conforto do intervalo de aplicação e menor custo que as formulações transdérmicas. A depender da altura e do peso do paciente, é interessante começar com doses mais baixas de testosterona. O objetivo é atingir níveis de testosterona dentro dos valores normais masculinos, devendo-se medir a testosterona no meio do intervalo entre as aplicações para os esquemas injetáveis. Quando presentes sintomas de hipoandrogenismo alguns dias ou semanas antes da nova aplicação, são indicadas novas medições da testosterona sérica, e, a depender do resultado, deve-se encurtar o intervalo entre as aplicações. Valores-alvo (medição no meio do intervalo das aplicações): **TT de 320 a 400 ng/mL (curta ação) e 400 a 700 ng/mL (longa ação) e E2 < 50 pg/mL**. O uso *off label* de inibidores da aromatose também pode acontecer quando não alcançados os valores de estradiol esperados.

A testosterona causa crescimento de cabelo com padrão masculino, incluindo tendência a alopecia androgenética e aumento da massa corporal magra, da massa muscular e da massa gorda (potente anabolizante). Também causa crescimento em estruturas da linha média, como a laringe e o clitóris, além do aumento da libido. O **Quadro 16.6** mostra esses e outros efeitos esperados e o tempo para cada um. Para casos em que a menstruação não é interrompida e exista angústia em relação à sua presença e/ou, ainda, doença uterina, considerar administração de progesterona de uso contínuo ou histerectomia.

Um dos principais efeitos colaterais do tratamento é o aumento do hematócrito (Ht), que se correlaciona com o incremento do risco cardiovascular e de eventos coronarianos. Dessa forma, um Ht ≥ 55% indica suspensão do tratamento com reavaliação do tempo de intervalo

QUADRO 16.6 ■ Efeitos secundários esperados em função do tempo para o tratamento hormonal em homens trans

EFEITO ESPERADO	INÍCIO	MÁXIMO
Aumento da oleosidade da pele/acne	1 a 6 meses	1 a 2 anos
Crescimento de pelos faciais/corporais	6 a 12 meses	4 a 5 anos
Perda de cabelo no couro cabeludo	6 a 12 meses	Variável [a]
Aumento da massa/força muscular	6 a 12 meses	2 a 5 anos
Redistribuição de gordura	1 a 6 meses	2 a 5 anos
Cessação da menstruação	1 a 6 meses	– [b]
Aumento do clitóris	1 a 6 meses	1 a 2 anos [c]
Atrofia vulvovaginal	1 a 6 meses	1 a 2 anos
Alteração da voz (mais grave)	6 a 12 meses	1 a 2 anos

[a] Se houver predisposição genética, se observará alopecia androgenética em alguns casos, sendo o tratamento similar ao do homem *cis*, com o uso de inibidores da 5-alfa-redutase como finasterida ou dutasterida e/ou minoxidil.
[b] Sangramentos uterinos anormais devem ser investigados sempre que presentes, excluindo-se o uso irregular das medicações na presença de útero.
[c] Importante explicar ao paciente que o clitóris poderá atingir valor de comprimento máximo de 3 a 4 cm, e que tal mudança, assim como a alteração da voz, não se reverte após suspensão do tratamento hormonal.
Fonte: Elaborado com base em Hembree e colaboradores.[5]

e/ou da dose de testosterona. O surgimento de qualquer situação que contraindique o tratamento de TH também implicará sua suspensão ou revisão. Portanto, sugere-se o seguimento com intervalos de três meses no primeiro ano e de seis meses no segundo ano. Após esse período, o retorno pode ser semestral (a cada seis meses) ou até mesmo anual (a cada 12 meses). Assim como para as mulheres *trans*, à cada reavaliação, estão indicadas a avaliação física com identificação das mudanças corporais e a conversa sobre as expectativas e o contentamento do paciente. Faz parte do seguimento o acompanhamento laboratorial e os exames de rastreio de triagem, conforme resumido na **Figura 16.5**.

O tratamento com testosterona parece suprimir a produção de estradiol do eixo ovariano sem necessidade de ooforectomia bilateral de rotina, o que não garante contracepção efetiva. Deve ser esclarecida aos homens *trans* a necessidade de contracepção para os que têm possibilidade de gravidez (presença de útero e penetração peniana), devendo ser oferecido como método de primeira linha o DIU de cobre sempre que possível, e, quando não possível, métodos contraceptivos hormonais de progesterona isolada como segunda linha.

O conceito de família se amplia cada vez mais, e alguns homens *trans* podem ter em seus sonhos o desejo de ter filhos, incluindo a gestação, o parto e o puerpério (**Figura 16.6**). Essa "nova" realidade precisa ser absorvida e naturalizada pelos profissionais de saúde para que não existam barreiras de acesso e cuidado.

ATENDIMENTO A PACIENTES LGBTQIAPN+

Consultas — Frequência
- 1º ano: 3/3 meses
- 2º ano: 4/4 meses
- 6/6 meses
- Após: 6/6 meses
- Anual

Avaliar mudanças corporais
Fazer exames complementares
Rever dose/intervalo

Exames — Laboratório
- 3/3 meses: TT, E2, Hematócrito
- 6/6 meses: LH, FSH, Bioquímica
- Anual: Sorologias, Rastreio de CA de colo do útero

Imagem
- US de mama/MMG
- US pélvica
- Densitometria óssea

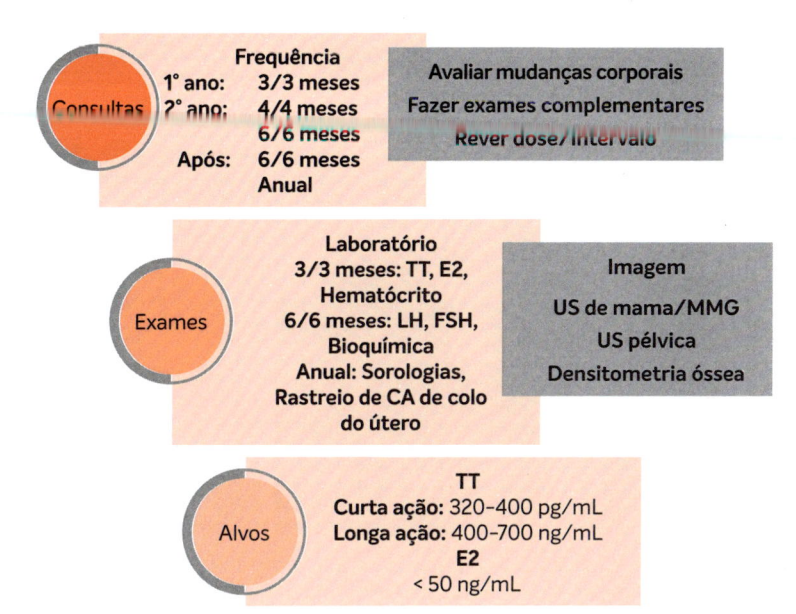

Alvos
- TT
  - Curta ação: 320-400 pg/mL
  - Longa ação: 400-700 ng/mL
- E2
  - < 50 ng/mL

FIGURA 16.5 ■ Resumo do seguimento do homem *trans* que faz TH. O rastreio do câncer de colo do útero/HPV está indicado para todos que têm práticas com penetração vaginal e exposição com plausabilidade biológica. Prefere-se rastreio com técnicas "menos invasivas".
A densitometria óssea está indicada anualmente para todos os pacientes a partir dos 65 anos e para aqueles que realizaram ooforectomia bilateral e estão sem TH há mais de cinco anos.
A US pélvica deverá ser realizada bianualmente para acompanhamento ovariano e endometrial.
O rastreio do câncer de mama para os pacientes que não realizaram adenomastectomia bilateral deverá seguir as recomendações gerais das sociedades de mastologia e MS.

TT, testosterona total; E2, estradiol; LH, hormônio luteinizante; FSH, hormônio folículo-estimulante; US, ultrassonografia; MMG, mamografia.

Os pacientes que realizarem histerectomia devem ser orientados quanto ao aumento da incidência de distúrbios do assoalho pélvico após o procedimento e de disfunções geniturinárias. Na presença de colo do útero, está indicado o rastreio para as lesões de HPV e câncer de colo do útero. Quando ooforectomizados, a ausência de TH implica importante impacto no metabolismo ósseo. A retirada dos ovários não deve ser realizada de rotina, pois, apesar da baixa produção de estrogênio, sabe-se do seu importante papel na proteção cardiovascular e saúde óssea. Os cuidados com os pacientes que realizam faloplastia – os cuidados com a vulva – permanecem os mesmos de rotina. Na presença de mamas, está indicado o rastreio para câncer de mama a partir dos 40 anos, e para os pacientes de alto risco familiar, 10 anos antes da idade do diagnóstico do parente de primeiro grau. Após mastectomia, deve-se avaliar anualmente a parede torácica e as axilas por meio do exame físico.

Cirurgias de afirmação de gênero

As cirurgias de transgenitalização são aprovadas em hospitais públicos pelo Conselho Federal de Medicina (CFM) desde 1997 (resolução CFM nº 1482/97).[9] Em 2019, por meio da Resolução nº 2.265/2019,[7] o CFM regularizou os critérios e regras para elegi-

GINECOLOGIA AMBULATORIAL

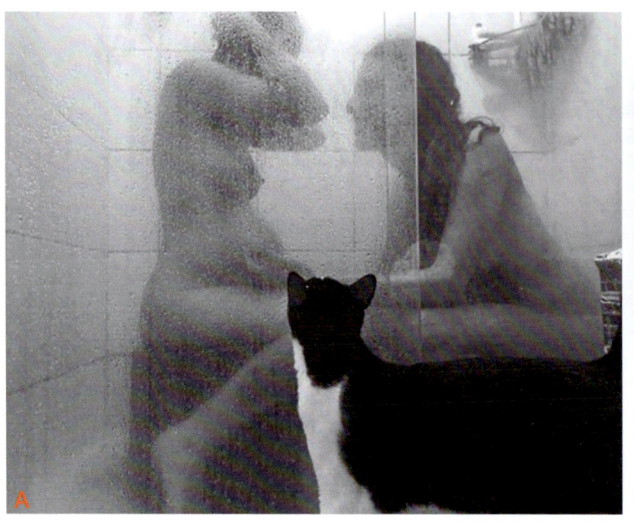

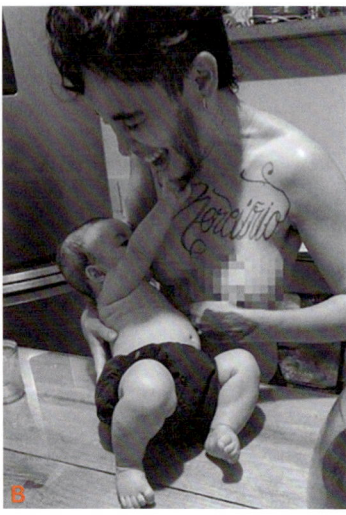

FIGURAS 16.6 ■ (**A**) Apollo em trabalho de parto domiciliar com sua esposa e seu gato de estimação. (**B**) Apollo amamenta a filha, Linda Leone.

Fonte: Imagens gentilmente cedidas por Apollo, homem *trans* ativista do movimento *trans* do estado de Pernambuco.

bilidade da hormonioterapia em pacientes *trans* e cirurgias de adequação de gênero, cabendo aos especialistas de ginecologia, urologia e endocrinologia a supervisão da hormonioterapia. Para realização das cirurgias, o paciente deverá estar realizando hormonioterapia e acompanhamento multiprofissional pelo tempo mínimo de um ano e ter mais de 18 anos.

A regularização da assistência à saúde de pessoas *trans* pelo SUS é feita pelas Portarias nº 2.836 e 2.837, que instituem a Política Nacional de Saúde Integral de Lésbicas, *Gays*, Bissexuais, Travestis e Transexuais (Política Nacional de Saúde Integral LGBT), de 1º de dezembro de 2011;[10-12] e nº 2.803, de 19 de novembro de 2013,[6] que redefine e amplia o Processo Transexualizador no Sistema Único de Saúde, caracterizando quais cirurgias podem ser realizadas, códigos de procedimentos específicos, valor de repasses, processo de cadastramento dos serviços, entre outros. No SUS, para a realização das cirurgias, é necessário tempo mínimo de dois anos de acompanhamento e hormonioterapia, e ter mais de 21 anos de idade. Apesar dessas regulações, a burocracia para cadastramento e criação desses espaços, bem como a falta de recursos humanos e físicos, têm gerado filas de espera de mais de 10 anos e grande dificuldade de acesso.

Não serão detalhadas neste capítulo as técnicas cirúrgicas. Fazem parte dos procedimentos de afirmação de gênero masculino para o feminino, de acordo com o CFM, a neovulvovaginoplastia primária (orquiectomia bilateral, penectomia, neovaginoplastia, neovulvoplastia) com tecidos nativos e a mamoplastia de aumento (com uso de enxerto ou prótese mamária).[7] Os procedimentos de afirmação de gênero feminino para o masculino incluem mamoplastia bilateral (adenomastectomia), histerectomia e ooforectomia bilateral, neovaginoplastia (incluindo colpectomia) e faloplastias, sendo a metoidioplastia bem estabelecida, e a neofaloplastia com retalho microcirúrgico de antebraço ou retalho de outras regiões (considerada experimental). Dessas cirurgias, apenas as faloplastias não estão inclusas no rol de procedimentos do SUS até hoje.

Desde 2023, por decisão do STF, as operadoras de planos de saúde deverão custear as cirurgias de redesignação sexual. Em maio de 2024, o Ministério da Saúde alterou a classificação de gênero de 269 procedimentos oferecidos pelo SUS, facilitando o acesso de pessoas *trans* à realização de cirurgias. Essas são algumas das conquistas para esse grupo que historicamente sempre sofreu com discriminação e marginalização na nossa sociedade, mas que aos poucos vem ganhando direitos e acessando espaços, ocupando-os e resistindo.

Bloqueio da puberdade e hormonioterapia cruzada em paciente adolescente com incongruência de gênero

Em crianças ou adolescentes transgêneros, o bloqueio hormonal só poderá ser iniciado a partir do estágio puberal Tanner II (puberdade), devendo ser realizado exclusivamente em caráter experimental em protocolos de pesquisa, de acordo com as normas do Sistema CEP/Conep, em hospitais universitários e/ou de referência para o SUS, conforme resolução do CFM de 2019.[8] A faixa etária normal de início de desenvolvimento da puberdade se dá dos 8 aos 13 anos de idade no sexo feminino (cariótipo 46,XX) e dos 9 aos 14 anos de idade no sexo masculino (cariótipo 46,XY).

O bloqueio puberal ou a hormonioterapia cruzada sob a responsabilidade de médico endocrinologista, ginecologista ou urologista, todos com conhecimento científico específico, só se dará na vigência de acompanhamento psiquiátrico, com anuência da equipe e do responsável legal pelo adolescente, segundo os termos e protocolos de acompanhamento de púberes ou adolescentes transgênero.

TERMO DE CONSENTIMENTO LIVRE E ESCLARECIDO (TCLE) PARA O USO DE TERAPIA HORMONAL DE AFIRMAÇÃO DE GÊNERO

Eu, ______________ ______________________________ (nome do(a) paciente), CPF ______________________, declaro ter sido informado(a) claramente sobre todas as indicações, contraindicações, os efeitos colaterais e riscos relacionados ao uso da terapia hormonal indicada para o processo de transição (ou terapia hormonal de afirmação de gênero) de gênero (CID 10: F64 I CID 11: HA60).

Estou ciente de que a terapia hormonal prescrita somente poderá ser utilizada por mim, e comprometo-me a seguir as orientações relacionadas ao uso correto deste tratamento.

A quantidade de hormônio prescrita será ajustada a partir de dosagens hormonais e consultas regulares com a equipe médica na tentativa de reduzir o risco de complicações, pois o uso desses hormônios pode apresentar efeitos colaterais.

Em mulheres transgênero, a terapia com estrogênio associado ou não a antiandrogênios pode proporcionar o aumento das mamas com possível alteração do peso corporal e redução da massa muscular. São previstas reduções das ereções espontâneas, da libido, do volume testicular e da produção do esperma com possível comprometimento da fertilidade.

Há risco potencial de câncer de mama, tromboembolismo (trombose venosa), acidente vascular encefálico (derrame cerebral), infarto agudo do miocárdio (infarto do coração), alteração da sensibilidade à insulina e metabolismo da glicose, pode haver benefício ou prejuízo na massa óssea.

Em homens transgênero, a utilização de testosterona está associada com o aparecimento de acne (espinhas nas costas e face), mudanças no timbre da voz, alterações no apetite, retenção de líquidos, aumento da massa muscular e da libido. Há risco potencial para tromboembolismo (trombose venosa), alopecia (queda de cabelo), desenvolvimento ou piora da apneia do sono (dificuldade de respirar ao dormir), aumento da pressão arterial, policitemia (aumento dos glóbulos vermelhos do sangue) e piora do colesterol.

O uso da terapia hormonal de acordo com as doses prescritas pela equipe médica, bem como o uso da via transdérmica quando necessário, são medidas associadas a menor risco de efeitos adversos. Quando houver desejo de preservação da fertilidade, é importante que a busca por recursos de congelamento de óvulos ou espermatozoides seja realizada antes do início do tratamento hormonal. A terapia hormonal com testosterona não é considerada um método contraceptivo.

Afirmo que os termos médicos foram explicados e todas as minhas dúvidas foram esclarecidas pelo(a) médico(a) ______________________________, CRM ________ (nome e CRM do[a] médico[a] que prescreve). Expresso também minha concordância e espontânea vontade em submeter-me ao referido tratamento, estou ciente dos possíveis riscos e efeitos indesejáveis associados ao tratamento hormonal de afirmação de gênero, bem como da necessidade de acompanhamento médico periódico e possivelmente também por outros profissionais da saúde (p. ex., cirurgiões, profissionais da saúde mental, fonoterapeutas) por meio de consultas ambulatoriais e realização de exames a critério da equipe médica.

______________________, _____/_____/________

(Cidade, data)

____

Assinatura (paciente)

____

Assinatura (médico[a])

FIGURAS 16.7 ■ Modelo de Termo de consentimento livre e esclarecido (TCLE) para o uso de terapia hormonal de afirmação de gênero.

Veja imagem maior no Apêndice, ao final deste livro.

Referências

1. Brasil. Ministério da Saúde. Mais saúde: direito de todos: 2008–2011. 2. ed. Brasília: MS; 2008.

2. Nações Unidas Brasil. OMS retira a transexualidade da lista de doenças mentais [Internet]. Brasília: ONU Brasil; 2019 [capturado em 23 jul. 2024]. Disponível em: https://brasil.un.org/pt-br/83343-oms-retira-transexualidade-da-lista-de-doen%C3%A7as-mentais.

3. American Psychiatric Association. Manual diagnóstico e estatístico de transtornos mentais: DSM-5. 5. ed. Porto Alegre: Artmed; 2014.

4. Jorge MA. Estudo pioneiro na América Latina mapeia adultos transgêneros e não-binários no Brasil [Internet]. Jornal da UNESP. 2021 [capturado em 25 set. 2024]. Disponível em: https://jornal.unesp.br/2021/11/12/estudo-pioneiro-na-america-latina-mapeia-adultos-transgeneros-e-nao-binarios-no-brasil/.

5. Hembree WC, Cohen-Kettenis PT, Gooren L, Hannema SE, Meyer WJ, Murad MH, et al. Endocrine treatment of gender-dysphoric/gender-incongruent persons: an endocrine society clinical practice guideline. J Clin Endocrinol Metab. 2017;102(11):3869-903.

6. Brasil. Ministério da Saúde. Portaria nº 2.803, de 19 de novembro de 2013. Redefine e amplia o processo transexualizador no Sistema Único de Saúde (SUS). Brasília: MS; 2013.

7. Conselho Federal de Medicina. Resolução CFM nº 2.265/2019. Dispõe sobre o cuidado específico à pessoa com incongruência de gênero ou transgênero e revoga a Resolução CFM nº 1.955/2010. Brasília: CFM; 2019.

8. Ciasca SV, Hercowitz A, Lopes Junior A, editores. Saúde LGBTQIA+: práticas de cuidado transdisciplinar. Santana de Parnaíba: Manole; 2021.

9. Conselho Federal de Medicina. Resolução CFM nº 1.482/1997. Autoriza a título experimental a realização de cirurgia de transgenitalização do tipo neocolpovulvoplastia, neofaloplastia. Brasília: CFM; 1997.

10. Brasil. Ministério da Saúde. Portaria nº 2.836, de 1º de dezembro de 2011. Institui, no âmbito do Sistema Único de Saúde (SUS), a Política Nacional de Saúde Integral de Lésbicas, Gays, Bissexuais, Travestis e Transexuais (Política Nacional de Saúde Integral LGBT). Brasília: MS; 2011.

11. Brasil. Ministério da Saúde. Portaria nº 2.837, de 1º de dezembro de 2011. Redefine o Comitê Técnico de Saúde Integral de Lésbicas, Gays, Bissexuais, Travestis e Transexuais (Comitê Técnico LGBT). Brasília: MS; 2011.

12. Brasil. Ministério da Saúde. Política nacional de saúde integral de lésbicas, gays, bissexuais, travestis e transexuais. Brasília: MS; 2013.

Leituras Recomendadas

Acontece Arte e Política LGBTI+; Associação Nacional de Travestis e Transexuais; Associação Brasileira de Lésbicas, Gays, Bissexuais, Travestis, Transexuais e Intersexos. Mortes e violências contra LGBTI+ no Brasil: dossiê 2021. Florianópolis: Acontece; 2022.

Brasil. Ministério da Saúde. Transexualidade e travestilidade na saúde. Brasília: MS; 2015.

CLIMATÉRIO

MARIA DO PERPÉTUO SOCORRO COSTA E ALVIM

Definição

O termo "climatério" originou-se da palavra grega **klimacton**, que significa "crise". O período de climatério representa a transição entre a fase reprodutiva e a não reprodutiva da vida da mulher.

O climatério tem início com a diminuição da capacidade reprodutiva e vai até a senilidade. Nesse período, acontece a menopausa, que representa a última menstruação governada pelos ovários, que só pode ser definida após 12 meses seguidos de amenorreia.

Epidemiologia

A expectativa de vida da mulher brasileira é de 79 anos.[1] Com o aumento da expectativa de vida, a mulher passou a viver um terço da sua vida no climatério, o que provoca maiores chances de ocorrência de doenças crônico-degenerativas. Nosso desafio é oferecer melhor qualidade de vida, rastrear e intervir precocemente nas neoplasias prevalentes (p. ex., colo do útero, mama, pulmão, cólon, endométrio e ovários), assim como na osteoporose, nas alterações do metabolismo glicídico

> A ausência de sangramento menstrual há pelo menos um ano em pacientes com mais de 40 anos de idade, associada a sintomas vasomotores, é bastante sugestiva de menopausa, cujo diagnóstico é retrospectivo e essencialmente clínico. Ela é o marco fundamental do climatério, caracterizando a deficiência dos hormônios esteroides sexuais, os estrogênios e as progesteronas. Geralmente, ocorre entre os 45 e 50 anos de idade, e a média da mulher brasileira é entre 48 e 54 anos.

e lipídico e nas doenças cardiovasculares – essas são prioridades no atendimento à mulher climatérica.

Diagnóstico

Consiste na ausência de menstruações regulares durante 12 meses consecutivos.

O diagnóstico do climatério é clínico. Os exames complementares são usados para detectar fatores de risco, rastrear doenças crônicas e neoplásicas e fazer o controle pós-tratamento.

Propedêutica

A propedêutica da mulher no climatério segue as etapas básicas de anamnese, exame físico geral e ginecológico, além da solicitação de exames complementares.

■ Anamnese

- Idade da menopausa, da "última menstruação".
- Alterações menstruais – encurtamento ou alargamento dos ciclos menstruais.
- Sintomas climatéricos, a cronologia dos sinais e sintomas:
  - Ondas de calor e suor pelo corpo – "fogachos".
  - Nervosismo, sudorese excessiva, irritabilidade e palpitações.
  - Cefaleia, insônia, depressão e fadiga.
  - Dor ao coito, secura vaginal e prurido.
  - Diminuição do desejo sexual – libido.
  - Dores ósseas e articulares.
  - Disúria, colaciúria e incontinência urinária.

■ Exames complementares

Exames de rotina estão relacionados basicamente à detecção precoce de doenças crônicas e degenerativas e à prevenção das doenças cardiovasculares, do câncer geral e ginecológico e da osteoporose.

Exames laboratoriais

- Colesterol total e frações.
- Glicemia de jejum.
- Triglicerídeos.
- Hemograma.
- Pesquisa de sangue oculto nas fezes.

Diagnóstico de falência ovariana precoce (FOP)

Devem ser realizadas dosagens hormonais.

- FSH acima de 35 mUI/mL sugere FOP.

Diagnóstico de doenças tireoidianas

- Hormônio tireoestimulante (TSH, do inglês *thyroid-stimulating hormone*) ultrassensível.
- Tiroxina (T_4 livre).

> **Importante**
>
> Solicitação de dosagens hormonais só é feita em casos especiais, como suspeita de falência ovariana precoce (em paciente < 40 anos) e pacientes jovens submetidas à histerectomia. Nesses casos, pode-se solicitar a dosagem de hormônio folículo-estimulante (FSH, do inglês *follicle-stimulating hormone*), cujo valor acima de 35 mUI/mL caracteriza a menopausa.

Citologia e colposcopia

A colposcopia é indicada se a citologia for anormal. Quando presente hipoestrogenismo, indica-se fazer terapia hormonal (TH) tópica vaginal por 10 a 20 dias consecutivos até quatro dias antes do exame, caso não haja contraindicação.

Mamografia bilateral

É empregada com o propósito de detecção do câncer não palpável. Jamais iniciar TH sem avaliação mamária, e, nas pacientes usuárias de hormônio, repetir anualmente para controle, assim como em mulheres com mais de 50 anos.

Ultrassonografia mamária

É muito útil nas mamas densas de pacientes jovens, nas portadoras de próteses de silicone e na diferenciação entre lesões císticas e sólidas. É solicitada anualmente nas usuárias de TH, se existir alteração na mamografia.

Ultrassonografia endovaginal

Ideal para avaliar útero e ovários e para detectar doenças endometriais por meio da espessura do eco endometrial. Deve ser realizada anualmente. Os critérios para seguimento do eco endometrial na pós-menopausa são:

- Até 4 mm em paciente não usuária de hormônios.
- Entre 4 e 8 mm, realizar biópsia no caso de haver lâmina líquida, endométrio irregular.
- Até 8 mm é normal em paciente usuária de TH.
- Abaixo de 11mm é normal se for assintomática (sem sangramento). A ultrassonografia deve ser repetida após 1 ano ou, se apresentar sangramento, retornar antes para realização de biópsia.
- Acima de 11 mm – Avaliar cavidade uterina (biópsia do emdométrio).

Densitometria óssea

A Sociedade Brasileira de Reumatologia (SBR) sugere que esse exame seja realizado em todas as mulheres com mais de 65 anos e naquelas com menos de 65 anos com fatores de risco para a osteoporose.[2]

Colonoscopia

A recomendação é de que esse exame seja realizado com base em fatores de risco, como idade acima de 50 anos, pólipos intestinais (adenomatosos ou serrilhados avançados), obesidade e sobrepeso, inatividade física, uso de álcool (30 g de álcool/dia, equivalente a duas doses de bebida alcoólica/dia), tabagismo, história familiar de câncer colorretal, doenças inflamatórias do intestino (retocolite ulcerativa e doença de Crohn), dieta rica em ingestão de carne vermelha (carne de vaca, de porco e de carneiro) e alimentos ultraprocessados.

Classificação do risco para câncer colorretal:

- **Médio risco** – Homens e mulheres de 50 a 75 anos sem história pessoal ou familiar de câncer de intestino.
- **Alto risco** – Homens e mulheres com história familiar de câncer colorretal, história pessoal de doença inflamatória do intestino ou história pessoal de câncer de ovário, útero ou mama.

Pode ser realizada a pesquisa de sangue oculto ou hemoglobina humana, pesquisa nas fezes.

Tratamento

O climatério não é doença, é apenas um estágio na vida da mulher. O **objetivo** da terapia de reposição hormonal é melhorar a qualidade de vida, proporcionando:

- Melhora dos sintomas vasomotores.
- Melhora do ressecamento da pele.
- Melhora da atrofia geniturinária.
- Redução do risco de osteoporose.
- Prevenção do câncer de cólon e reto.

> **Importante**
>
> Iniciar a TH durante a "janela de oportunidade", que é o período compreendido entre os 50 e 59 anos de idade da mulher, ou com menos de 10 anos de menopausa. A TH utilizada nesse grupo de mulheres apresenta benefícios que superam os riscos. Iniciar a TH nas mulheres na pós-menopausa há mais de 10 anos pode aumentar o risco de eventos coronarianos.

São **contraindicações** à terapia de reposição hormonal:

- Sangramento genital não esclarecido.
- Câncer de mama (pessoal, mãe, filha, irmã).
- Câncer de endométrio.
- Evento tromboembólico recente.
- Infarto agudo do miocárdio recente.
- Doença hepática grave.
- Lúpus.
- Porfiria cutânea.

Manejo da transição menopausal

A transição menopausal se caracteriza por ciclos irregulares com intervalos menstruais maiores ou iguais a 60 dias.

Esses distúrbios decorrem do excesso relativo de estrogênios, sem oposição da progesterona, devido à anovulação crônica característica dessa fase.

O estímulo estrogênico prolongado incrementa a proliferação endometrial, a formação de pólipos e a evolução para hiperplasias. O tratamento depende do momento em que as alterações ocorrem.

Usa-se progestogênios ciclicamente como forma de correção das irregularidades menstruais e como prevenção dos quadros de hiperplasia. Esse tratamento deve continuar até que, apesar da administração de progestogênios, não ocorra mais sangramento. Isso indica que os níveis de estrogênio são tão baixos que não são capazes de induzir proliferação endometrial. Mantém-se a terapêutica com progestogênios por três meses para verificar a sintomatologia – se não houver sangramento e contraindicação, faz-se a terapia estroprogestativa.

- Acetato de medroxiprogesterona, 10 mg, 1 comprimido, 1x/dia, por 10 dias.
- Didrogesterona, 10 mg, 1 comprimido, 1x/dia, por 10 dias.

Esquemas terapêuticos para pacientes na menopausa

Ver **Figura 17.1**.

As vias de administração são as seguintes:

- A **via oral** é a mais conhecida, a mais usada e a de melhor ajuste de doses, porém tem desvantagens não desprezíveis, entre elas o efeito da primeira passagem hepática, estimulando o sistema renina-angiotensina, a cascata da coagulação, além de metabólicos estrogênicos que estimulam a proliferação mamária. Nessa passagem, um terço da dose é metabolizada, e os dois terços restantes têm muita influência no metabolismo lipídico.
- A **via transdérmica e percutânea** é a melhor via para todas as pacientes que não tenham contraindicação para TH. Por meio dela, evita-se o ciclo êntero-hepático e o hormônio atinge diretamente a circulação sistêmica, mantendo níveis estáveis na corrente sanguínea e necessitando de menores doses, já que não é metabolizado pelo fígado, portanto não apresenta efeitos colaterais dessa passagem.

  Nessa modalidade, o adesivo é aplicado na pele e trocado 2 vezes por semana, ou é aplicado em gel diariamente.

- Pela **via vaginal**, a absorção é dependente do estado do epitélio. Quando o epitélio está muito atrófico, necessita-se de duas semanas ou mais para uma boa resposta.

O tratamento padrão-ouro para a atrofia geniturinária é o estrogênio local, que melhora os sintomas em 80 a 90% das usuárias. O uso de cremes de estrogênios locais por tempo prolongado pode apresentar efeitos sistêmicos, como estimulação endometrial, mastalgia, dor pélvica e sangramento genital, portanto não devem ser administrados pelas pacientes com câncer dependente de estrogênio. Já o promestrieno é um estrogênio cuja absorção sistêmica é desprezível quando empregada topicamente.

A terapia estrogênica local promove crescimento celular vaginal, maturação celular e recolonização com lactobacilos, aumenta o fluxo sanguíneo, diminui o pH, melhora a elasticidade vaginal e a resposta sexual. Sinais e sintomas da atrofia geniturinária retornam com a interrupção do tratamento.

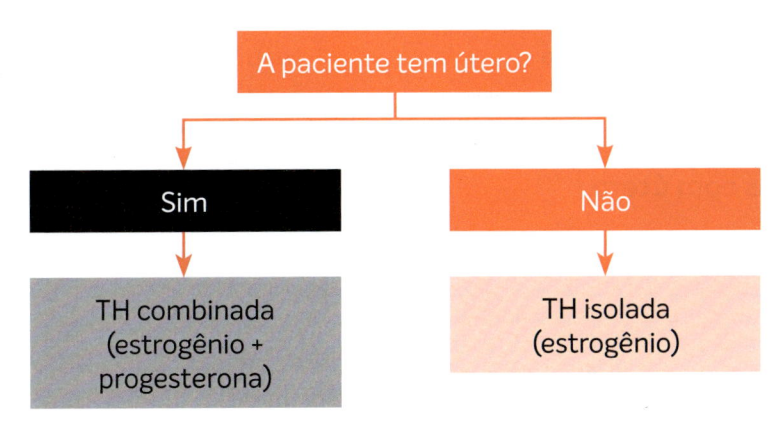

FIGURA 17.1 ■ Esquemas terapêuticos para pacientes na pós-menopausa.

Pacientes sem útero

Devem receber apenas estrogênio. As opções são as seguintes:

- Via oral:
  - Valerato de estradiol, 1 mg, 1x/dia.
  - 17β-estradiol, 1 mg, 1x/dia.
- Via transdérmica:
  - Adesivo de estradiol hemi-hidratado, 50 mcg ou 100 mcg, 2x/semana.
- Via percutânea:
  - 17β-estradiol em gel.
    - Sandrena® gel, 0,5 ou 1 mg, 1x/dia – sachê.
    - Oestrogel®, 2 *puffs* à noite, na coxa.
    - Estrell® gel, 2 *puffs* à noite, na coxa.
- Via vaginal:
  - Estrogênios conjugados (creme vaginal).
  - Estriol (creme vaginal).
  - Promestrieno (creme vaginal).

> Todos os cremes vaginais devem ser usados de 10 a 20 dias antes de exames ou procedimentos vaginais, e a manutenção deve ser feita 3 vezes por semana para a profilaxia da atrofia geniturinária.

Pacientes com útero

Para essas pacientes, estrogênio + progesterona podem ser usados.

- Via oral:
  - 17β-estradiol + acetato de noretisterona, 0,5 mg, 1 comprimido, 1x/dia, contínuo.
  - 17β-estradiol + drospirenona, 2 mg, 1 comprimido, 1x/dia.
  - 17β-estradiol + trimegestona, 0,125 mg, 1 comprimido, 1x/dia.
  - 17β-estradiol + didrogesterona, 5,0 mg, 1 comprimido, 1x/dia.
  - Tibolona – É um esteroide sintético derivado da 19-nortestosterona que, além da atividade progestogênica, apresenta também atividade androgênica e fraca ação estrogênica. Administra-se em mulheres com poucos sintomas vasomotores, tem boa ação na libido e na proteção óssea. Apresentações de 1,25 e 2,5 mg, 1 comprimido, 1x/dia.
- Via transdérmica:
  - Estradiol hemi-hidratado + acetato de noretisterona (adesivo) – Trocar o adesivo 2 vezes por semana, na região das nádegas.
  - Sistema intrauterino de liberação de levonorgestrel (SIU-LNG) – A progesterona do SIU-LNG protege a cavidade endometrial e fornece proteção contraceptiva para as mulheres que ainda estão na perimenopausa. O estrogênio transdérmico alivia os sintomas do hipoestrogenismo e controla o sangramento menstrual. É um excelente método para pacientes com útero.
- Via vaginal:
  - Promestrieno (creme vaginal) – É um estrogênio cuja absorção sistêmica é desprezível. Administrado 3x/semana para atrofia geniturinária e por 10 a 20 dias consecutivos antes de exames e procedimentos vaginais.

Terapias não hormonais para sintomas vasomotores

A TH é o tratamento de escolha para os sintomas vasomotores; no entanto, diante de contraindicações e da decisão pessoal da paciente de não usar hormônio, é necessário indicar outras fontes de tratamento.

Inibidores seletivos da recaptação de serotonina e inibidores seletivos da recaptação de serotonina e norepinefrina

Esses fármacos são efetivos e rápidos para o tratamento das ondas de calor e têm como efeito adverso a inibição da resposta sexual e do orgasmo, além do ganho de peso.

- Paroxetina, 10 a 20 mg, 1x/dia.
- Citalopram, 10 a 20 mg, 1x/dia.
- Escitalopram, 10 a 20 mg, 1x/dia.
- Venlafaxina, 75 mg, 1x/dia.
- Desvenlafaxina, 100 mg, 1x/dia.
- Fluoxetina (20 mg, 1x/dia) e sertralina (50 mg, 1x/dia) são menos efetivas e devem ser consideradas como segunda opção de tratamento.

> Em pacientes com câncer de mama fazendo uso de tamoxifeno, deve-se evitar a paroxetina e a fluoxetina, porque são inibidores fortes da enzima CYP2D6. Esta enzima converte o tamoxifeno em endoxifeno, que é seu metabólito ativo.

> Sertralina, duloxetina e bupropiona são inibidores moderados dessa enzima. A venlafaxina e a desvenlafaxina podem ser prescritas com segurança para mulheres usando tamoxifeno.

Fitoestrogênios

São substâncias não esteroídicas encontradas em vegetais que apresentam atividade biológica semelhante à dos estrogênios. Por apresentarem um anel fenólico que permite a adesão ao receptor hormonal estrogênico, eles agem como agonistas ou antagonistas, dependendo do sítio de atuação. Também são chamados de fitoesteroides. Os principais grupos de fitoestrogênios e suas principais fontes são:

- **Isoflavonas** – Soja, lentilha, ervilha, trevo-vermelho ou trevo-australiano.
- **Coumestanos** – Brotos de feijão, alfafa e soja.
- **Flavonoides** – Maçã, pera, cenoura e a maioria dos frutos e vegetais vermelhos e amarelos.
- **Lignanos** – Semente de linhaça, cereais integrais, frutas, legumes e vegetais.

A metabolização dos fitoestrogênios pode ser alterada pela microbiota intestinal, pelo uso de antimicrobianos, por doenças intestinais absortivas, parasitoses e quantidade ingerida. Daí a dificuldade de grandes estudos e padronização dos fito-hormônios. Os fitoestrogênios mais estudados são os lignanos e as isoflavonas.

As isoflavonas podem agir como moduladores seletivos do receptor do estrogênio (SERMs, do inglês *selective estrogen receptor modulators*) naturais, ou fitoSERMs, pois modulam o receptor estrogênico com maior afinidade pelo receptor β. Esse fato explica os efeitos dessa substância no tratamento dos sintomas climatéricos, sem a ocorrência de efeitos proliferativos no endométrio. Os receptores £-estrogênicos estão mais presentes nas mamas e no útero, e os β-estrogênicos estão em maior número no sistema nervoso central (SNC), em vasos, ossos e trato geniturinário. Desse modo, as isoflavonas estão contraindicadas em pacientes com tumores dependentes de estrogênio.

As isoflavonas podem estar na forma β-glicosídea (ligada a uma molécula de açúcar), como **daidzina**, **glicitina** e **genistina**, e na forma de agliconas (não ligada à glicose), como **daidzeína**, **genisteína** e **gliciteína**. Nesta forma de agliconas, elas são absorvidas mais rapidamente e em maiores quantidades.

A estrutura molecular da isoflavona tem semelhança bioquímica com o 17β-estradiol (**Figura 17.2**). A seguir, algumas informações acerca das principais fontes de isoflavonas:

- **Soja (*Glycine max*)** – A soja é a espécie com maior concentração de isoflavonas, principalmente genisteína e daidzeína. Posologia: tomar 1 comprimido, 1x/dia, todos os dias.
- **Trevo-vermelho (*Trifolium pratense*)** – O trevo-vermelho (*red clover*) é rico nas isoflavonas biochanina, formonectina, que é precursora da genisteína, e daidzeína. Posologia: tomar 1 comprimido pela manhã e 1 comprimido à noite, todos os dias.
- **Cimicífuga (*Actaea racemosa*)** – A cimicífuga é rica em formonectina. A resposta no organismo deve-se a uma ação no SNC, e não a uma ação hormonal direta nos órgãos específicos.

Estudos direcionados para as ações da *Actaea racemosa* no SNC e em fogachos demonstram uma diminuição nas concentrações séricas de gonadrotofinas e na frequência e intensidade das ondas de calor. Tal efeito seria no hipotálamo, inibindo a vasodilatação e

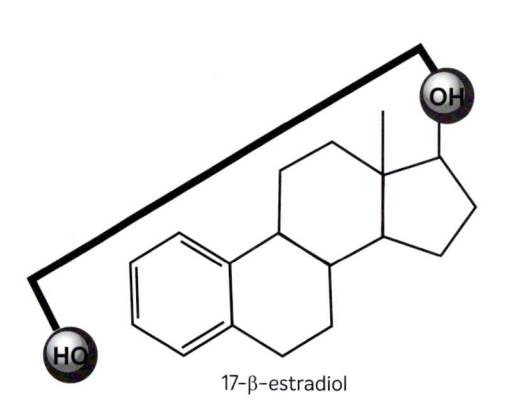

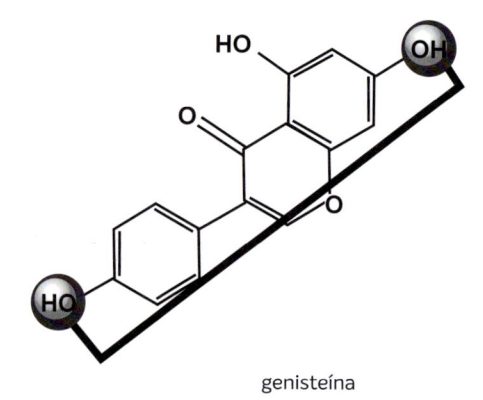

FIGURA 17.2 ■ Estrutura química do estrogênio (17–β–estradiol) e do fitoestrogênio (genisteína). Ambos são compostos fenólicos heterocíclicos. O anel aromático e o grupo hidroxila da genisteína são semelhantes ao do estradiol, o que permitiria a ligação ao receptor do estrogênio.
Fonte: Elaborada com base em Ramalho e colaboradores.[3]

as alterações bruscas de temperatura. Posologia: tomar 1 comprimido, 2x/dia, todos os dias.[4]

- **Videira da punctura (*Tribulus terrestris*)** – Contém glicosídeos esteroides (saponinas), cujo componente ativo é a protodioscina (PTN). Tal composto eleva as concentrações séricas de desidroepiandrosterona (DHEA) e age simulando a enzima 5-α-redutase, que converte a testosterona em di-hidrotestosterona (DHT).

É conhecida como uma planta que apresenta efeitos benéficos na melhora da libido e do estímulo sexual, promovendo a produção de hormônio luteinizante (LH, do inglês *luteinizing hormone*), testosterona e outros esteroides.

Posologia: tomar 1 comprimido, 1x/dia, preferencialmente durante o almoço, por causar desconforto intestinal como efeito colateral.

Os fitoestrogênios representam uma categoria de medicamento absolutamente dependente da qualidade da matéria-prima, da pureza e da concentração dos extratos e de sua aquisição e manufatura. Faltam estudos e regulamentação desses produtos para que possa haver uma avaliação adequada dos resultados.

> Quando houver carência estrogênica manifesta, o melhor tratamento ainda é com hormônios, cuja manipulação, nós, ginecologistas, arduamente aprendemos.[4]

Riscos e benefícios da terapia hormonal

A TH é o tratamento mais eficaz para os sintomas vasomotores e para atrofia geniturinária nas pacientes dentro da janela de oportunidades, quando seus benefícios superam os riscos.

O tempo de manutenção da TH deve ser considerado, levando-se em conta a qualidade de vida das pacientes e o tempo de menopausa. Atualmente, o tratamento tem duração de 5 a 10 anos.

Câncer de mama e lesões precursoras

A TH não é recomendada para esse grupo de pacientes.

Para o tratamento da atrofia geniturinária nessas pacientes, os hidratantes e lubrificantes vaginais não hormonais são a primeira escolha, como também para pacientes com neoplasias dependentes de estrogênio.

Os hidratantes vaginais têm a função de hidratar a mucosa vaginal, aderindo ao epitélio, simulando o fluido vaginal e mantendo baixo o pH vaginal. Devem ser aplicados 3x/semana.

- Policarbofila – Gel hidratante vaginal não hormonal.
- Ácido hialurônico.

Para o tratamento dos sintomas vasomotores, as opções são:

- Venlafaxina, 37,5 mg, 2x/dia.
- Desvenlafaxina, 100 mg, 1x/dia.

Esses podem ser usados com segurança porque não inibem a enzima CYP2D6, que converte o tamoxifeno em endoxifeno. Não são administrados fitoestrogênios em pacientes com câncer de mama, por ocuparem o receptor estrogênico. Faltam evidências científicas para essa utilização.

Considerações finais

A prevenção e o tratamento adequado podem diminuir a mortalidade, prolongar e melhorar a qualidade de vida. A identificação de um comportamento de risco é desafiadora. A tentativa de modificá-lo é tarefa árdua e muitas vezes frustrante, e somente teremos êxito se for estabelecido um forte vínculo na relação médico-paciente.

Dessa forma, o manejo do climatério e da menopausa vai além da terapia de reposição hormonal (TRH), sendo fundamental adotar hábitos de vida saudáveis para melhorar a qualidade de vida e reduzir os riscos de doenças crônicas. Evidências atualizadas demonstram que a prática regular de exercícios físicos, como atividades aeróbicas e de fortalecimento muscular, contribui para a preservação da densidade óssea e a melhora do humor, além de reduzir o risco de doenças cardiovasculares. Uma alimentação equilibrada é essencial para a saúde óssea, enquanto o controle do peso auxilia no manejo de sintomas vasomotores e metabólicos. A cessação do tabagismo e a moderação no consumo de álcool são igualmente importantes. A combinação desses hábitos com a TRH, quando indicada, oferece uma abordagem integral para o bem-estar físico, sexual e emocional das mulheres nessa fase de vida.

> "A medicina climatérica representa uma importante parcela da medicina preventiva, pois permite às mulheres uma condição de vida mais digna no seu processo natural de envelhecimento".[5]

Referências

1. Instituto Brasileiro de Geografia e Estatística. Em 2022, expectativa de vida era de 75,5 anos [Internet]. Rio de Janeiro: Agência IBGE Notícia; 2023 [capturado em 23 jul. 2024]. Disponível em: https://agenciadenoticias.ibge.gov.br/agencia-sala-de-imprensa/2013-agencia-de-noticias/releases/38455-em-2022-expectativa-de-vida-era-de-75-5-anos.

2. Sociedade Brasileira de Reumatologia. Osteoporose. São Paulo: SBR; 2020.

3. Ramalho N, Carvalho G, Moura MC, Telles J, organizadores. Ginecologia & oncologia. Recife: IMIP; 2024.

4. Federação Brasileira das Associações de Ginecologia e Obstetrícia. Terapêutica hormonal: benefícios, riscos e regimes terapêuticos. São Paulo: Febrasgo; 2021. (Protocolo Febrasgo Ginecologia, 57)

5. Aldrighi JM. Climatério-especial. Ars Curandi. 1994:8(27);13.

Leituras recomendadas

Instituto Nacional de Câncer. Tipos de câncer [Internet]. Rio de Janeiro: INCA; 2022 [capturado em 21 jul. 2024]. Disponível em: https://www.gov.br/inca/pt-br/assuntos/cancer/tipos.

Nahas EAP, Nahas-Neto J. Terapêutica hormonal: benefícios, riscos e regimes terapêuticos. Femina. 2019;47(7):443-8.

Pedro AO, Albergaria BH, Steiner ML. Osteoporose pós-menopausíca. São Paulo: Febrasgo; 2018.

AURÉLIO COSTA

18
O PRÉ-OPERATÓRIO EM GINECOLOGIA

> Quando se indica um procedimento cirúrgico, deve-se ter em mente o respeito aos fundamentos hipocráticos da boa prática médica: salvar vidas, aliviar sofrimento e corrigir deformidades.[1]

Os preceitos para se obter os melhores resultados na clínica ginecológica seguem os mesmos princípios da clínica cirúrgica:

- Aprimorar o ato cirúrgico.
- Diminuir os riscos.
- Aumentar a segurança.

As principais caraterísticas de um bom médico devem ser alicerçadas em tempo para realizar o atendimento e paciência para escutar o paciente. Essas boas práticas certamente levarão o profissional a estabelecer uma boa relação médico-paciente e, dessa forma, evitarão cirurgias desnecessárias, resultados infrutíferos e o agravamento da incapacidade. Algumas técnicas ajudam a manter a boa prática e melhorar os resultados, como os serviços que utilizam um formulário padronizado para o pré-operatório, os quais apresentam os melhores índices de eficiência.

> A melhora substancial dos resultados em cirurgia se deve muito mais ao desenvolvimento e ao bom manejo dos procedimentos associados ao ato operatório – como o uso adequado da antibioticoprofilaxia e terapia, a utilização criteriosa de hemoderivados e analgésicos, o desenvolvimento dos métodos e agentes anestésicos –, mas sobretudo à boa técnica cirúrgica.

De uma forma geral, o interrogatório sintomatológico realizado em pacientes ginecológicas tem por objetivo identificar os principais pilares das condições patológicas em ginecologia, que são a dor, os distúrbios menstruais, as secreções vaginais e as queixas urinárias. Além disso, não se deve esquecer dos dados de antecedentes pessoais patológicos clínicos, cirúrgicos e familiares.

Destaca-se particularmente o momento do exame físico, tanto o geral quanto o específico. É a partir de um bom exame físico que as impressões diagnósticas serão fundamentadas (ver também Capítulo 2 – A consulta ambulatorial).

A seguir, são descritas algumas condições que devem ser avaliadas no pré-operatório e que podem ocasionar o cancelamento do procedimento eletivo.

A cirurgia precisa ser cancelada se a paciente estiver no período menstrual? As evidências científicas apontam para a não realização dos procedimentos naquelas pacientes em que o útero será preservado, como miomectomias e cirurgias uroginecológicas. No primeiro caso, pelo motivo óbvio do aumento do sangramento do leito miometrial que será preservado; e, no segundo, pela possibilidade de implantes endometriais extrauterinos e consequente endometriose. Os demais procedimentos não teriam motivo para cancelamento diante do período menstrual e apenas exigiriam do cirurgião mais atenção e diligência.

A cirurgia precisa ser cancelada devido à presença de candidíase vulvovaginal? Quanto a essa situação, não existe consenso na literatura. Dependerá da avaliação clínica individual de cada caso e do protocolo de cada serviço. Existem basicamente duas correntes de conduta:

- A primeira defende a realização do procedimento mesmo com candidíase, uma vez que a infecção é localizada e raramente acarreta quadro sistêmico, enquanto a não realização do procedimento poderia retardar a resolução e até agravar o problema da paciente.
- A segunda defende a não realização da cirurgia por se tratar de uma infecção saprófita oportunista que só se instala com déficit de imunidade, o que poderia comprometer o pós-operatório e, sendo assim, não se justifica colocar a paciente em risco adicional nos casos de cirurgias eletivas.

Em geral, opta-se pelo cancelamento do procedimento eletivo na presença de candidíase. Entretanto, é importante sempre individualizar os casos; por exemplo, em pacientes com sangramentos importantes, história de hemotransfusão e/ou várias entradas na emergência, o procedimento não será cancelado, pois o adiamento não traz benefícios à paciente.

Nos casos de vaginoses bacterianas ou infecção urinária, as cirurgias ginecológicas devem ser suspensas? Sim, uma vez que essas duas condições são responsáveis

> **Importante**
>
> Em muitos casos, a paciente em pré-operatório para cirurgia ginecológica se encontra na faixa epidemiológica para neoplasias de mama ou do reto. O exame físico pode contribuir para o diagnóstico precoce.

pela maioria das complicações infecciosas pós-operatórias em ginecologia.

Classificação das cirurgias

As cirurgias são classificadas de acordo com a extensão do procedimento e com os antecedentes patológicos, utilizando critérios reconhecidos pela American Society of Anesthesiologists (ASA).

Quanto à intensidade, são classificadas:

- **Grau 1 (menor)** – Como drenagem de abscesso mamário.
- **Grau 2 (intermediário)** – Como cirurgias nos anexos uterinos.
- **Grau 3 (maior)** – Como histerectomia total abdominal.
- **Grau 4** – Como cirurgias oncológicas maiores.

Quanto aos antecedentes clínicos da paciente, são classificadas:[2]

1. Paciente sem doença.
2. Paciente com doença sistêmica leve.
3. Paciente com doença sistêmica grave.
4. Paciente com doença sistêmica que representa constante risco de vida.
5. Paciente moribundo sem expectativa de sobrevida sem cirurgia.
6. Paciente doador de órgão em morte cerebral.

Doenças cardíacas e pulmonares devem ser sempre bem acompanhadas por se tratarem de fatores de risco ao aparecimento de complicações pós-cirúrgicas.

O **Quadro 18.1** destaca as principais doenças relacionadas às complicações pós-cirúrgicas.

QUADRO 18.1 ■ Principais doenças e fatores relacionados às complicações pós-cirúrgicas

CARDIOVASCULARES	PULMONARES
• História de IAM	• Tabagismo
• Angina	• Obesidade
• ICC	• DPOC
• Diabetes	• Asma
• HAS	• ASA > 2
• Idade > 70	• Idade > 70
• Arritmia	• Cirurgia abdominal ou torácica
• Doença valvar	• Duração da cirurgia > 3h

ASA, American Society of Anesthesiologists, avaliação pré-operatória > 2 = paciente com doença sistêmica leve; DPOC, doença pulmonar obstrutiva crônica; HAS, hipertensão arterial sistêmica; IAM, infarto agudo do miocárdio; ICC, insuficiência cardíaca congestiva.

Fonte: Frutuoso.[3]

Medicações de uso crônico

É importante definir em que condições algumas medicações devem ser suspensas ou substituídas antes da cirurgia, assim como avaliar qual medicação pode ser mantida e quando a suspensão/substituição está indicada (risco-benefício).

No **Quadro 18.2**, há orientações quanto às decisões pré-operatórias.

Com relação aos contraceptivos orais, deve-se considerar o propósito do uso da medicação. Caso o objetivo seja o de contracepção, a medicação deve ser suspensa cinco dias antes do procedimento. Se o propósito for manter a amenorreia, a medicação pode ser usada até o dia da cirurgia. Deve-se sempre levar em consideração o risco-benefício.

QUADRO 18.2 ■ Recomendação de suspensão segundo classe das medicações pré-operatórias

MEDICAÇÃO	CONDUTA RECOMENDADA
Hipotensores	Não suspender
Substitutos hormonais	Não suspender
Contraceptivos orais	Não suspender
Inibidores da MAO	Suspender 2 semanas antes
Antidiabéticos orais	Avaliar o tipo utilizado
Antiagregantes plaquetários	Avaliar condição clínica da paciente

MAO, monoaminoxidase.
Fonte: Elaborado com base em Muluk e colaboradores.[4]

Outra condição a ser discutida é o uso prévio dos antidiabéticos e dos antiagregantes plaquetários. O **Quadro 18.3** define as situações de uso dessas medicações.

As recomendações para continuar ou interromper o uso do ácido acetilsalicílico (AAS) variam considerando-se a indicação para a medicação e se a cirurgia é planejada ou não. O AAS poderá ser continuado com segurança na maioria das pacientes submetidas a cirurgias de pequeno porte (p. ex., cirurgia odontológica ou procedimentos dermatológicos).

No que diz respeito aos anti-hipertensivos, os estudos recentes com os β-bloqueadores não revelaram evidências de complicações graves com a manutenção do tratamento (**Quadro 18.4**). Recomenda-se retirar a medicação 10 horas antes do procedimento, geralmente na noite anterior, caso ela não faça parte do tratamento de insuficiência cardíaca congestiva (ICC).

QUADRO 18.3 ■ Medicações pré-operatórias: mecanismo e suspensão

MEDICAÇÃO	MECANISMO	SUSPENSÃO
AAS	Inativação irreversível da COX	7-10 dias
Clopidogrel Ticlopidina	Bloqueio de receptor ADP das plaquetas	7-10 dias
Dipiridamol	Aumento da concentração do AMPc	24h
Trifusal	Bloqueio da cicloxigenase	24-48h
AINE não seletivo	Inativação reversível da COX	Meia-vida
Cumarínicos	Antagonismo da vitamina K	Suspender 3-5 dias (substituir por heparina)

AAS, ácido acetilsalicílico; ADP, difosfato de adenosina; AINE, anti-inflamatórios não esteroides; AMPc, monofosfato de adenosina cíclica; COX, cicloxigenase.

QUADRO 18.4 ■ Orientações para o uso de anti-hipertensivos pré-operatórios

MEDICAÇÃO	CONDUTA
β-Bloqueadores	Manter no pré, peri e pós-operatório
α-2-Agonistas	Mantidos, mas não iniciados antes do procedimento
Bloqueadores dos canais de cálcio	Poucos estudos descrevem complicações (sangramento)
IECA e BRA	Resultados controversos Hipotensão perioperatória Evita hipertensão pós-operatória
Diuréticos	Recomenda-se administrá-los na manhã da cirurgia e retomá-los quando a paciente puder ingerir líquidos por via oral
Digoxina	Manter no perioperatório

BRA, bloqueadores de receptores da angiotensina; IECA, inibidores da enzima conversora de angiotensina.
Fonte: Elaborado com base em Muluk e colaboradores.[4]

Em relação aos diuréticos, não existem evidências sólidas de risco quando administrados na manhã do procedimento cirúrgico. Para as pacientes que necessitam de uso crônico de diuréticos no pré-operatório, deve-se verificar a possibilidade de desidratação (causada pelas variações de volume) e, eventualmente, a necessidade de reposição de potássio.

Exames complementares

■ Propedêutica laboratorial

Os exames exigidos como propedêutica laboratorial pré-operatória na prática clínica da nossa instituição são os seguintes:

- **Hematimetria** – Para as cirurgias por indicação de doenças benignas > 9 g/dL; caso a cirurgia seja oncológica, considerar adequados valores acima de 11 g/dL.
- **Teste luético ou teste de anticorpos treponêmicos fluorescentes com absorção** (FTA-ABS, do inglês *fluorescent treponemal antibody absorption test*) (quando necessário) – O teste luético baseia sua indicação na oportunidade epidemiológica. O resultado positivo não contraindica o procedimento, mas define o tratamento da paciente segundo os protocolos do Ministério da Saúde.
- **Classificação sanguínea**.
- **Sumário de urina** – caso a clínica seja exuberante, a cirurgia deverá ser suspensa e a paciente, tratada. Ver Capítulo 6 para orientações acerca de tratamento de bacteriúria assintomática.
- **Glicemia de jejum** – No caso do controle glicêmico, vale ressaltar que o objetivo é atingir 140 mg/dL ou pré-prandiais de 180 em tomadas aleatórias, sempre evitando a hipoglicemia (70 mg/dL).

> **Atenção!**
>
> Em caso de dúvida no exame de urina, se a coleta seguiu critérios assépticos, deve-se solicitar a urocultura; qualquer dúvida no rigor asséptico da coleta, o exame pode ser repetido.

A seguir, destaca-se a conduta recomendada no pré-operatório de pacientes com diabetes melito (DM).

- Interná-las 48 horas antes do procedimento.
- Suspender hipoglicemiantes.
- Solicitar glicemia de jejum, ureia e creatinina.
- Esquema basal de insulina em bólus (0,4 UI/kg/d), 50% basal, 2/3 em jejum e 1/3 na hora de dormir.
- Prescrever glicoteste antes das refeições e às 22 horas.
- Correção com insulina regular.
- Meta: em jejum, 126 mg/dL; prandiais, 180 a 200 mg/dL.

> - Pacientes com DM2 que utilizam hipoglicemiante oral
>   - Sulfoniureias – Suspender 48h antes.
>   - Biguanidas – Suspender 48h antes.
>   - Instituir insulina – Basal/bólus.
> - Pacientes com DM2 que utilizam insulina
>   - Manter até a data da cirurgia.
>   - Suspender a insulina basal na manhã do ato cirúrgico.
>   - Controle com glicoteste e bólus, se necessário.
> - Pacientes com DM1 – Manter insulina até a data da cirurgia.

▋ Propedêutica de imagem

Ultrassonografia pélvica

Em nosso meio, para doenças benignas, o exame tem validade de 1 ano. O exame ultrassonográfico da pelve, apesar de teoricamente não se caracterizar como um item imprescindível da propedêutica pré-operatória, tem sua validade inquestionável. De fato, o que deve ser o foco da atenção é a contribuição que o exame deve estabelecer no conjunto final do diagnóstico e da conduta. A ultrassonografia é, de longe, o exame que mais corrobora com os achados diagnósticos do exame físico, contudo, não deve ser o determinante do diagnóstico, tampouco o único artifício para se determinar a conduta. Os achados da ultrassonografia são somados à anamnese e ao exame físico para definir o diagnóstico, a conduta e o prognóstico. Vale salientar que o índice de Kappa (índice de concordância) do exame é 0,85.

Um procedimento que, associado à ultrassonografia, melhorou significativamente a sensibilidade do exame foi a inclusão da dopplerfluxometria (DC), principalmente na avaliação pré-ope-

O PRÉ-OPERATÓRIO EM GINECOLOGIA

Fluxograma de avaliação pré-operatória:

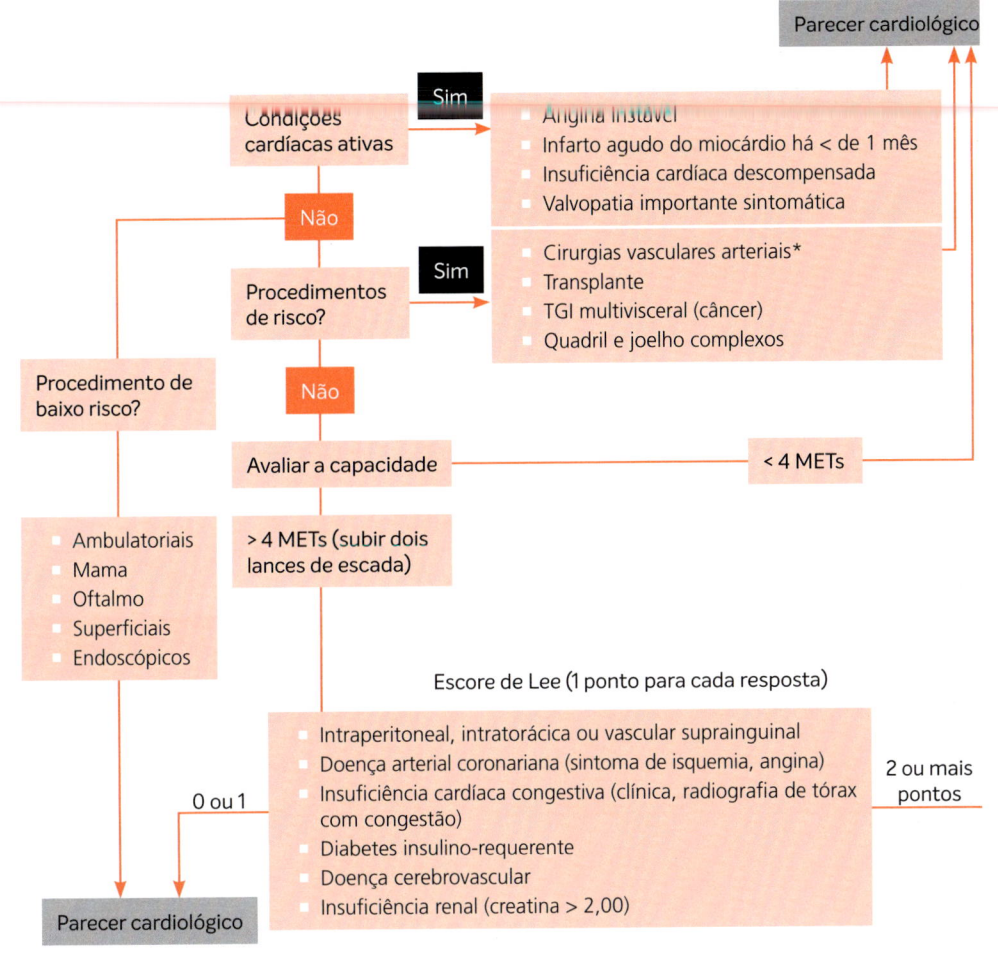

- **Condições cardíacas ativas** → Sim → Parecer cardiológico
  - Angina instável
  - Infarto agudo do miocárdio há < de 1 mês
  - Insuficiência cardíaca descompensada
  - Valvopatia importante sintomática
- Não ↓
- **Procedimentos de risco?** → Sim → Parecer cardiológico
  - Cirurgias vasculares arteriais*
  - Transplante
  - TGI multivisceral (câncer)
  - Quadril e joelho complexos
- Não ↓
- **Procedimento de baixo risco?**
  - Ambulatoriais
  - Mama
  - Oftalmo
  - Superficiais
  - Endoscópicos
- **Avaliar a capacidade**
  - < 4 METs → Parecer cardiológico
  - > 4 METs (subir dois lances de escada)
- **Escore de Lee (1 ponto para cada resposta)**
  - Intraperitoneal, intratorácica ou vascular suprainguinal
  - Doença arterial coronariana (sintoma de isquemia, angina)
  - Insuficiência cardíaca congestiva (clínica, radiografia de tórax com congestão)
  - Diabetes insulino-requerente
  - Doença cerebrovascular
  - Insuficiência renal (creatina > 2,00)
- 0 ou 1 → Parecer cardiológico
- 2 ou mais pontos → Parecer cardiológico

FIGURA 18.1 ■ Fluxograma de avaliação pré-operatória de risco cirúrgico para cirurgia não cardíaca.
* Exceto endarterectomia de carótida e tratamento vascular de aorta.

Orientações que diminuem o risco de infecção pós-cirúrgica

Alguns cenários devem ser estabelecidos a fim de obter melhores resultados pós-operatórios, reduzindo o risco de infecção pós-cirúrgica (Quadro 18.10).

A partir dos anos 2000, algumas estratégias de prevenção e diagnóstico precoce do câncer do ovário se revelaram equivocadas. Estudando peças operatórias de pacientes submetidas a salpingo-oforectomias profiláticas, diferentes autores observaram o mesmo fenômeno: a lesão precursora do carcinoma invasivo do ová-

> É importante discutir com a paciente a possibilidade de realização de ooforectomia e salpingectomia profilática transoperatória

QUADRO 18.6 ■ Fatores de risco para trombose venosa profunda

• Cirurgia • Imobilidade, paresia de membros inferiores • Terapia contra o câncer (hormonal, quimioterapia, inibidor de angiogênese ou radioterapia) • Compressão venosa (tumor, hematoma, anormalidade arterial) • Gravidez e puerpério • Moduladores seletivos de receptores de estrogênio • Doença clínica aguda • Doença inflamatória intestinal • Doenças mieloproliferativas • Obesidade	• Cateterização venosa central • Trauma (grandes traumas ou de membros inferiores) • Neoplasia • Tromboembolia venosa prévia • Idade avançada • Anticoncepcionais com estrogênio ou terapia de reposição hormonal • Agentes estimulantes de eritropoiese • Insuficiência cardíaca ou respiratória • Síndrome nefrótica • Hemoglobinúria paroxística noturna • Tabagismo • Trombofilia adquirida ou hereditária

Fonte: Elaborado com base em Gualandro e colaboradores.[8]

QUADRO 18.7 ■ Modelo de avaliação de risco de Caprini: estratificação de risco das cirurgias gerais, abdominais, pélvicas, urológicas, ginecológicas, vasculares e plásticas e reconstrutivas

PONTOS

1	2	3	4
• Idade entre 41 e 60 anos • Cirurgia pequena • IMC > 25 kg/m² • Edema de MMII • Veias varicosas • Gravidez ou pós-parto • História de aborto espontâneo recorrente e inexplicado • Contraceptivo ou TRH • Sepse < 1 mês • Função pulmonar anormal • IAM • IC (< 1 mês) • História de doença inflamatória intestinal • Paciente restrito ao leito	• Idade entre 61 e 74 anos • Cirurgia artroscópica • Cirurgia aberta > 45 minutos • Cirurgia laparoscópica > 45 minutos • Neoplasias • Confinamento ao leito > 72 horas • Cateter central • Imobilização com gesso	• Idade > 75 anos • História prévia de TEV • História familiar de TEV • Fator V de Leiden • Poliformismo 20210A da protrombina • Anticoagulante lúpico • Anticorpo anticardiolipina • Homocisteína elevada • Trombocitopenia induzida por heparina • Outras trombofilias congênitas ou adquiridas	• AVE < 1 mês • Artroplastia eletiva de quadril ou joelho • Fratura de quadril, pelve ou membro inferior • Lesão medular espinal aguda (< 1 mês)

IMC, índice de massa corporal; MMII, membros inferiores; TRH, terapia de reposição hormonal; IAM, infarto agudo do miorcárdio; IC, insuficiência cardíaca; TEV, tromboembolia venosa; AVE, acidente vascular encefálico.

Fonte: Elaborado com base em Gualandro e colaboradores.[8]

QUADRO 18.8 ■ Cirurgias abdominais e pélvicas, urológicas, ginecológicas, vasculares e cirurgias plásticas e reconstrutivas

Risco muito baixo para tromboembolia venosa (< 0,5%, escore de Caprini 0): sem indicação de tromboprofilaxia farmacológica (*grau de recomendação I, Nível de Evidência B*) ou mecânica (*grau de recomendação IIa, nível de evidência C*), além da recomendação de deambulação precoce.

Risco baixo para tromboembolia venosa (~ 1,5%, escore de Caprini 1-2): profilaxia mecânica preferencialmente com compressão pneumática intermitente (*grau de recomendação IIa, nível de evidência C*).

Risco moderado para tromboembolia venosa (~ 3%, escore de Caprini 3-4) sem alto risco de complicações hemorrágicas: doses profiláticas de heparina não fracionada ou de baixo peso molecular (*grau de recomendação IIa, nível de evidência B*) ou profilaxia mecânica (preferencialmente compressão pneumática intermitente) (*grau de recomendação IIa, nível de evidência C*).

Risco moderado para tromboembolia venosa (~ 3%, escore de Caprini 3-4) com alto risco de complicações hemorrágicas ou naqueles em que as consequências do sangramento podem ser graves: profilaxia mecânica, preferencialmente com compressão pneumática intermitente (*grau de recomendação IIa, nível de evidência C*).

Alto risco para tromboembolia venosa (~ 6%, escore de Caprini ≥ 5) sem risco alto de complicações hemorrágicas: doses profiláticas de heparina não fracionada ou de baixo peso molecular (*grau de recomendação I, nível de evidência B*). Sugere-se adicionar a profilaxia mecânica à farmacológica, com o uso de meias elásticas ou compressão pneumática intermitente (*grau de recomendação IIa, nível de evidência C*).

Alto risco para tromboembolia venosa naqueles submetidos à cirurgia para neoplasia, sem risco alto de complicações hemorrágicas: profilaxia estendida com heparina de baixo peso molecular por quatro semanas (*grau de recomendação I, nível de evidência B*).

Alto risco para tromboembolia venosa com risco alto de complicações hemorrágicas ou naqueles em que as consequências do sangramento podem ser graves: profilaxia mecânica com compressão pneumática intermitente até que o risco de sangramento diminua e a profilaxia farmacológica possa ser iniciada (*grau de recomendação IIa, nível de evidência C*).

Fonte: Elaborado com base em Gualandro e colaboradores.[8]

rio não se encontrava no ovário, mas nas tubas uterinas, mais exatamente na porção terminal das fímbrias. O câncer mais frequente no ovário é o carcinoma seroso, abrangendo aproximadamente 80% dos casos. O carcinoma seroso inicia-se na porção terminal das fímbrias, onde pode ser encontrado com frequência na sua forma pré-invasiva ou intraepitelial. As tubas uterinas têm um tropismo pela ferida ovulatória no ovário. No momento da ovulação, as tubas uterinas se movimentam e colocam suas fímbrias em íntimo contato com a ferida ovulatória, com a finalidade de fazer a captação do óvulo. Nesse momento, células neoplásicas, ou com grande potencial neoplásico, presentes nas extremidades das fímbrias são implantadas no ovário, e a neoplasia maligna que ali se origina se desenvolve de for-

QUADRO 18.9 ■ Profilaxia da TVP em cirurgias ginecológicas	
TIPO DE CIRURGIA	PROFILAXIA
Cirurgia de baixo risco Procedimentos menores Sem fatores de risco	Deambulação frequente e precoce (IA)
Cirurgia totalmente laparoscópica	Deambulação frequente e precoce (IB)
Cirurgia laparoscópica Com fatores de risco	HBPM/HNF profilática Meias elásticas/CPI (IC)
Cirurgias maiores por doença benignas sem fatores de risco	HBPM/HNF profilática (IA) Meias elásticas/CPI (IB)
Cirurgias extensas por neoplasias e múltiplos fatores de risco	HBPM/HNF profilática, 3x/dia, até alta (IA) Meias elásticas/ CPI antes da cirurgia Até deambular (IA)
Pacientes de mais alto risco (grandes cirurgias por câncer) (história de TVP prévia)	HBPM/HNF profilática, 3x/dia (IIA) Até 28 dias após alta (IIC)

Fonte: Elaborado com base em Gualandro e colaboradores.[8]

QUADRO 18.10 ■ Orientações que diminuem a chance de infecção pós-cirúrgica	
ANTES DA CIRURGIA	DURANTE OU APÓS O PROCEDIMENTO
• Evitar cigarro 30 dias antes do procedimento • Manter controle glicêmico • (140-200 mg/dL) • Banho com agente antisséptico na noite anterior	• Preparo vaginal, vulvar e perineal • Tricotomia local imediatamente antes • Campo concêntrico • Analgesia adequada • Antibioticoprofilaxia perioperatória • Mobilização precoce • Elevação da cabeça a 45° • Retirar precocemente dispositivos invasivos • Limitar o tempo de internamento

Fonte: Elaborado com base em Frutuoso.[3]

ma rápida, sendo o ovário o sítio primário. Isso explica por que a ovulação constante é fator de risco para câncer de ovário. Existem fortes evidências de que os únicos tumores realmente originados nos ovários sejam os de células germinativas. Os tumores epiteliais (carcinomas), na sua grande maioria, são originados em outros sítios e implantados precocemente nos ovários. Esse fato constitui uma mudança radical de paradigma e deve provocar uma revisão de todas as estratégias de prevenção e diagnóstico precoce do que convencionamos chamar de câncer de ovário, quando o mais correto seria chamá-lo de "câncer no ovário". Além disso, foi demonstrado que a adição da salpingectomia à cirurgia não modificou a função ovariana no que se refere à reserva folicular, desde que se tenha um cuidado maior com o hilo ovariano e a mesossalpinge, a fim de manter a integridade vascular – procedimento simples, seguro e sem prejuízo para função ovariana. Dessa forma, fica evidente que a salpingectomia transoperatória traz benefícios para a prevenção da neoplasia ovariana, e, assim, em todas as histerectomias por doença benigna, é recomendada a realização de salpingectomia profilática.

No entanto, quanto à ooforectomia profilática, o raciocínio não acompanha o mesmo pensamento. Sabe-se que os ovários menopausais são responsáveis por boa produção androgênica, principalmente androstenediona, que será convertida em estrona nos tecidos periféricos, e a retirada precoce dos ovários diminui em 50% a produção de estrona, levando a paciente a apresentar sintomas climatéricos mais precoces e mais intensos. Os fogachos, por exemplo, ocorrerão 40% a mais do que na falência ovariana espontânea. Além disso, a queda androgênica abrupta aumenta em 40% a chance de se desenvolver sintomas psíquicos. A queda abrupta da estrona também pode aumentar a frequência de atrofia, doenças cardiovasculares e deficiência da cognição. Os estudos revelam que a ooforectomia profilática aumenta em quase 2 vezes o risco de IAM entre 40 e 44 anos e cerca de 40% entre 50 e 60 anos. Na verdade, seriam necessárias 300 mil histerectomias com ooforectomias profiláticas para se evitar mil casos de câncer de ovário, e, mesmo assim, a ooforectomia "apenas" reduziria a chance de câncer de ovário em 90%.

Referências

1. Thompson JD, Warshaw JS. Hysterectomy. In: Rock JA, Thompson JD, editors. Te Linde's operative gynecology. 8th ed. St. Louis: Lippincot-Raven; 1997. p. 771-854.

2. Giordano LA, Giordano MV, Giordano EB, Silva RO. Exames pré-operatórios nas cirurgias ginecológicas eletivas. Femina. 2009;37(11):619-25.

3. Frutuoso C. Cuidados pré-operatórios e pós-operatórios. In. Oliveira CF, organizador. Manual de ginecologia. Lisboa: Permanyer Portugal; 2010. p. 603-22.

4. Muluk V, Cohn SL, Whinney C. Perioperative medication management [Internet]. Waltham: UpToDate; 2024 [capturado em 21 jul. 2024]. Disponível em: https://www.uptodate.com/contents/perioperative-medication-management.

5. Myers ER, Bastian LA, Havrilesky LJ, Kulasingam SL, Terplan MS, Cline KE, et al. Management of adnexal mass. Evid Rep Technol Assess. 2006;(130):1-145.

6. Avila WS, Alexandre ERG, Castro ML, Lucena AJG, Marques-Santos C, Freire CMV, et al. Posicionamento da Sociedade Brasileira de Cardiologia para gravidez e planejamento familiar na mulher portadora de cardiopatia – 2020. Arq Bras Cardiol. 2020;114(5):849-942.

7. Morales Velasco CR, Ramírez Amaya J. Relación entre grosor endometrial medido ecográficamente y riesgo de cáncer de endometrio en mujeres posmenopáusicas: un estudio observacional de centro único. Rev Oncol Ecu. 2022;32(3):282-90.

8. Gualandro DM, Yu PC, Caramelli B, Marques AC, Calderaro D, Fornari LS, et al. 3ª diretriz de avaliação cardiovascular perioperatória da sociedade brasileira de cardiologia. Arq Bras Cardiol. 2017;109(3 supl. 1):1-104.

Leituras recomendadas

Caprini JA. Thrombosis risk assessment as a guide to quality patient care. Dis Mon. 2005;51(2-3):70-8.

Caprini JA, Arcelus JI, Hasty JH, Tamhane AC, Fabrega F. Clinical assessment of venous thromboembolic risk in surgical patients. Semin Thromb Hemost. 1991;17 Suppl 3:304-12.

Kumar AS, Kelleher DC, Sigle GW. Bowel preparation before elective surgery. Clin Colon Rectal Surg. 2013;26(3):146-52.

Kurman RJ, Shih IM. The origin and pathogenesis of epithelial ovarian cancer: a proposed unifying theory. Am J Surg Pathol. 2010;34(3):433-43.

Morelli M, Venturella R, Mocciaro R, Di Cello A, Rania E, Lico D, et al. Prophylactic salpingectomy in premenopausal low-risk women for ovarian cancer: primum non nocere. Gynecol Oncol. 2013;129(3):448-51.

Rock JA, Jones HW III. Te Linde's operative gynecology. 9th ed. Philadelphia: Lippincott Williams & Wilkins; 2003.

Saha AK, Chowdhury F, Jha AK, Chatterjee S, Das A, Banu P. Mechanical bowel preparation versus no preparation before colorectal surgery: a randomized prospective trial in a tertiary care institute. J Nat Sci Biol Med. 2014;5(2):421-4.

AURÉLIO COSTA
JOÃO VITOR TORRES
ANDRESSA DE FARIAS ALVES

19
CIRURGIA AMBULATORIAL

Os primeiros relatos de cirurgia ambulatorial são do Royal Glasgow Hospital for Children, em 1909, onde James Henderson Nicoll (Figura 19.1) realizou cerca de 9 mil procedimentos cirúrgicos ambulatoriais em crianças, demonstrando benefício igual ou superior ao daqueles tratados em regime hospitalar, sendo seguido e apoiado em seu relato por outros médicos que também o faziam, como o Sr. Robert Campbell, de Belfast.[1]

A deambulação precoce em procedimentos cirúrgicos mudou a maneira de planejar cirurgias após a Segunda Guerra Mundial, retomando, assim, o potencial das cirurgias ambulatoriais. Percebeu-se que o ato de estimular a atividade reduzia os riscos de complicações e não aumentava a taxa de recidivas.

No decorrer dos anos, as indicações de procedimentos ginecológicos ambulatoriais têm aumentado substancialmente. Atrelado a isso está o desenvolvimento de novas tecnologias, cirúrgicas e anestésicas, associando-se a um controle rigoroso do pré-operatório, à habilidade transoperatória e aos cuidados adequados no pós-operatório.

Não diferindo de outros locais, o número de procedimentos ambulatoriais no Brasil

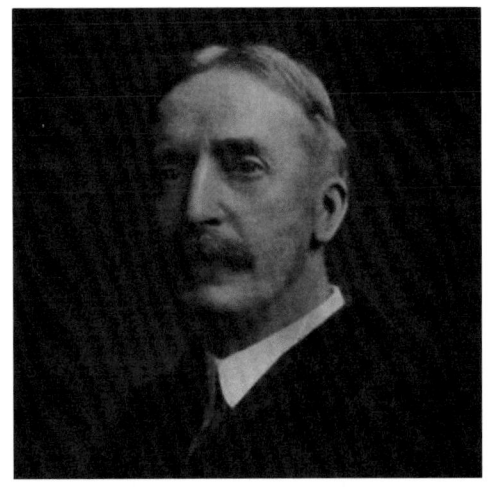

FIGURA 19.1 ■ James H. Nicoll (1863-1921).
Fonte: International Association for Ambulatory Surgery.[2]

cresceu substancialmente, perfazendo números três vezes maiores que os de procedimentos realizados em ambiente hospitalar em 2020, segundo dados do DataSUS.[3,4]

De acordo com a literatura, desde que sejam seguidos critérios rigorosos, assepsia e antissepsia inclusos, as vantagens desse tipo de cirurgia são inúmeras, desde custos menores até reduzidos índices de infecção e demais complicações.[5]

As cirurgias podem ser divididas em:

1. De pequeno porte, feitas com anestesia local e alta imediata.
2. De grande porte, com qualquer modalidade anestésica, com período de monitorização e de recuperação pós-operatória reduzidos em sala de recuperação pós-anestésica.

A cirurgia ambulatorial ligada à ginecologia pode ser dividida em procedimentos de vulva, vagina, colo do útero e biópsia endometrial.

Cirurgia ambulatorial da vulva

A vulva corresponde ao conjunto de órgãos genitais femininos externos, compreendendo o monte púbico, os grandes e pequenos lábios, o clitóris, o vestíbulo vulvar, envolvendo o orifício uretral e o introito vaginal e o hímen. O conhecimento adequado da anatomia, da evolução embriológica e de mudanças hormonais influenciadoras dessa topografia é condição básica para a boa abordagem cirúrgica desse órgão.

Ela tem características distintas da pele ao seu redor, sendo a única estrutura anatômica feminina derivada das três camadas embriológicas (ectoderme, endoderme e mesoderme). Apresenta relevantes variações em termos de estrutura, hidratação, permeabilidade, responsividade hormonal, suscetibilidade a irritantes e colonização microbiana. Diante disso, há uma enorme gama de lesões passíveis de acometimento de tal região, resultantes de diferentes mecanismos, como infecção, traumas, respostas imunes e neoplasias.

Em razão da multiplicidade dessas lesões e da dificuldade em criar fluxogramas diagnósticos efetivos e voltados para uma visão multidisciplinar da área, a International Society for the Study of Vulvovaginal Diseases (ISSVD)[6] criou, em 2006 (e reviu em 2011),[7] uma nomenclatura para as dermatoses vulvares, com base em alterações macroscópicas e histopatológicas e com o objetivo de facilitar a identificação dessas lesões dermatológicas. Estas são categorizadas como lesões de cor da pele, lesões vermelhas – sendo elas manchas, placas, pápulas, nódulos –, lesões brancas, lesões de cor escura, bolhas, erosões, úlceras e edema.

Por ser claramente visível e facilmente analisada com o auxílio de um colposcópio, a citologia para o diagnóstico de doenças vulvares é pouco importante. No entanto, com frequência, nos deparamos com quadros dermatológicos variáveis, dos quais apenas a biópsia concede uma correta classificação. Neste capítulo, serão analisadas, de forma sucinta e específica, as lesões passíveis de abordagem cirúrgica ambulatorial.

■ Biópsia de vulva

Consiste na retirada de um ou mais fragmentos do tecido vulvar, tendo por objetivo o diagnóstico histológico dos principais processos patológicos, como as lesões pré-cancerosas, as neoplasias invasoras e a diferenciação das diversas alterações tegumentares. O ideal é que seja feita após avaliação vulvoscópica, por meio da qual é determinada a área de maior gravidade.

Deve ser realizada se a causa dos sinais e sintomas não for evidente, em caso de falha no tratamento empírico ou na presença de lesões focais, hiperpigmentadas ou exofíticas.

Descrição da técnica

- O procedimento consiste, inicialmente, em limpeza local com solução antisséptica e anestesia local com infiltração de lidocaína 1 ou 2%.
- É seguida por punção com a ferramenta Punch Keyes de 3 a 5 mm, selecionada de acordo com a dimensão da lesão (**Figura 19.2**).

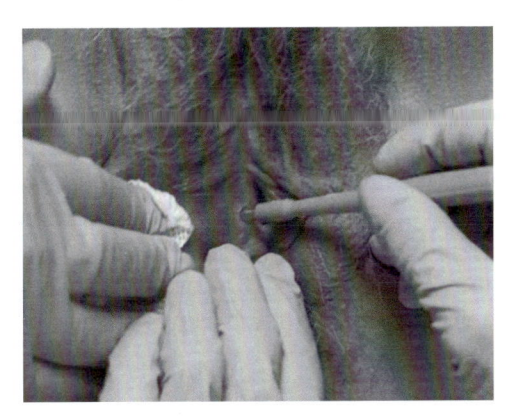

FIGURA 19.2 ■ Punção com Punch Keyes.
Fonte: Vulvovaginal Disorders.[9] *Veja imagem em cores no Apêndice, ao final deste livro.*

- Após o procedimento, a hemostasia pode ser realizada com pressão direta, nitrato de prata, solução de Monsel ou sutura. As complicações são raras, mas incluem sangramento, infecção e dor.

> Como alternativa, pode-se utilizar pinças de saca-bocado ou alças de ressecção. Essas pinças devem manter um bom fio de corte, a fim de evitar esmagamentos.

Local da biópsia

A escolha do local da biópsia deve visar área de doença ativa, novas vesículas, úlceras, com amostra de epitélio a 1 a 2 mm da borda da úlcera e tecido não erodido.

- Em suspeita de neoplasia maligna, retirar amostra ampla e profunda, com extensão de aproximadamente 5 mm e profundidade de 4 a 5 mm. Excisões mais amplas de lesões suspeitas podem ser necessárias para obter margens claras.
- O material puncionado deve ser armazenado em um frasco com formalina tamponada 10% e mantido em temperatura ambiente, identificado e enviado para análise histopatológica com informações sucintas da anamnese.

■ Teste de Collins

Em 1963, Ralph Richard percebeu a dificuldade de se escolher adequadamente o local da biópsia na suspeita de alterações de vulva. A partir desse momento, ele passou a utilizar o azul-de-toluidina em solução aquosa 1% para orientar suas biópsias.[8]

No Brasil, esse teste foi muito difundido por Rieper*, mas ainda era utilizado basicamente para lesões cervicais. Foi em

---

* João Paulo Rieper, ginecologista brasileiro que difundiu no Brasil o uso da técnica desenvolvida por Ralph Richard. Essa abordagem ganhou reconhecimento especialmente no diagnóstico de lesões cervicais. Embora o teste tivesse sido originalmente associado às alterações vulvares, ele acabou sendo aplicado predominantemente em lesões do colo do útero. A solução de azul de toluidina (cloreto de tolônio), ao corar as células epiteliais alteradas, permite ao médico identificar áreas suspeitas, ajudando na detecção precoce de condições como neoplasias e outras anormalidades cervicais.

1966 que o teste de Collins se difundiu para outros órgãos a partir do estudo de Collins, que publicou resultados satisfatórios sobre a orientação do azul-de-toluidina para biópsia em lesões vulvares.

Segundo a Federação Brasileira das Associações de Ginecologia e Obstetrícia (Febrasgo),[10] o teste de Collins não deve ser utilizado quando já existe lesão evidente, com o restante da vulva normal.

Descrição da técnica

- A técnica consiste em limpar a vulva com solução fisiológica de cloreto de sódio, enxugá-la e pincelá-la com solução aquosa de azul-de-toluidina 1%. Espera-se 3 minutos e retira-se o corante com solução de ácido acético 1%. O teste é positivo quando há impregnação do azul em determinadas áreas.
- O azul-de-toluidina é um corante vital que se fixa no DNA dos núcleos. No local onde for maior a concentração nuclear, mais intensa será a fixação do azul.

Teste do ácido acético

Outra substância que pode ser utilizada ambulatorialmente para auxiliar em biópsias de vulva é o ácido acético 5% (**Figura 19.3**). Ele promove uma reação do tegumento cutâneo, que normalmente se torna mais pálido. As imagens esbranquiçadas, acetobrancas e, às vezes, com relevo leucoplásico ou espículas papilomatosas são caracterizadas como anormais.

As principais lesões que acometem a região vulvar e que, portanto, são suscetíveis ao tratamento ambulatorial são:

- Sinequias vulvares.
- Lesões distróficas e displásicas.
- Infecções.

> **Importante**
>
> O teste de Collins e a vulvoscopia são exames complementares distintos, com vistas a estudar a lesão suspeita de neoplasia maligna, tendo como maior objetivo orientar os melhores locais para a biópsia. Caso o médico queira lançar mão de ambos, deve sempre iniciar pela vulvoscopia. Segundo a Febrasgo,[10] a vulvoscopia é um melhor indicador de locais para biópsia do que o teste de Collins. Por muitos anos, utilizou-se ambos, porém, à medida que surgem avanços na interpretação dos achados da vulvoscopia, deixa-se de realizar rotineiramente o teste de Collins.

- Tumores.
- Úlceras.
- Traumas.
- Vasculares.

Sinequia vulvar

É a fusão dos pequenos lábios da vulva. Sua incidência pode estar associada ao hipoestrogenismo das infantes e pré-púberes ou mesmo ao acometimento dos pequenos lábios por vulvovaginites recorrentes em adultas.

O tratamento é baseado em aplicações de estrogênio tópico.

A cirurgia indicada, na falha do tratamento clínico, consiste no descolamen-

CIRURGIA AMBULATORIAL

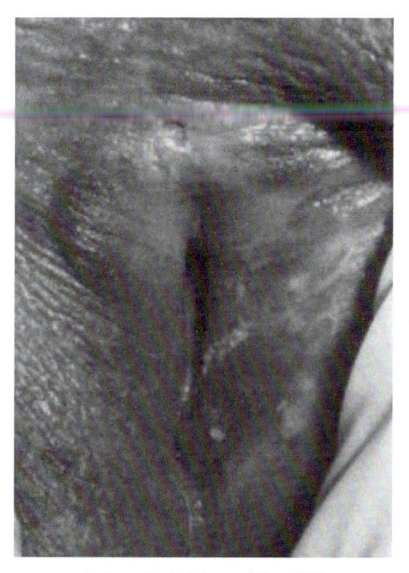

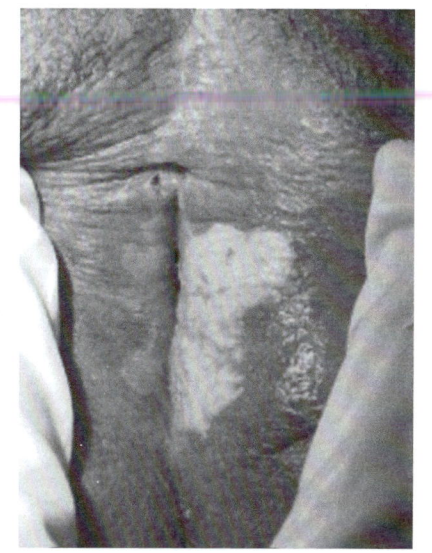

Antes do ácido acético 5%   Após o ácido acético 5%

FIGURA 19.3 ■ Destacamento da neoplasia intraepitelial vulvar (NIV) pela vulvoscopia, após a aplicação do ácido acético 5%.
Fonte: Federação Brasileira das Associações de Ginecologia e Obstetrícia.[10] *Veja imagem em cores no Apêndice, ao final deste livro.*

to das aderências manualmente ou com ajuda de instrumentais. Ainda pode ser feita uma incisão em rafe mediana, tendo o cuidado de proteger o clitóris e a fúrcula do introito vulvar.

■ Lesões distróficas e displásicas

Como já discutido, uma infinidade de dermatoses pode acometer a região vulvar, o que por si só já dificulta o diagnóstico. Além disso, as características macroscópicas dessas lesões são muito semelhantes, servindo de obstáculo à determinação do diagnóstico definitivo.

Um dos principais objetivos da cirurgia ambulatorial nas várias lesões distróficas da vulva é a distinção entre alterações benignas e malignas, por meio do estudo histopatológico mediado por biópsia.

Nesse contexto, destaca-se o líquen escleroso, uma das condições hipocrômicas e pruriginosas que mais acomete a pele da vulva, que pode, muitas vezes, ser confundido com atrofia genital (**Figura 19.4**). A biópsia da lesão estabelece o diagnóstico definitivo. A doença de Paget também promove lesões displásicas que podem levar à confusão no diagnóstico, mas é elucidada pela avaliação histológica (ver Capítulo 11 – Doenças da vulva).

Na doença em estágio terminal, a abertura da vagina pode ser estenosada ou mesmo totalmente coaptada. A terapia ablativa fracionada com *laser* de CO_2 tem se mostrado promissora no tratamento da atrofia vaginal.

A intervenção cirúrgica no líquen escleroso é indicada apenas para as sequelas pós-inflamatórias da doença, incluindo

GINECOLOGIA AMBULATORIAL

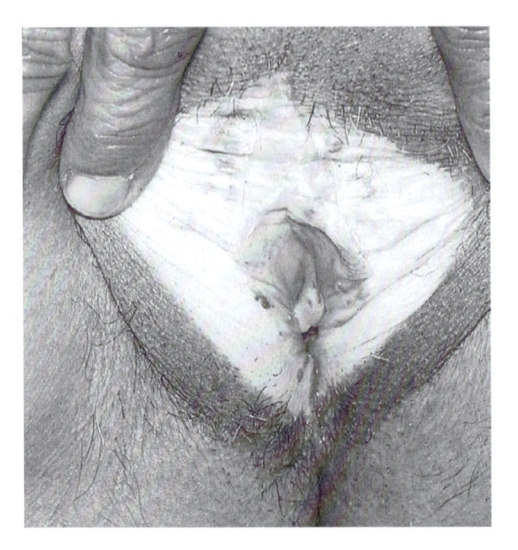

FIGURA 19.4 ■ Líquen escleroso em fase de intensa atrofia.

Fonte: Rivitti.[11] *Veja imagem em cores no Apêndice, ao final deste livro.*

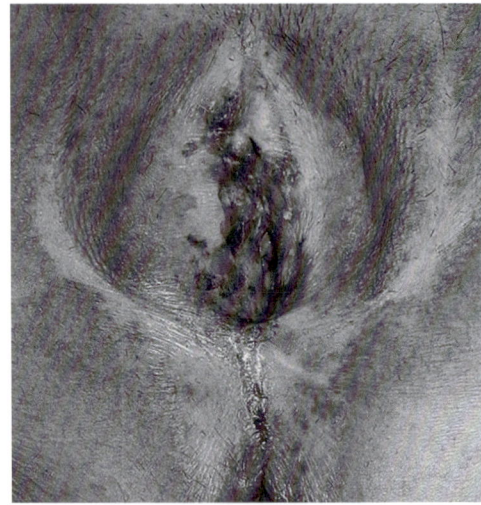

FIGURA 19.5 ■ Líquen escleroso cursando com estenose.

Fonte: Vulvovaginal Disorders.[12] *Veja imagem em cores no Apêndice, ao final deste livro.*

estenose introital (**Figura 19.5**), aderências *fourchette*, dos pequenos lábios e clitorianas.

■ Infecções

Entre as alterações infecciosas que acometem a vulva, as que se enquadram no tratamento cirúrgico ambulatorial são aquelas classificadas como lesões promovidas por agentes inespecíficos, como os abscessos, furúnculos, carbúnculos e condilomas.

O tratamento dessas lesões deve ser precoce, a fim de se evitar complicações. O regime ambulatorial é determinado pelas condições clínicas da paciente e pela extensão da lesão.

O condiloma acuminado (**Figura 19.6**), doença provocada pelo papilomavírus humano (HPV, do inglês *human papiloma virus*), apresenta-se como lesão vegetante e indolor que geralmente responde ao tratamento clínico com substâncias cáusticas, como ácido tricloroacético 50%, podofilina e imunomoduladores, como o imiquimo-

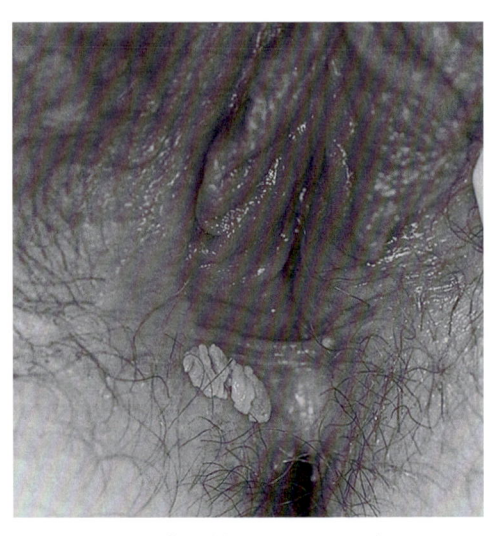

FIGURA 19.6 ■ Condiloma acuminado.

Fonte: Vulvovaginal Disorders.[13] *Veja imagem em cores no Apêndice, ao final deste livro.*

de. Caso haja a necessidade de tratamento cirúrgico ambulatorial, este é realizado por meio de termocauterização ou vaporização com *laser*. Pequenas verrugas podem ser termocauterizadas após anestesia local.

CIRURGIA AMBULATORIAL

Para massas exofíticas localizadas, pode ser feita excisão com tesoura para remover a massa, e a base é então cauterizada. Se a massa da verruga for significativa, anestesia geral deve ser considerada. O *laser* de CO_2 pode ser considerado um método ideal de tratamento, por ter ótimo perfil de cicatrização e por poder ser utilizado durante a gestação. Tem como desvantagem a possibilidade de transmissão de vírus por meio da pluma de fumaça.

Tumores benignos

O tratamento recomendado no caso de tumores císticos consiste na retirada cirúrgica, que pode ser realizada ambulatorialmente, na grande maioria dos casos. Apresenta-se, a seguir, os tumores mais frequentes.

Cisto e abscesso da glândula de Bartholin

São glândulas produtoras de muco para lubrificação vaginal através dos ductos que desembocam lateralmente ao óstio vaginal, também conhecidas como glândulas vulvovaginais. A obstrução geralmente ocorre na superfície (vestíbulo), promovendo o acúmulo de muco e, consequentemente, a formação do cisto correspondente (**Figura 19.7**). Entre as principais causas de obstrução dos canais vestibulares encontram-se as vulvovaginites, e em quase 80% dos casos há possibilidade de colonização por organismos da microbiota vaginal e retal, sendo a clamídia e o gonococo os principais agentes envolvidos.

O tratamento baseia-se nos sintomas clínicos e no achado durante exame ginecológico.

- Caso o tumor esteja em fase inicial, seja pequeno e não cause sintomas importantes à mulher, o acompanhamento geralmente é clínico e conservador, por meio de antimicrobianos e termoterapia local.
- Caso o tumor seja consistente, nodular, causando dispareunia e outros desconfortos na paciente, está indicada a exérese da glândula de Bartholin por marsupialização, sutura da borda da glândula à borda da pele.
- Outra alternativa mais simples, porém com eficácia comprovada, é a inserção do cateter de Word, que é posteriormente inflado com 2 a 4 mL de água destilada e mantido no local por seis a oito semanas, possibilitando a cicatrização e a formação de um "novo canal de drenagem". O cateter tem como vantagem a menor probabilidade de recorrência e, como contratempo, o risco de ser desalojado durante período em que deve permanecer no lugar para permitir a cura.

Já no caso de abscesso, o tratamento deve ser drenagem seguida de terapia antimicrobiana.

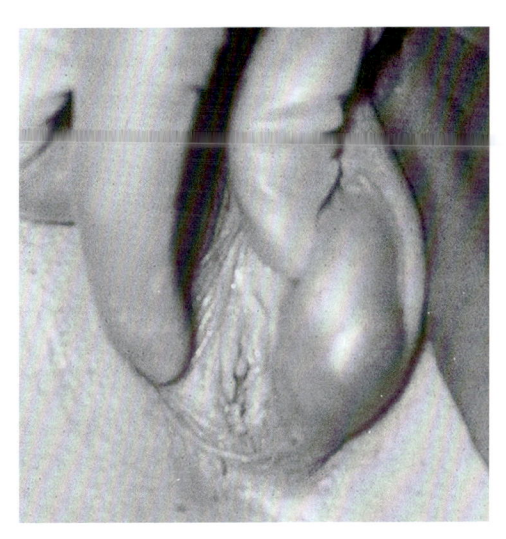

FIGURA 19.7 ■ Cisto de Bartholin.
Fonte: Vulvovaginal Disorders.[14] *Veja imagem em cores no Apêndice, ao final deste livro.*

Cistos de glândulas de Skene

São formados pela obstrução dos ductos das glândulas parauretrais. Geralmente localizados no segmento distal da uretra, podem produzir distorção do meato uretral.

A etiologia é desconhecida, mas especula-se associação com trauma e infecção. Apresentam-se clinicamente com obstrução urinária, dispareunia e dor.

O tratamento para lesões agudas é a marsupialização; para lesões crônicas, a excisão da glândula.

Cistos sebáceos

Tanto os grandes quanto os pequenos lábios da genitália externa têm glândulas sebáceas. A obstrução dos ductos e a formação dos cistos promovem a sintomatologia. A excisão segue a técnica normalmente recomendada para outras regiões.

Cistos epidermoides

Outros cistos de retenção de fragmentos de tecido queratinizado, geralmente formados por trauma anterior.

Cistos do canal de Gartner

Ver seção Cirurgia ambulatorial da vagina.

Cistos do canal de Nuck

São cistos de tecido peritoneal, localizados na extensão da inserção ligamentar do redondo à vulva (grandes lábios).

O canal de Nuck passa pelo canal inguinal adjacente ao ligamento redondo e é considerado o análogo feminino do *processus vaginalis* nos homens. Normalmente, é obliterado no primeiro ano de vida. Falhas nesse fechamento podem resultar em hidrocele ou herniação das estruturas intra-abdominais por meio do canal de Nuck patente e são, com frequência, detectadas na infância.

Clinicamente, o cisto é descrito como uma massa irredutível ou redutível indolor ou levemente dolorosa na região inguinal, que normalmente se estende até os grandes lábios e não se expande ao realizar a manobra de Valsalva. Em cerca de um terço dos pacientes, uma hérnia inguinal associada está presente.

Caso a paciente apresente desconforto, deve-se remover o cisto cirurgicamente.

Endometriose

A endometriose vulvar é uma condição rara. Pode ser encontrada em cicatrizes de episiotomias ou de outros traumas. Outros sítios de implantação dessas lesões são as glândulas vestibulares e os grandes lábios, por contiguidade com o ligamento redondo. Mas também existem relatos de acometimento em mulheres sem história de endometriose e na ausência de cirurgia prévia, sugerindo patogênese de migração vascular ou linfática, metaplasia celular e metástase iatrogênica.

Os sintomas clínicos cíclicos sugerem o diagnóstico. No entanto, não se deve descartar a biópsia para o diagnóstico definitivo (necessidade de realização de diagnóstico diferencial com melanoma, neoplasia intraepitelial vaginal, carcinoma de células epidermoides).

A biópsia excisional é considerada também a terapêutica comum, a depender do tamanho da lesão.

▌Tumores sólidos

A maioria dos tumores sólidos é retirada cirurgicamente.

Fibromas

São neoplasias benignas raras originadas do tecido conectivo e de elementos de músculo liso da parede vaginal.

Lipomas

Tumores benignos derivados do tecido adiposo que têm cápsula bem definida.

Angiomas

São tumores de origem vascular que, na maioria das vezes, não precisam de tratamento. O diagnóstico diferencial com outras lesões é feito por meio de biópsia e confirmação histopatológica.

Hidradenoma

Assemelha-se histologicamente ao adenocarcinoma. É derivado de glândulas sudoríparas apócrinas e pode ocorrer em qualquer parte da genitália externa.

Mioblastoma de células da granulosa

Também conhecido como tumor das células de Schwann (bainha de mielina das fibras neurais), pode ter caráter infiltrante e ser confundido com carcinoma espinocelular. O diagnóstico é estabelecido por avaliação da histologia.

Nevus

Na vulva, são lesões com potencial de malignização. As lesões suspeitas deverão ser submetidas à biópsia excisional.

■ Úlceras

É importante o diagnóstico diferencial com outras lesões mais graves, como carcinoma basocelular de vulva (**Figura 19.8**), doença de Behçet (**Figura 19.9**), doença de Crohn e algumas lesões de pele associadas a síndrome de Reiter e infecções sexualmente transmissíveis (ISTs). Úlceras crônicas e recidivantes devem ser biopsiadas (ver Capítulo 4 – Vulvovaginites e Capítulo 11 – Doenças da vulva).

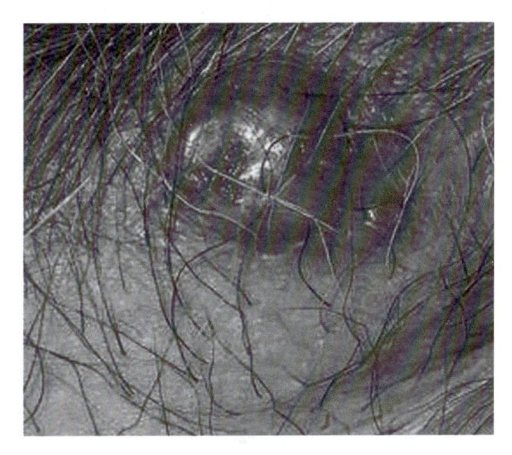

FIGURA 19.8 ■ Carcinoma basocelular de vulva.
Fonte: Bordel Gómez e colaboradores.[15]
Veja imagem em cores no Apêndice, ao final deste livro.

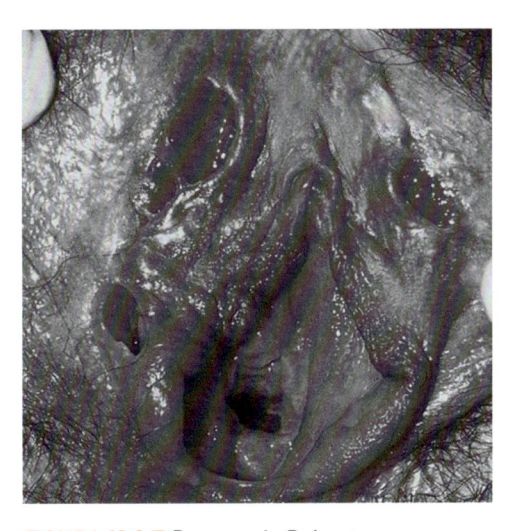

FIGURA 19.9 ■ Doença de Behçet.
Fonte: Vulvovaginal Disorders.[16] *Veja imagem em cores no Apêndice, ao final deste livro.*

Vasculares

Em pacientes que apresentam varizes vulvares crônicas, ambulatorialmente podem ser realizadas injeções de substâncias esclerosantes nos vasos de menor calibre.

Tumores malignos

Como as neoplasias malignas são geralmente tratadas por cirurgias radicais, as intervenções ambulatoriais resumem-se à propedêutica, por meio de biópsia.

Cirurgia ambulatorial da vagina

A vagina, tubo muscular elástico com 7 a 10 cm de comprimento, se estende da vulva, genitália externa, até o colo do útero, terminando no fundo de saco anterior e posterior (**Figura 19.10**). É delimitada anteriormente pela uretra e bexiga e posteriormente pelo reto, e formada por uma rede fibrosa externa, serosa, uma camada intermediária de células musculares lisas e uma camada interna, mucosa, que tem dobras internas que podem ser visualizadas ao exame físico. O início da vagina é formado parcialmente pelo hímen. Tem como funções principais ser o canal de passagem da menstruação, a defesa imune contra agente patogênicos pelo pH ácido, a reprodução e as funções sexuais.

Os procedimentos ambulatoriais realizados na vagina são pouco frequentes, destacando-se os analisados a seguir.

Hímen imperfurado

O hímen imperfurado consiste na obstrução completa da abertura vaginal. É uma anomalia congênita incomum do trato ge-

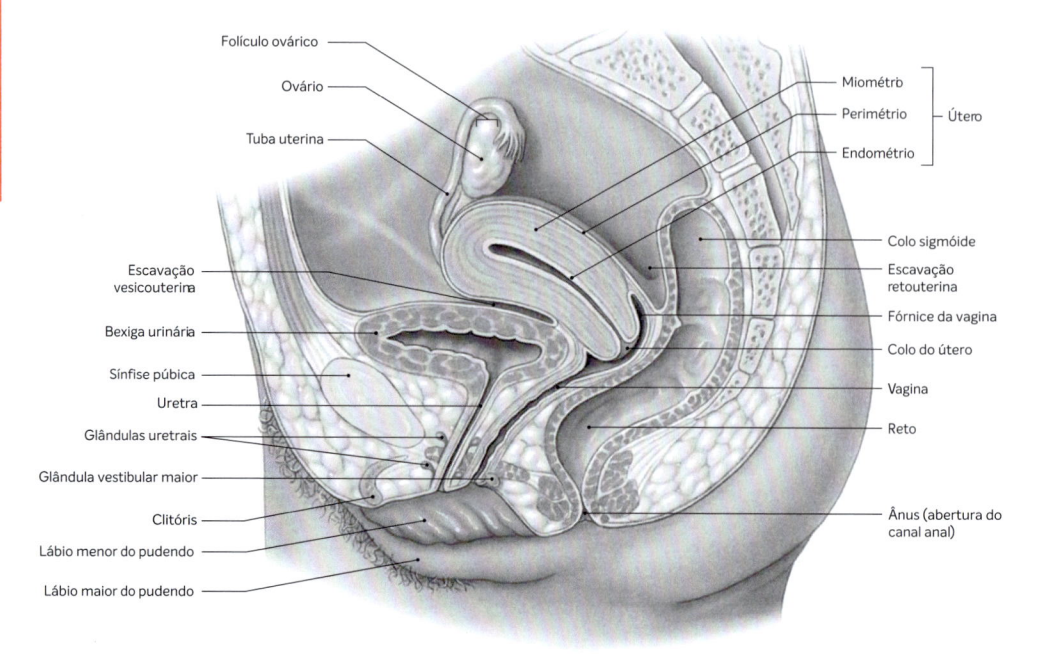

FIGURA 19.10 ■ Anatomina do sistema reprodutor feminino.
Fonte: Martini.[17]

nital feminino, com incidência aproximada de 0,05 a 0,1%.

Dessa condição pode gerar um mucocolpo ao nascimento, pela obstrução do transudato vaginal, e, após o início da menstruação, um hematocolpo, sendo uma causa importante de amenorreia primária e dor pélvica cíclica.

Sua origem embriológica permanece controversa. A teoria mais aceita é a de uma canalização malsucedida da placa vaginal e da não degeneração das células epiteliais, não constituindo sua perfuração normal.

Diagnóstico

É realizado pela inspeção da genitália externa, que pode apresentar membrana himenal rechaçada e com coloração azul, além de por exames de imagem, como a ultrassonografia, revelando massa cística pélvica. Apesar de benigno, seu diagnóstico tardio pode levar à elevada morbidade e à necessidade de novas intervenções e, sem tratamento, progredir para infecções, infertilidade, hidronefrose e até falência renal, em casos graves.

Tratamento e técnica

O tratamento é feito basicamente por himenotomia, ou himenectomia, com incisão cruzada e sutura das bordas ou excisão do hímen. Incisão vertical simples ou himenotomia anular podem ser uma opção. Em casos mais tardios, podem ser necessárias correção de septo vaginal, vaginoplastia e até mesmo fechamento de fístulas. Tratamentos conservadores parecem não mostrar bons resultados e carecem de mais evidências.

▍ Neoplasias vaginais

Podem ser classificadas em lesões benignas e malignas.

O câncer vaginal primário representa de 1 a 2% das neoplasias do trato reprodutor feminino, tendo como etiologia principal a infecção pelo HPV, porém também existem rotas carcinogênicas não dependentes do HPV. Em sua maioria, são lesões metastáticas, como de colo do útero, endométrio, ovário, cólon, mama e pâncreas. Se houver suspeita de lesão primária, esta deve ser confirmada com biópsia, sendo oportuna a cirurgia ambulatorial.

▍ Lesões benignas

Os tumores benignos da vagina são provenientes, em alguns casos, de alterações no processo de formação embriológica (mesonéfricos [cistos do ducto de Gartner] e paramesonéfricos) ou adquiridos. São raros e de pouca significância pelo ausente potencial oncogênico.

Os tumores paramesonéfricos, ductos de Müller, apresentam-se de forma isolada ou múltipla, e, dependendo do tamanho, podem causar dispareunia e polaciúria. O tratamento consiste em excisão cirúrgica com anestesia local.

Os cistos de Gartner são remanescentes dos ductos mesonéfricos quando estes não regridem completamente. Com frequência, desenvolvem-se entre as camadas do ligamento largo do útero e nas paredes laterais da vagina. O ducto pode ser detectado em até 25% das mulheres adultas, embora os cistos de Gartner apresentem-se em apenas 1 a 2% da população. Podem mostrar-se como múltiplas protrusões císticas minúsculas palpáveis na superfície dos fórnices vaginais e raramente são sintomáticos. Outros são pequenos (< 3 cm), geralmente paravaginais e na posição anterolateral; entretanto, podem ser grandes e causar obstrução uretral ou mesmo ureteral. Quando necessitam de tratamento, no caso de crescimento ou acometimento infeccioso, a proposta é marsupialização, após investigação do trato urinário, já que podem estar associados a malformações. Como não estão associados à neoplasia maligna, não requerem acompanhamento. Alguns estudos já associam uso de corantes durante o procedimento para melhor visualização de vias urinárias.[18]

Os leiomiomas de vagina são tumores mesenquimais benignos, raros, com pouco mais de 300 casos descritos na literatura desde 1733.[19] A maioria das mulheres com essa condição está na idade reprodutiva, incitando a pressuposição do efeito da dependência hormonal das tumorações, com rápido crescimento durante a gestação e regressão na menopausa. Geralmente, os leiomiomas são pequenos e estão localizados na parede vaginal anterior, porém há casos descritos de leiomiomas gigantes. Os sintomas variam pelo grau de compressão, desde pacientes assintomáticas, dor pélvica e sangramento vaginal, a sintomas urinários, pela proximidade com a uretra.

A terapia de escolha é a excisão por via vaginal na maioria dos casos, deixando a via abdominal para casos de tumoração superior de vagina ou com necessidade de histerectomia concomitante.

Associados à terapia cirúrgica, podem ser usados análogos de hormônio liberador de gonadotrofina (GnRH, do inglês *gonadotropin-releasing hormone*) ou embolização para redução das dimensões. A excisão durante a gestação é controversa.

■ Estenoses e septos

Outro procedimento que pode ser realizado a nível ambulatorial é a excisão de fibroses e septos vaginais e, até mesmo, zetaplastia, que consiste na rotação de retalhos para correção de cicatrizes.

O septo vaginal transverso ocorre em cerca de uma a cada 70.000 mulheres e é devido à falha de absorção do tecido entre a placa vaginal e os ductos de Müller. Pode ser imperfurado – de diagnóstico mais precoce por total obstrução ao fluxo menstrual – ou perfurado, o qual pode ocorrer com dispareunia.

O septo longitudinal pode ser assintomático ou, se houver comunicação uterina e vaginal, pode causar dor pélvica, massa paravaginal, sangramento intermenstrual e secreção excessiva e fétida.

A escolha da melhor abordagem para septos vaginais, longitudinais ou transversos depende de avaliação cuidadosa por via vaginal e imagem, sendo a ressonância magnética (RM) o padrão-ouro. A classificação dos septos é feita quanto a (**Quadro 19.1**):

1. Localização – distância do introito vaginal à extremidade distal do septo.
2. Espessura – caso seja septo perfurado, este pode ser determinado no exame vaginal. O septo imperfurado necessita de avaliação por RM.
3. Perfuração – presença ou ausência de perfuração.

O tratamento pode ser feito via cirurgia caso a abordagem seja difícil e sejam necessários maior ressecção e

QUADRO 19.1 ■ Classificação dos septos	
CLASSIFICAÇÃO DOS SEPTOS	
Localização	< 3 cm ou 3 a 6 cm ou > 6 cm
Espessura	<1 cm ou ≥1 cm
Perfuração	Sim ou não

Fonte: Williams e colaboradores.[20]

CIRURGIA AMBULATORIAL

> **Importante**
>
> No caso das lesões benignas, deve-se ficar atento aos diagnósticos diferenciais: cisto epitelial de inclusão, cisto endometrioide e cisto da glândula de Skene.

retalhos, mas pode ser empregada técnica por via vaginal e laparoscópica. A técnica vaginal, descrita neste capítulo e que pode ser realizada em regime ambulatorial, consiste, na maior parte, em excisão simples do septo vaginal com hemostasia adequada ou, até mesmo, rotação de pele perineal, para garantir um melhor resultado estético e calibre vaginal, por serem realizadas em septos menos espessos e baixos. As complicações precoces são raras.

Para diminuir a incidência de estenose vaginal, pode ser prescrita dilatação vaginal pós-cirúrgica, a ser iniciada poucos dias após o procedimento. É recomendado que as pacientes sejam acompanhadas psicologicamente, visto que o uso de dilatadores pode estar associado a uma maior lembrança de sua doença e das complicações. Outro contratempo comum é a rotura da sutura, sendo necessária a ressíntese. É válido lembrar que o procedimento não contraindica o parto vaginal.

Lesões malignas

Nesses tipos de neoplasias, o tratamento ambulatorial fica restrito à biópsia para diagnóstico.

O principal tipo de neoplasia é o *carcinoma escamoso*, que abrange cerca de 90% dos casos, sendo mais comum com o avançar da idade. Os agentes etiológicos são comuns ao câncer de colo do útero. Outros fatores são a infecção pelo HPV oncogênico, além de tabagismo e imunossupressão (ver Capítulo 11 – Doenças da vulva).

As lesões vaginais podem ser divididas em lesão intraepitelial de baixo grau (LIEBG) – neoplasia intraepitelial vaginal (NIVA I) – e lesão intraepitelial de alto grau (LIEAG) – NIVA II e III. As biópsias ambulatoriais são imprescindíveis ao diagnóstico.

As biópsias ambulatoriais de vagina são imprescindíveis para o diagnóstico e são indicadas para mulheres com biópsia cervical positiva e sem achados grosseiros ao exame, com auxílio de colposcopia, ácido acético e lugol (**Figura 19.11**),

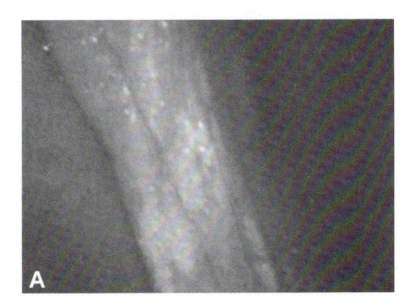

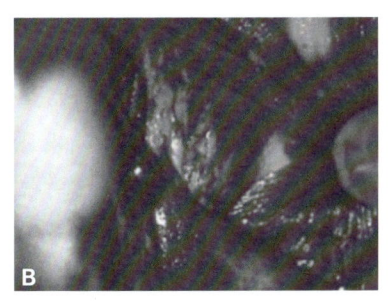

FIGURA 19.11 ■ Aspecto das estruturas após uso de ácido acético e solução de lugol. (**A**) Exame com ácido acético 5% e áreas descoradas pela alta quantidade proteica. (**B**) Teste de Schiller com áreas iodo-negativas.
Fonte: Federação Brasileira das Associações de Ginecologia e Obstetrícia.[10] *Veja imagem em cores no Apêndice, ao final deste livro.*

já que o risco de LIEAG evoluir para câncer invasivo gira em torno de 2 a 12%. O tratamento de LIEBG envolve acompanhamento e ablação, no caso de HPV oncogênico presente. A terapia de escolha para LIEAG pode ser ablação, excisão cirúrgica e tratamentos tópicos. A excisão cirúrgica fornece melhores parâmetros para diagnóstico de microinvasão, caso haja suspeita, apesar da maior morbimortalidade. A vaporização a *laser* pode ser usada em casos de certeza diagnóstica, já que não há peça cirúrgica para histologia.

Cirurgia ambulatorial do colo do útero

O colo do útero é a porção mais baixa do útero, situado em posição caudal ao istmo uterino, tem cerca de 3,5 cm de comprimento total. A maior parte dele é formada por tecido fibroso, e a menor parte, por musculatura lisa.

Tem duas divisões: a vaginal, com cerca de 2 cm, e a supravaginal, com 1,5 cm, sendo a porção vaginal coberta por epitélio escamoso não queratinizado (**Figura 19.12**). O canal endocervical é revestido por epitélio colunar, secretor de muco que contém eletrólitos, glicogênio e solução coloidal. Aderidos ao muco, podem ser encontrados imunoglobulinas, enzimas, leucócitos e células epiteliais. Entre as células do canal endocervical e da ectocérvice, existe uma área de intensa atividade mitótica, a zona de transformação, próximo à junção escamocolunar (JEC), foco de doenças.

O conhecimento sobre biologia oncológica, desde a descoberta de marcadores celulares tumorais para o colo do útero até as biópsias diagnósticas cada vez mais precisas, aumentou a procura por tratamentos menos invasivos. Assim, biópsia com preservação da arquitetura cisto-histológica é fundamental para uma melhor avaliação histológica e tratamento adequado. Existe um elevado número de casos de câncer de

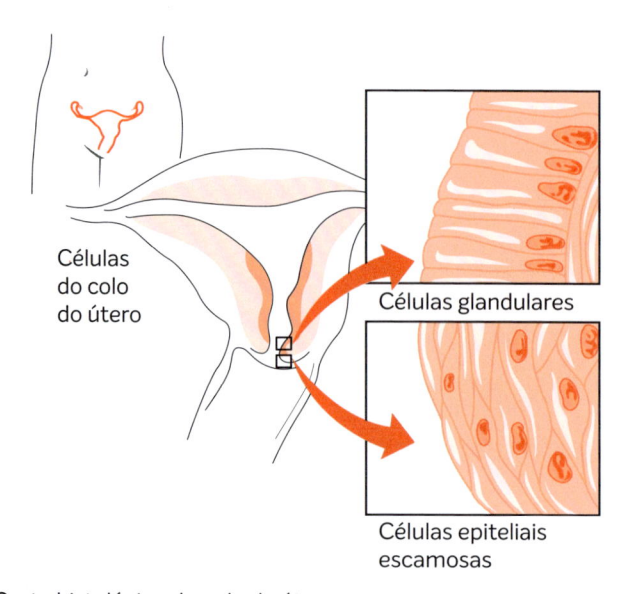

FIGURA 19.12 ■ Corte histológico do colo do útero.

CIRURGIA AMBULATORIAL

colo do útero, principalmente em países de média e baixa renda. Hoje, representa a quarta neoplasia maligna feminina mais comum em todo o mundo e a terceira no Brasil. A prevenção é o melhor caminho para o tratamento, identificando e tratando lesões percursoras precocemente (ver Capítulo 11 – Doenças do colo do útero).

A abordagem cirúrgica ambulatorial dessas lesões consiste em biópsias, cauterizações, excisões (pólipos e fragmentos de colo do útero), cirurgia de alta frequência (CAF) e biópsias/ressecções a *laser*.

Biópsia cervical

A partir de maior facilidade e treinamento de profissionais, as biópsias, preferencialmente, devem ser guiadas por colposcopia.

Técnica

Identifica-se a zona de transformação após aplicação do ácido acético 3 a 5% e, após, observa-se a área que apresenta coloração esbranquiçada; isso ocorre porque as células imaturas e de alta divisão celular têm quantidades elevadas de proteínas e descoram à aplicação do ácido. O inverso também ocorre. Por serem ativas, a quantidade de glicogênio celular é escassa, levando ao não tingimento com solução de lugol (solução à base de iodo) (**Figura 19.13**).

- Escolhida a área da biópsia após observação por colposcopia, segura-se a pinça do tipo saca-bocado ou pinça Professor Medina em direção à lesão e fecha-se a mandíbula da pinça para retirada de um fragmento de tecido (**Figura 19.14**).
- Envia-se o material para estudo em fixador próprio.
- Para hemostasia, tem-se como opção o uso da solução de percloreto férrico (pasta de Monsel). Em caso de insucesso, realizar sutura em 9 com fio de sutura Vicryl 3-0.

Alternativamente à biópsia com pinça, eletrodo tipo alça de ressecção ou CAF pode ser usado. Nesses casos, a importância redobra para lesões térmicas que dificultem o estudo e até mesmo para a não fragmentação dos tecidos, uma vez que estão relacionadas a maiores taxas de margens positivas e indeterminadas pela redução da qualidade da amostra, provocando, assim, a incerteza diagnóstica. Em alguns estudos, a fragmentação é inevitável, porém deve ser evitada ao máximo.

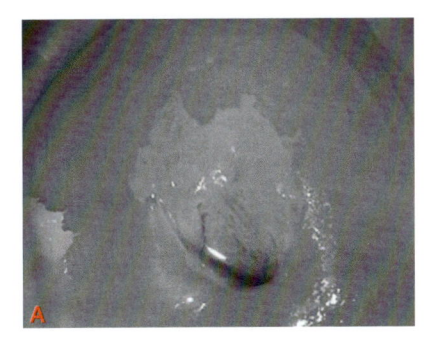

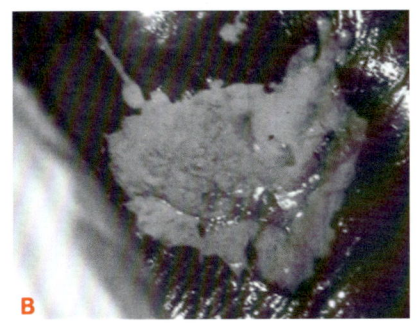

FIGURA 19.13 ■ Aspecto de área acetobranca após teste de Schiller. (**A**) Epitélio acetobranco em canal cervical. (**B**) Área iodo-negativa.
Fonte: Federação Brasileira das Associações de Ginecologia e Obstetrícia.[21] *Veja imagem em cores no Apêndice, ao final deste livro.*

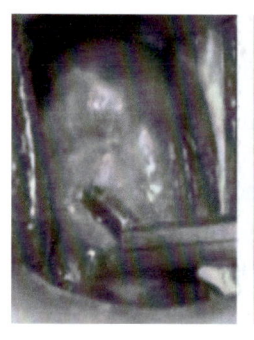

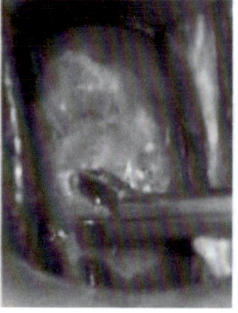

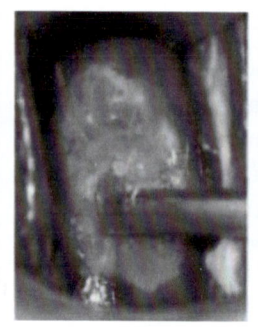

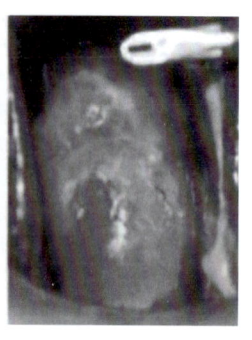

FIGURA 19.14 ■ Aproximação da biópsia.
Fonte: Sellors e Sankaranarayanan.[21] *Veja imagem em cores no Apêndice, ao final deste livro.*

▍Curetagem endocervical

Técnica

- Após anestesia local ou locorregional, estabiliza-se o colo com pinça de dente único ou Pozzi, a aplicando sob o lábio anterior do colo.
- Compressa em fórnice posterior da vagina é inserida para coleta de material, e, com cureta de Kevorkian ou Novak (**Figura 19.15**), inicia-se o procedimento com a passagem dela em todo o canal, iniciando às 12 horas e em sentido horário.
- Recolhe-se o material da câmara, da pinça e compressa, que é depositado em recipiente com fixador e enviado para estudo.

As indicações específicas para curetagem endocervical ainda permanecem em estudo. É estabelecida a contraindicação para realização desse procedimento durante a gestação; além disso, sabe-se que há benefícios de utilizá-la em mulheres mais velhas, nas quais a JEC é mais difícil de ser completamente visualizada; porém, ainda não há determinação da idade em que teria benefício.

Achado negativo não exclui a hipótese diagnóstica, sendo eficaz somente quando for positivo.

▍Cauterização

Método ablativo realizado por aplicação de substâncias cáusticas, elétricas, térmicas ou por vaporização a *laser*, como dióxido de carbono.

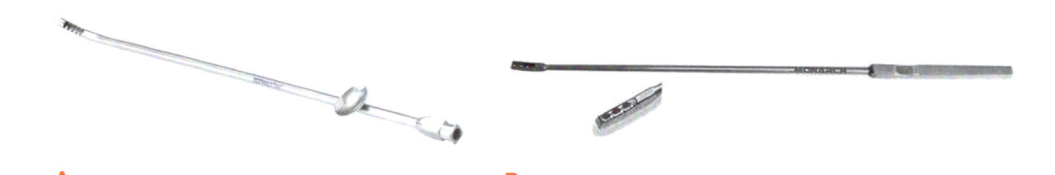

A **B**

FIGURA 19.15 ■ Tipos de cureta. (**A**) Cureta de Novak. (**B**) Cureta de Kevorkian.

As seguintes condições devem ser preenchidas para boa execução:

- Avaliação colposcópica adequada.
- Ausência de invasão em citologia oncótica.
- Exclusão de doença em canal endocervical.
- Concordância entre citologia, colposcopia e histologia.
- Seguimento adequado.

Poucos casos têm indicação específica para cauterização, com redução na prática cotidiana devido a condutas mais expectantes em casos de neoplasias intraepiteliais cervicais iniciais (NIC I). A criocirurgia é realizada com transporte de um gás comprimido refrigerante, óxido nitroso ou dióxido de carbono, por meio de haste metálica flexível e sonda crioterápica, que vai desde o tanque de armazenamento até as ranhuras da pistola de aplicação, ocasionando necrose pela cristalização da água intracelular do tecido, e nova reepitelização ocorre após. Esse procedimento pode ser realizado sob efeito de analgésicos comuns ou infiltração do colo do útero com lidocaína 1%. O *laser* de CO_2 é administrado também sob orientação colposcópica, utilizando-se aplicação luminosa via emissão de radiação, *laser*, associado a um micromanipulador. Também é utilizado para outras lesões condilomatosas do trato gastrintestinal (TGI).

A cauterização química é realizada com aplicação de ácido tricloroacético de 35 a 90% (de preferência, opta-se por formulações menos concentradas inicialmente) semanalmente por até 10 semanas. O ácido é aplicado por meio de um *cotton*, após a vagina ter sido protegida com gaze. Ele causa destruição mais superficial por desnaturação proteica A eletrofulguração ou eletrocauterização utiliza um eletrodo de esfera conectado a um eletrocautério, promovendo coagulação e destruição tecidual por calor, e é guiado pelo teste de Schiller. Esse procedimento requer anestesia local e perícia por parte do médico.

Todas essas técnicas ablativas produzem dano tecidual de aproximadamente 7 mm, porém têm seu uso cada vez mais limitado por existirem técnicas mais efetivas. Complicações são raras, mas as mais comuns são sangramento, estenose do canal cervical, infecção secundária e JEC não visualizada após procedimento.

Polipectomia

O termo "pólipo" originou-se da palavra grega ***polypus***, que significa "muitos pés". Assim, qualquer formação que tenha essa característica pode ser chama de formação polipoide.

Os pólipos cervicais são formações pediculadas, endo ou ectocervicais, localizadas no colo do útero e aparentes após crescimento desordenado. Em sua maioria, são benignos, correspondendo a cerca de 99% dos casos.

Variam de únicos a múltiplos e têm tonalidades diferentes, a depender da sua vascularização. Duas em cada três mulheres apresentam pólipos e não manifestam sintomas, sendo eles descobertos de forma acidental durante exame físico ginecológico (**Figura 19.16**).

A minoria das mulheres tem como queixa principal o sangramento vaginal, que pode ser mais intenso na menstruação, e o sangramento pós-menopausa.

O tratamento de escolha para casos sintomáticos ou pólipos grandes é a po-

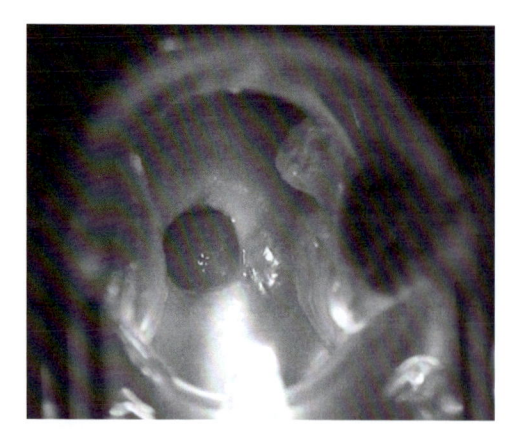

FIGURA 19.16 ■ Pólipo em colo do útero.

Fonte: Basicmedical Key.[23] *Veja imagem em cores no Apêndice, ao final deste livro.*

lipectomia, realizada com pinça e torção posterior à preensão da estrutura.

Pode ser necessária exploração da cavidade endometrial em pacientes na menopausa para descartar doenças malignas e novas formações. O tratamento em gestantes é controverso. Alguns estudos associam a parto prematuro no primeiro e segundo trimestres.[22]

Complicações do procedimento

- Infecção.
- Sangramentos.
- Perfuração uterina (evitar remoção ambulatorial de pólipos com bases não visíveis).

Cirurgia de alta frequência

A ideia da realização de biópsia e tratamento de lesões intraepiteliais utilizando-se uma alça conectada a um eletrocautério comum foi desenvolvida por dois pesquisadores franceses durante a década de 1970, Raoul Palmer e René Cartier.[24]

No fim da década de 1980, um médico britânico, Walter Prendiville, aperfeiçoou o eletrodo, aumentando seu tamanho e conectando-o a um aparelho que emitia uma onda de frequência superior à do eletrocautério, resultando em áreas maiores de exérese, combinando hemostasia e corte com discreto efeito térmico nos tecidos.[24]

Essa técnica foi denominada *large loop excision of the transformation zone* (LLETZ). Os norte-americanos passaram a chamá-la de *loop electrosurgical excision procedure* (LEEP). No Brasil, convencionou-se o nome cirurgia de alta frequência (CAF).

O aparelho de CAF emite uma onda de alta frequência, cerca de 1 a 4 Mhz, e baixa voltagem, em torno de 200 a 500 V, que, ao atravessar a célula, perde energia devido à impedância do tecido, fazendo a água intracelular entrar em ebulição e promovendo a ruptura da membrana citoplasmática e o corte tecidual. A hemostasia é provocada pelo efeito térmico dos vapores emitidos pela água intracelular. As alças têm formas e tamanhos variados, são compostas por tungstênio com espessura de 0,2 mm e são revestidas de silicone em sua base.

Além do efeito térmico, a CAF ainda tem o efeito elétrico, separando as partículas intracelulares de cargas opostas, e o efeito farádico, que promove o corte tecidual por meio da separação dos corpos eletrodensos por criação de um campo magnético.

Etapas da CAF (Figura 19.17)

- Assepsia vaginal.
- Definição da zona de transformação (ZT) (colposcopia e teste de Schiller).
- Anestesia local, locorregional ou geral intravenosa.
- Escolha adequada da alça a ser utilizada.

CIRURGIA AMBULATORIAL

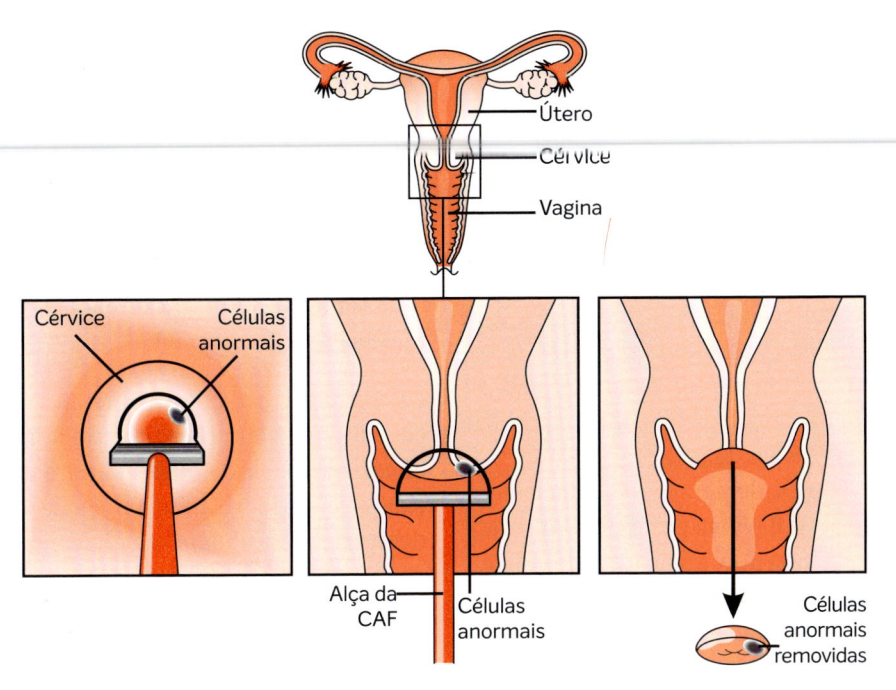

FIGURA 19.17 ■ Técnica da cirurgia de alta frequência (CAF).

- Introdução da alça, fazendo corte e hemostasia.
- Preferir a retirada sem fragmentação; se não for possível, retirar canal restante com alça retangular e permanecer 5 mm de canal residual.
- Hemostasia com eletrodo de esfera e pasta de Monsel (percloreto férrico).
- Realizar preferencialmente sob colposcopia para excisão adequada.

Para mais detalhes, ver Capítulo 11 – Doenças do colo do útero

A paciente pode apresentar secreções genitais após o procedimento, inicialmente sanguinolentas e posteriormente serosas. Deve-se ter o cuidado de orientá-la quanto aos sinais e sintomas de infecção e à avaliação em 30 dias (**Quadro 19.2**).

Contraindicações

- Suspeita de invasão.
- Coagulopatias.
- Gravidez.
- Puerpério < 3 meses.

QUADRO 19.2 ■ Condições da cirurgia de alta frequência

VANTAGENS	DESVANTAGENS
• Segurança favorável • Facilidade • Ambulatorial • Baixo custo • Boa amostra de tecido	• Dano térmico • Requer treinamento específico • Risco de inalação do vapor residual • Efeitos adversos reprodutivos • Sangramento

Fonte: Adaptado de Hoffman e colaboradores.[26]

- Cervicite.
- Exposição ao dietilestilbestrol.

Laser

Em uso desde 1960, com finalidade inicial para tratamentos ablasivos ou excisionais, a amplificação da luz por emissão estimulada de radiação (LASER, do inglês *light amplification by stimulated emission of radiation*) atualmente é o tratamento eficaz também para fotoenvelhecimento, cicatrizes leves e lesões de pele.[25]

Quando usado para cortes e destruição tecidual, regulava-se para modo de onda contínua, fazendo ablação tecidual por ebulição da água intracelular e corte em lesões intraepiteliais cervicais. A partir do avanço da tecnologia, criou-se *laser* pulsado para cortes mais precisos e mínima lesão térmica (**Figura 19.18**).

O procedimento segue os mesmos preceitos e indicações da CAF, apresentando taxa de cura para as lesões intraepiteliais cervicais próxima a 90%. Pode ser usado, ainda, para excisão de endometriose cervical, condilomas e pólipos, assim como a CAF. As desvantagens são o alto custo e o alto nível de habilidade do operador.

A principal contraindicação é a alteração anatômica da cérvice, e as complicações descritas são as mesmas da CAF. A incompetência istmocervical é rara em ambos os métodos, mas são necessários novos estudos para esse fim.

Cirurgia ambulatorial de endométrio

Esta seção aborda, basicamente, a biópsia endometrial, procedimento simples e eficaz na coleta de material para avaliação histológica, visando a investigação de doenças dessa topografia.

A indicação principal consiste na investigação de sangramento uterino anormal, geralmente em pacientes na pré-menopausa ou já menopausadas (sintoma comum a 90% das mulheres com câncer de endométrio).

Contraindicações à biópsia de endométrio:

- Gravidez.
- Infecção vaginal aguda.
- Câncer de colo de útero.

Segundo a American Cancer Society, existem variados métodos de coleta para

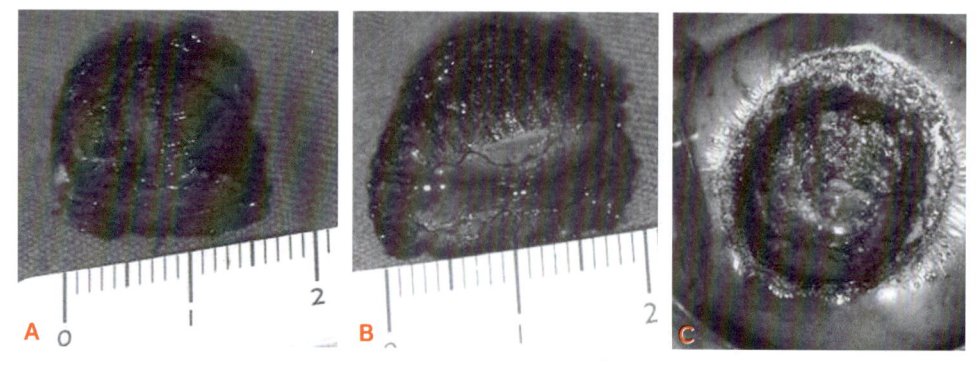

FIGURA 19.18 ■ Técnica do procedimento a *laser* de CO_2. (**A**) Visão frontal. (**B**) Visão lateral. (**C**) Campo cirúrgico final após *laser* de CO_2.
Fonte: Fambrini e colaboradores.[27] *Veja imagem em cores no Apêndice, ao final deste livro.*

amostra endometrial, como dilatação com curetagem, histeroscopia e biópsia por sonda. Estudos recentes indicam que a histeroscopia apresenta maior sensibilidade em relação à coleta de amostras às cegas de endométrio.[28]

Apesar disso, a biópsia às cegas é um método eficaz, de baixo custo, que pode estar disponível em instituições de baixa complexidade, onde a histeroscopia é reservada para casos duvidosos e sem diagnóstico confirmado.

A utilização de sonda uretral acoplada à seringa para aspiração é um método prático, de baixo custo e com boa sensibilidade na detecção de câncer de endométrio.

Técnica

Após introdução, faz-se o vácuo na seringa e, com movimentos delicados, coleta-se material para envio à análise. Seguindo esse mesmo raciocínio, tem-se o dispositivo de polipropileno que exerce função semelhante à da sonda (**Figura 19.19**). A escova Tao, semelhante à de coleta endocervical, é rotacionada 360° após inserção no útero para retirada de material.

Referências

1. Willetts IE. James H Nicoll: pioneer paediatric surgeon. Ann R Coll Surg Engl. 1997;79(4 Suppl):164-7.

2. International Association for Ambulatory Surgery. Nicoll lecture [Internet]. Gent: IAAS; 2024 [capturado em 28 jul. 2024]. Disponível em: https://theiaas.net/nicoll-lecture.

3. Brasil. Ministério da Saúde. DATASUS. Produção hospitalar (SIH/SUS) [Internet]. Brasília: MS; 2024 [capturado em 19 ago. 2024]. Disponível em: https://datasus.saude.gov.br/acesso-a-informacao/producao-hospitalar-sih-sus/.

4. Brasil. Ministério da Saúde. DATASUS. Produção ambulatorial do SUS: Brasil: por local de atendimento [Internet]. Brasília: MS; 2024 [capturado em 19 ago. 2024]. Disponível em: http://tabnet.datasus.gov.br/cgi/deftohtm.exe?sia/cnv/qabr.def.

5. Batista GTCS, Lima CR, Aquino FHT, Campos GLF, Ramos SRF. As vantagens e desvantagens da cirurgia ambulatorial para saúde pública: uma análise de casos da literatura para a atualidade. Contribuciones Ciencias Sociales. 2023;16(9):15809-19.

6. Lynch PJ, Moyal-Barracco M, Bogliatto F, Micheletti L, Scurry J. 2006 ISSVD classification of vulvar dermatoses: pathologic subsets and their clinical correlates. J Reprod Med. 2007;52(1):3-9.

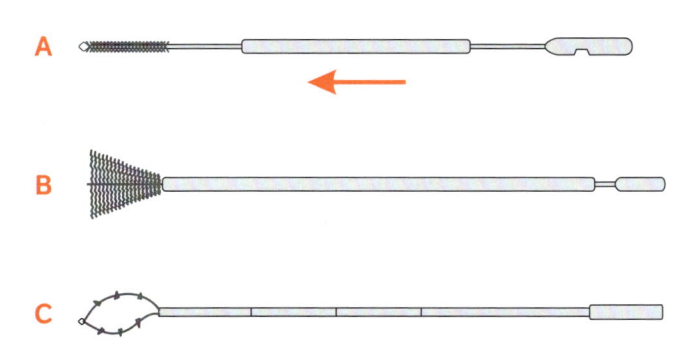

FIGURA 19.19 ■ Três diferentes escovas para biópsia endometrial.
Fonte: Elaborada com base em Du e colaboradores.[29]

7. Lynch PJ, Moyal-Barracco M, Scurry J, Stockdale C. 2011 ISSVD terminology and classification of vulvar dermatological disorders: an approach to clinical diagnosis. J Low Genit Tract Dis. 2012;16(4):339-44.

8. Hochmeister MN, Whelan M, Borer UV, Gehrig C, Binda S, Berzlanovich A, et al. Effects of toluidine blue and destaining reagents used in sexual assault exami- nations on the ability to obtain DNA profiles from postcoital vaginal swabs. J Forensic Sci 1997;42(2)316-9.

9. Vulvovaginal Disorders. Vulvar biopy [Internet]. Boston: Vulvovaginal Disorders; 2014 [capturado em 28 jul. 2024]. Disponível em: https://vulvovaginaldisorders.org/wp-content/uploads/vulvar-biopsy-6-500x375.jpg.

10. Federação Brasileira das Associações de Ginecologia e Obstetrícia. Manual de orientação em trato genital inferior e colposcopia. São Paulo: Febrasgo; 2010.

11. Rivitti EA. Manual de dermatologia clínica de Sampaio e Rivitti. 2. ed. Porto Alegre: Artes Médicas; 2023.

12. Vulvovaginal Disorders. Lichen-sclerosus [Internet]. Boston: Vulvovaginal Disorders; 2014 [capturado em 28 jul. 2024]. Disponível em: https://vulvovaginaldisorders.org/atlas_topic_category/lichen-sclerosus/#.

13. Vulvovaginal Disorders. Human papilomavírus [Internet]. Boston: Vulvovaginal Disorders; 2014 [capturado em 28 jul. 2024]. Disponível em: https://vulvovaginaldisorders.org/wp-content/uploads/HumanPapillomavirusA.jpg.

14. Vulvovaginal Disorders. Bartholin glands [Internet]. Boston: Vulvovaginal Disorders; 2014 [capturado em 28 jul. 2024]. Disponível em: https://vulvovaginaldisorders.org/wp-content/uploads/BartholinGlandB.jpg.

15. Bordel Gómez MT, Sánchez Estella J, Cardeñoso Álvarez E, Santos Durán JC, Román Curto C. Carcinoma basocelular vulvar: una rara localización del cáncer de piel más frecuente. Actas Dermosifiliogr. 2006;97(6):415-6.

16. Vulvovaginal Disorders. Behcet disease [Internet]. Boston: Vulvovaginal Disorders; 2014 [capturado em 28 jul. 2024]. Disponível em: https://vulvovaginaldisorders.org/wp-content/uploads/BehcetDisease.jpg.

17. Martini FH, Timmons RBT. Anatomia humana, 6ed, Porto Alegre: Artmed; 2009.

18. Siddighi S, Yune JJ, Hardesty J. Indocyanine green for intraoperative localization of ureter. Am J ObstetGynecol. 2014;211(4):436.e1-2.

19. Chakrabarti I, De A, Pati S. Vaginal leiomyoma. J Midlife Health. 2011;2(1):42-3.

20. Williams CE, Nakhal RS, Hall-Craggs MA, Wood D, Cutner A, Pattison SH, et al. Transverse vaginal septae: management and long-term outcomes. BJOG. 2014;121(13):1653-8.

21. Sellors JW, Sankaranarayanan R. Colposcopy and treatment of cervical intraepithelial neoplasia: a beginners' manual. Lyon: IARC; 2003.

22. Kellal I, El Haddouchi N, Lecuyer AI, Body G, Perrotin F, Marret H. Leiomyoma during pregnancy: which complications? Gynecol Obstet Fertil. 2010;38(10):569-75.

23. Basicmedical Key. Cervical polypectomy [Internet]. Basicmedical Key; 2016 [capturado em 21 jul. 2024]. Disponível em: https://basicmedicalkey.com/cervical-polypectomy/.

24. López VJL, Trejo SO, Ramírez MNI, Hazael FLM, Obeso MJI. La electrocirugia en el tratamiento de las lesiones intraepiteliales del cérvix. Rev Enf Trac Gen Inf. 2007;1(1):31-5.

25. Elliott DJ. Ultraviolet light, In: Elliott DJ, editor. Ultraviolet laser technology and applications. London: Academic Press; 1995. p. 1-32.

26. Hoffman BL, Schorge JO, Schaffer JI, Halvorson LM, Bradshaw KD, Cunningham FG. Ginecologia de Williams. 2. ed. Porto Alegre: AMGH; 2014.

27. Fambrini M, Penna C, Pieralli A, Fallani MG, Andersson KL, Lozza V, et al. CO2 laser cylindrical excision or standard re-conization for persistent: recurrent high-grade cervical intraepithelial neoplasia (HG-CIN) in women of fertile age. Anticancer Res. 2008;28(6B):3871-5.

28. American Cancer Society. Tests for endometrial cancer [Internet]. Atlanta: ACS; 2021 [capturado em 21 ago. 2024]. Disponível em: https://www.cancer.org/cancer/types/endometrial-cancer/detection-diagnosis-staging/how-diagnosed.html.

29. Du J, Li Y, Lv S, Wang Q, Sun C, Dong X, et al. Endometrial sampling devices for early diagnosis of endometrial lesions. J Cancer Res Clin Oncol. 2016;142(12):2515-22.

Leituras Recomendadas

Abdelrahman HM, Jenkins SM, Feloney MP. Imperforate hymen. In: StatPearls [Internet]. Treasure Island: StatPearls Publishing; 2024 [capturado em 21 jul. 2024]. Disponível em: https://www.ncbi.nlm.nih.gov/books/NBK560576/.

Alkilani YG, Apodaca-Ramos I. Cervical polyps. In: StatPearls [Internet]. Treasure Island: StatPearls Publishing; 2024 [capturado em 21 jul. 2024]. Disponível em: https://www.ncbi.nlm.nih.gov/books/NBK562185/.

Andres MP, Arcoverde FVL, Souza CCC, Fernandes LFC, Abrão MS, Kho RM. Extrapelvic endometriosis: a systematic review. J Minim Invasive Gynecol. 2020;27(2):373-89.

Cohen PA, Jhingran A, Oaknin A, Denny L. Cervical cancer. Lancet. 2019;393(10167):169-82.

Dowlut-McElroy T, Higgins J, Williams KB, Strickland JL. Treatment of prepubertal labial adhesions: a randomized controlled trial. J Pediatr Adolesc Gynecol. 2019;32(3):259-63.

Gold JM, Shrimanker I. Physiology vaginal. In: StatPearls [Internet]. Treasure Island: StatPearls Publishing; 2024 [capturado em 21 jul. 2024]. Disponível em: https://www.ncbi.nlm.nih.gov/books/NBK545147/.

Grubman J, Meinhardt SS, Nambiar A, Lea JS. Specimen fragmentation and loop electrosurgical excision procedure and cold knife cone biopsy outcomes. J Low Genit Tract Dis. 2020;24(1):27-33.

Hurtado-Roca Y, Becerra-Chauca N, Malca M. Eficacia and safety of cryotherapy, cold cone or thermocoagulation compared to LEEP as a therapy for cervical intraepithelial neoplasia: systematic review. Rev Saude Publica. 2020;54:27.

Kaltenecker B, Dunton CJ, Tikaria R. Vaginal cancer. In: StatPearls [Internet]. Treasure Island: StatPearls Publishing; 2024 [capturado em 21 jul. 2024]. Disponível em: https://www.ncbi.nlm.nih.gov/books/NBK559126/.

Prodromidou A, Paspala A, Schizas D, Spartalis E, Nastos C, Machairas N. Cyst of the canal of nuck in adult females: a case report and systematic review. Biomed Rep. 2020;12(6):333-8.

20
PÓS-OPERATÓRIO

TELMA CURSINO

O sucesso de qualquer ato cirúrgico depende do manejo adequado dos fatores de risco existentes e dos eventos durante o ato operatório. Estratégias devem ser pensadas com objetivo de reduzir a ocorrência de complicações pós-operatórias que prolonguem a permanência hospitalar e necessitem de cuidados intensivos e/ou readmissões.

Com a finalidade de acelerar a recuperação de pacientes no pós-operatório, protocolos de assistência multiprofissional foram elaborados. O ERAS (do inglês *enhanced recovery after surgery*), que inicialmente abrangeu cirurgias do trato digestivo, hoje é utilizado em cirurgias dos diversos aparelhos.

Inicialmente o protocolo ERAS foi implantado para cirurgias colorretais e, posteriormente, utilizado em outras especialidades. Seu nome foi adaptado para língua portuguesa, e passou a ser chamado de protocolo da aceleração da recuperação total pós-operatória (ACERTO) (**Figura 20.1**). As intervenções do ACERTO acontecem nas três etapas do perioperatório: pré, intra e pós-operatório.

Protocolo ACERTO no pré-operatório

O protocolo ACERTO tem por objetivo oferecer segurança ao paciente para melhorar resultados.

■ Instrução

No pré-operatório, devem ser dadas instruções à paciente sobre o procedimento cirúrgico que será realizado, ou seja, explicar a indicação da cirurgia e esclarecer consequências e efeitos do procedimento para sua qualidade de vida. Informa-se sobre o procedimento cirúrgico e anestésico, resultando em diminuição do medo e da ansiedade, contribuindo para uma melhor recuperação no pós-operatório.

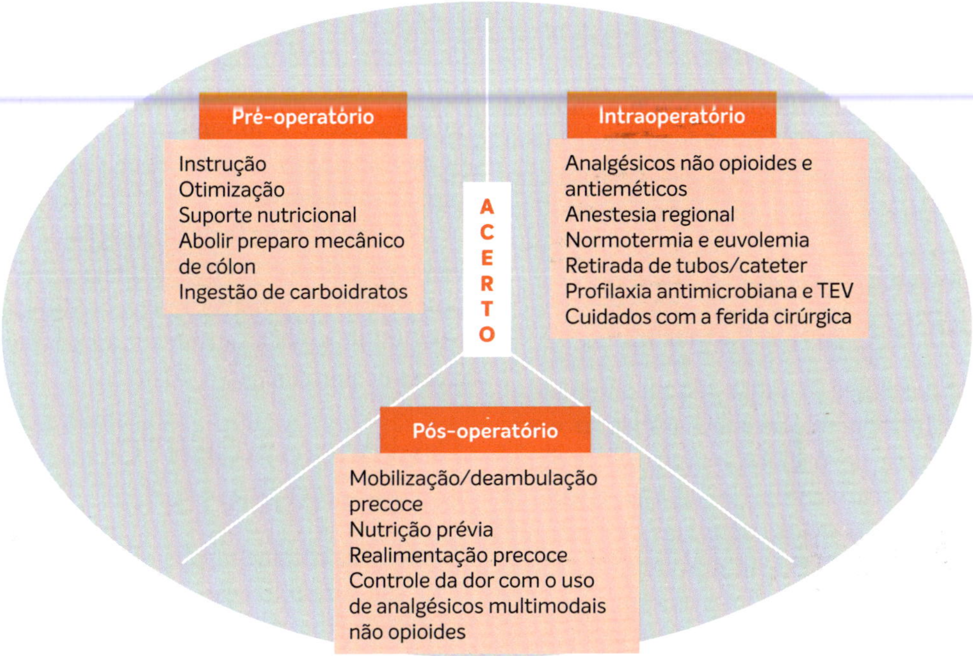

PÓS-OPERATÓRIO

FIGURA 20.1 ■ Aceleração da recuperação total pós-operatória (ACERTO).
TEV, tromboembolia venosa.
Fonte: Elaborada com base em Aguilar-Nascimento.[1]

Deve-se encorajar a alimentação oral e a mobilização precoces, melhorando a fisioterapia respiratória e minimizando diversas complicações.

■ Otimização

Abrange a abordagem médica de problemas frequentes, como anemia, hipertensão e diabetes. O controle das comorbidades foi associado à redução de diversas complicações, como infecções cardiopulmonares, redução da necessidade de hemotransfusão e outras complicações sistêmicas. É muito importante o encorajamento para descontinuação do consumo de álcool e tabaco por quatro semanas ou mais antes de procedimentos eletivos, reduzindo, com isso, as morbidades no pós-operatório. Ressalta-se, ainda, as orientações quanto ao uso de anticoncepcional hormonal combinado oral (AHCO) e terapia hormonal (TH): muitas vezes, não é possível a descontinuação das medicações e é necessária maior atenção à profilaxia de eventos trombóticos (ver Capítulo 17).

■ Suporte nutricional

Em relação ao jejum, é muito importante a instrução de manter o consumo de carboidratos líquidos até 2 horas antes da cirurgia a fim de facilitar o retorno das funções intestinais, reduzir a resistência à insulina, além de evitar o estado catabólico induzido pelo jejum prolongado. Recomenda-se, ainda, a utilização de preparados proteicos: o uso de rotina desse preparado ainda não é exequível no Sistema Único de Saúde (SUS).

Preparo mecânico do colo do útero

É desaconselhado para procedimentos de ginecologia geral. Quando necessário em cirurgias oncoginecológicas, deve ser realizado apenas com antimicrobianos.

Protocolo ACERTO no intraoperatório

Importantes medidas são recomendadas no intraoperatório para aumentar a segurança do paciente, como as medidas profiláticas de infecção da **área cirúrgica** pela padronização de várias práticas antimicrobianas, incluindo administração de antimicrobianos intravenosos dentro de 60 minutos antes da incisão e limpeza da pele com álcool e clorexidina antes da incisão (troca de luvas e/ou instrumentos que foram utilizados).

Outra importante intervenção é a profilaxia multimodal para **náuseas e vômitos** no pós-operatório, sintomas que causam dor e desconforto, como: jejum prolongado, retirada precoce de sondas, deambulação precoce e não utilização de analgésicos opioides.

No intraoperatório, salienta-se a importância da manutenção da **normotermia**, uma vez que o rebaixamento da temperatura corporal é fator de risco para eventos adversos, como infecção de ferida, sangramento, eventos cardíacos e atraso na ingestão oral no pós-operatório.

Infusão de líquidos no intraoperatório: restritiva *versus* liberal. O objetivo principal no manejo de fluidos em pacientes cirúrgicos é a manutenção de euvolemia central a fim de evitar o excesso de água e sal. O estado de **euvolemia** no intraoperatório reduz complicações pulmonares e renais, proporciona retorno mais rápido da função intestinal, diminui a incidência de infecções na área cirúrgica e no trato urinário, além de minimizar a necessidade de transfusão e a duração da recuperação pós-anestésica.

Por fim, a **redução da utilização de tubos e cateteres** e a remoção deles o mais precocemente possível reduz complicações pulmonares, gastrintestinais e infecciosas no período pós-operatório.

Protocolo ACERTO no pós-operatório

As medidas recomendadas no pós-operatório são a **mobilização e a deambulação precoces**, já no primeiro dia de pós-operatório, com sucessivas progressões da mobilização e da autonomia do paciente. O acamamento por período prolongado promove atraso na normalização do hábito intestinal, além de apresentar risco de tromboembolia venosa (TEV). A retirada de cateteres transuretrais no primeiro ou segundo dia pós-operatório, além de reduzir o risco de infecção do trato urinário, facilita a deambulação precoce.

No pós-operatório, a infusão intravenosa deve ser descontinuada assim que possível: o fornecimento de líquidos por via oral acelera o processo de recuperação. A **realimentação oral deve ser precoce** de 6 até 24 horas de pós-operatório, desde que a paciente esteja hemodinamicamente estável. É fundamental na melhora de parâmetros metabólicos, como redução da resistência insulínica, imunomodulação, melhora da cicatrização e do fluxo esplâncnico, estímulo à motilidade intestinal, redução de estase gástrica e da incidência de complicações infecciosas, culminando em

PÓS-OPERATÓRIO

diminuição de tempo de internação e, por conseguinte, de custos.

Ao final dos cuidados pós-operatórios, há o componente essencial do protocolo ACERTO – o manejo multimodal da dor –, que recomenda o uso de dois ou mais medicamentos analgésicos não opioides ou outras técnicas para reduzir os níveis de dor. A abordagem tem como objetivo diminuir o uso de opioides e os efeitos colaterais relacionados, como náusea, vômito, prurido, sedação, insuficiência respiratória, íleo adinâmico, retenção urinária, vício e dependência. Os modelos mais abrangentes muitas vezes incluem combinações de bloqueios neurais periféricos ou centrais com analgésicos não opioides, como anti-inflamatórios não esteroides (AINEs), inibidores de cicloxigenase-2, gabapentina/pregabalina, cetamina, lidocaína, esteroides e agonistas de receptores-α-2.

Embora todas as medidas sejam tomadas para a cirurgia segura, ainda podem advir complicações, das quais as mais frequentes são alterações cardíacas, pneumonia, infecção do trato urinário (ITU), infecção de parede profunda ou superficial e TEV. Várias dessas complicações têm início com o episódio febril.

Febre

Febre no pós-operatório é definida como temperatura igual ou superior a 38 °C e é sempre condição que suscita cuidados, com o objetivo de definir se a sua causa é infecciosa.

Na **Figura 20.2**, são apresentadas as causas mais frequentes de febre no pós-operatório, de acordo com o período decorrido da cirurgia.

Se o episódio febril ocorrer nas primeiras 24 horas, possivelmente é de natureza inflamatória decorrente da exposição do tecido ao trauma e a materiais estranhos e apresenta resolução espontânea na maioria das vezes. Se o episódio febril ocorrer a partir de 48 horas após a cirurgia, tem maior probabilidade de estar relacionado à infecção.

■ Diagnóstico diferencial de febre no pós-operatório

No diagnóstico diferencial da febre no pós-operatório, é empregado um método mnemônico dos 5 Ws referentes às palavras da língua inglesa *wind, water, wound, walking* e *wonder drug*. Recentemente, foram incluídos mais 2 Ws das palavras *w (abscess)* e *waterway*, quanto às complicações infeciosas, e 1 W relativo à palavra *waves*, fazendo alusão às variações nas ondas da eletrocardiografia presentes nas alterações cardíacas no perioperatório. No **Quadro 20.1**, está definido o significado de cada termo em relação ao período de aparecimento da febre.

Para resolução das complicações relacionadas ao episódio febril, é fundamental o exame completo e rigoroso da paciente por meio da avaliação de todos os setores, inclusive pontos de acesso venoso, ferida cirúrgica e os diversos aparelhos, a fim de definir os exames complementares que podem auxiliar no diagnóstico (**Quadro 20.2**).

Alterações intestinais

O íleo pós-operatório (IPO) consiste em uma disfunção transitória da motilidade

Febre

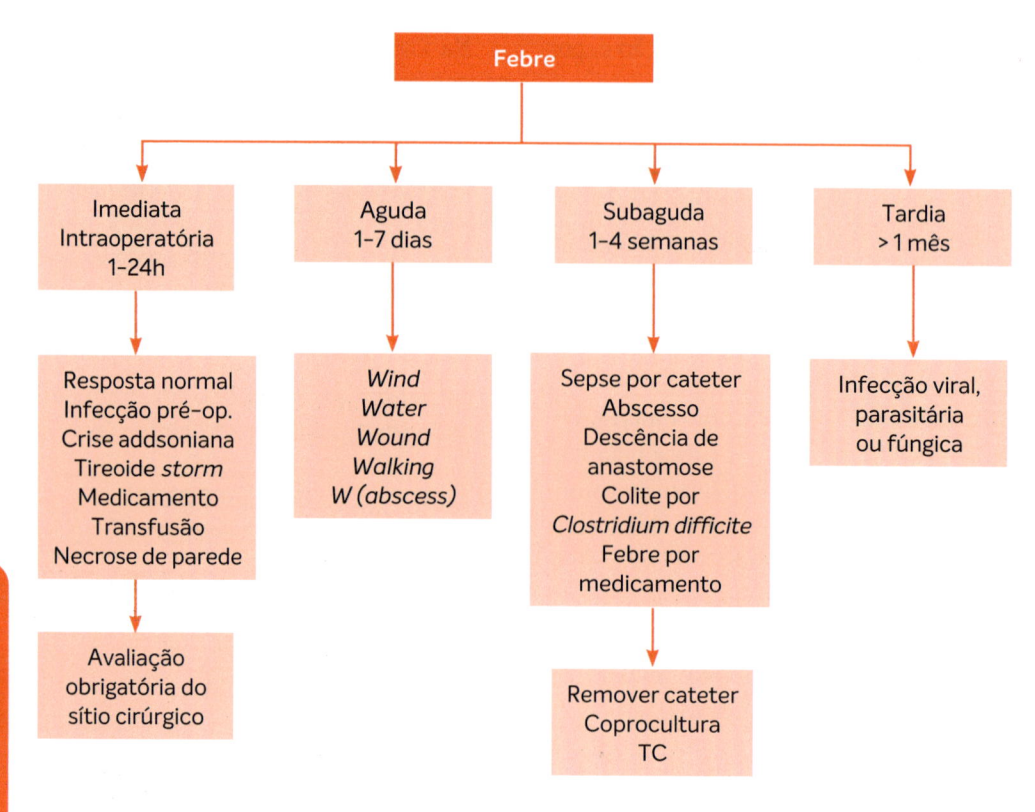

Febre
- **Imediata Intraoperatória 1-24h**
  - Resposta normal
  - Infecção pré-op.
  - Crise addsoniana
  - Tireoide *storm*
  - Medicamento
  - Transfusão
  - Necrose de parede
  - → Avaliação obrigatória do sítio cirúrgico
- **Aguda 1-7 dias**
  - Wind
  - Water
  - Wound
  - Walking
  - W (abscess)
- **Subaguda 1-4 semanas**
  - Sepse por cateter
  - Abscesso
  - Descência de anastomose
  - Colite por *Clostridium difficite*
  - Febre por medicamento
  - → Remover cateter, Coprocultura, TC
- **Tardia >1 mês**
  - Infecção viral, parasitária ou fúngica

FIGURA 20.2 ■ Febre: diagnóstico diferencial e manejo de acordo com o período decorrido da cirurgia
TC, tomografia computadorizada.

QUADRO 20.1 ■ Causas mais comuns de febre no pós-operatório de acordo com o dia de aparecimento – os "Ws"

CATEGORIA	DIA(S) DE PÓS-OPERATÓRIO	DESCRIÇÃO
Wind	1-2	Pnemonia, TEP, aspiração broncopulmonar, atelectasia
Water	3-5	ITU associada ao uso de cateter uretral
Wound	5-7	Infecção da incisão cirúrgica superficial ou profunda
W (abscess)	5-7	Infecção de órgãos ou de cavidades
Walking	5+ (risco pode persistir por meses)	Trombose venosa profunda/Embolia pulmonar
Wonder drug	Em qualquer época	Febre induzida por medicamentos ou reações transfusionais
Waterway	Em qualquer época	Febre induzida por cateter central ou periférico

TEP, tromboembolia pulmonar; ITU, infecção do trato urinário.

PÓS-OPERATÓRIO

QUADRO 20.2 ■ Acompanhamento de paciente no pós-operatório	
EXAME CLÍNICO DIÁRIO NO PÓS-OPERATÓRIO	
Nível de consciência	
Estado hemodinâmico: PA, pulso, PVC, débito urinário	
Grau de hidratação	
Urina: volume, cor, densidade	*Water*
Aparelho respiratório: frequência, ausculta	*Wind*
Ausculta cardíaca	*Wave*
Abdome: inspeção, palpação, ausculta	*W (abscess)*
Ferida cirúrgica: inspeção, palpação	*Wound*
Cateter nasogástrico (CNG): volume e aspecto da drenagem	
Drenos: volume e aspecto das secreções	
Acesso venoso central/periférico	*Waterway*
Panturrilha	*Walking*

PA, pressão arterial; PVC, pressão venosa central.

intestinal de 1 a 2 dias e que faz parte do processo normal de recuperação cirúrgica.

O intestino delgado leva apenas algumas horas para retornar à sua função, enquanto o estômago e o cólon demoram de 24 a 48 horas e de 48 a 72 horas, respectivamente, para normalizar.

> Ainda não está esclarecido o exato mecanismo do IPO, no entanto, já é definida a participação de mecanismos neuroceptivo e endócrino.

■ Fisiopatologia

Em resposta ao estresse cirúrgico, há liberação de mediadores endócrinos e inflamatórios que promovem o desenvolvimento do IPO. Há aumento do número de macrófagos, monócitos, células dendríticas e células *natural killer*. Macrófagos e monócitos da camada muscular externa do intestino parecem desempenhar papel importante na cascata inflamatória. Tem sido demonstrado que o peptídeo liberador do gene da calcitonina, o ácido nítrico, o peptídeo intestinal vasoativo e a substância P funcionam como inibidores de neurotransmissores no sistema nervoso intestinal e que o ácido nítrico, os inibidores do peptídeo intestinal vasoativo e o antagonista da substância P aceleram a função intestinal. Outros fatores exacerbam o IPO, como uso de derivados opioides e deficiência de magnésio e potássio, que estão comumente associados a trocas entre os compartimentos de fluidos fisiológicos. Há, ainda, os fatores relacionados ao ato operatório, como tempo cirúrgico, perda hemorrágica e excessiva manipulação das alças.

Para minimizar os riscos de IPO, várias medidas devem ser tomadas, como a utilização do protocolo ACERTO (em particular as intervenções que aceleram a motilidade intestinal), já referido anteriormente. Ainda carecendo de ensaios clínicos rigorosos, o consumo de cafeína e a utilização de goma de mascar no pós-operatório não parecem superar as medidas preventivas de redução do jejum no perioperatório na prevenção do IPO (ver **Figura 20.1**).

Referência

1. Aguilar-Nascimento JE, organizador. Acerto: acelerando a recuperação total pós-operatória. 4. ed. Rio de Janeiro: Rubio; 2020.

Leitura recomendada

Aguilar-Nascimento JE, Salomão AB, Waitzberg DL, Dock-Nascimento DB, Correa MITD, Campos ACL, et al. Diretriz ACERTO de intervenções nutricionais no perioperatório em cirurgia geral eletiva. Rev Col Bras Cir. 2017;44(6):633-48.

ÍNDICE

As letras *f* e *q*, indicam, respectivamente, figuras e quadros

A

Abscesso tubo-ovariano (ATO), 53-54
Abdome, exame do, 12
    inspeção, 12
    palpação profunda, 12
    palpação superficial, 12
ACERTO, protocolo *ver* Protocolo ACERTO
Adesivo transdérmico, 158
Adolescente com incongruência de gênero, 183
    bloqueio da puberdade, 183
    hormonioterapia cruzada, 183
Afirmação de gênero, cirurgias de, 181-183
Agonistas do GnRH, 21-22
Alterações intestinais, 235, 237-238
Anamnese, 1-3, 148*q*
Alterações metabólicas da síndrome da anovulação crônica, 68
Anel vaginal, 158
Angiomas, 217
Anovulação crônica *ver* Síndrome da anovulação crônica
Antagonistas H2, 76
Anti-hipertensivos, 76
Anticoncepcionais hormonais combinados orais (AHCOs), 157, 160-163
Anticonvulsivantes, 75
Antidepressivos, 75
Antipsicóticos, 75

Atrofia vaginal, 44-46
Avaliação da cavidade uterina, 202

B

Bacteriúria assintomática (BA), 56
BI-RADS, 3*q*
Biópsia, 89, 211, 223-224
    cervical, 223-224
    da vulva, 210-211
        descrição da técnica, 211
        local, 211
    do endométrio, 89
Bromocriptina, 78*q*

C

Cabergolina, 78*q*
Câncer, 11-13, 14, 135-138, 153-154, 193
    de mama, 11-13, 153-154, 193
    do colo do útero, 14
    lesões precursoras, 135-138
Cancroide, 102-103
Candidíase vulvovaginal, 33-39, 96
    diagnósticos, 35-36, 37*f*
    etiologia, 34-35
    fatores precipitantes, 35
    fisiopatologia, 35
    tratamento, 36, 38-39
Cardiopatias e contracepção, 154-160
Cateterismo e ITÙ, 56
Cauterização, 224-225

GINECOLOGIA AMBULATORIAL

Cavidade uterina, avaliação da, 202
Cirurgia ambulatorial, 209-229
    da vagina, 218-221
        estenoses e septos, 220-221
        hímen imperfurado, 218-219
        lesões benignas, 219-220
        neoplasias vaginais, 219
    da vulva, 210-218
        biópsia, 210-211
        infecções, 214-215
        lesões distróficas e displásicas, 213-214
        sinequia vulvar, 212, 213
        teste de Collins, 211-212
        teste do ácido acético, 212, 213f
        tumores benignos, 215-216
        tumores malignos, 218
        tumores sólidos, 216-217
        úlceras, 217
        vasculares, 218
    de endométrio, 228-229
    do colo do útero, 222-228
        biópsia cervical, 223-224
        cauterização, 224-225
        cirurgia de alta frequência, 226-228
        curetagem endocervical, 224
        laser, 228
        polipectomia, 225-226
    lesões malignas, 221-222
Cirurgia(s), 181-183, 226-228
    de afirmação de gênero, 181-183
    de alta frequência (CAF), 226-228
        contraindicações, 227-228
        etapas, 226-227
Cistite, 56
Cisto(s), 215-216
    de glândulas de Skene, 216
    do canal de Gartner, 216
    do canal de Nuck, 216
    e abscesso da glândula de Bartholin, 215
    epidermoides, 216
    sebáceos, 216
Citologia, 187, 201
Climatério, 160, 185-194
    anamnese, 186
    diagnóstico, 186
    e contracepção, 160
        contraindicações ao estrogênio, 160
        formulações mais indicadas, 160
        outros métodos, 160
    epidemiologia, 185-186
    exames complementares, 186-187
        citologia e colposcopia, 187
        colonoscopia, 187
        densitometria óssea, 187
        diagnóstico de doenças tireoidianas, 186
        diagnóstico de falência ovariana precoce (FOP), 186
        exames laboratoriais, 186
        mamografia bilateral, 187
        ultrassonografia endovaginal, 187
        ultrassonografia mamária, 187
    tratamento, 187-194
        esquemas terapêuticos, 188-190
            pacientes com útero, 190
            pacientes sem útero, 189-190
        manejo da transição menopausal, 188
        riscos e benefícios da TH, 193-194
        terapias não hormonais para sintomas vasomotores, 190-193
Colo do útero, 14, 114-134, 222-228, 234
    cirurgia ambulatorial do, 222-228
        biópsia cervical, 223-224
        cauterização, 224-225
        cirurgia de alta frequência, 226-228
        curetagem endocervical, 224
        laser, 228
        polipectomia, 225-226
    doenças, 14, 114-134
        câncer do, 14
        histologia das lesões cervicais, 116-119
        HPV e oncogênese viral, 115-116
        laudos colpocitológicos e condutas, 120-126
        rastreio das lesões pré-malignas, 119-120, 121q
        tratamentos excisionais, 126-133
        vacinas contra o HPV, 133-134

preparo mecânico do, 234
Cólon, tumores, 13-14
Colonoscopia, 187
Colposcopia, 189, 201
Consulta ambulatorial, 1-8
    da adolescente, 7-8
    anamnese, 1-3
    exame físico, 3-7
Contracepção de emergência, 159
Curetagem endocervical, 224

D

Deficiência isolada de gonadotrofinas (LH/FSH), 23
Densitometria óssea, 187
Dermatite(s), 96-99
    atópica, 96-98
        diagnóstico diferencial, 97
        diagnóstico, 97
        fatores de risco, 97
        sinais e sintomas, 97
        tratamento, 97-98
    de contato irritante e alérgica, 98-99
        exame físico, 98, 99f
        tratamento, 98
    vulvares, 96
Dermatoses vulvares inflamatórias, 105-113
    líquen escleroso, 105-107
        diagnóstico, 107
        exame físico, 106-107
        tratamento de primeira linha, 107
    líquen plano, 107-109
        achados microscópicos, 108
        diagnóstico, 108
        quadro clínico, 107-108
        tratamento, 108-109
    líquen simples crônico, 109-110
        diagnóstico, 110
        fatores de risco, 109
        outras alterações secundárias, 110
        tratamento, 110
    neoplasias intraepiteliais vulvares (NIV), 111-112
        clínica e sinais ao exame físico, 112

        diagnóstico, 112
        tratamento, 112
    psoríase, 110-111
        sintomas e exame físico, 110
        tratamento, 110-111
        terapias não cirúrgicas, 112-113
Desejo sexual hipoativo, 142, 143, 144, 149-150
Desogestrel, 158
Diabetes melito e contracepção, 160-161
    AHCOs, 160-161
Diagnóstico precoce, 10 *ver também* Rastreamento
Disforia de gênero, 169-170
Disfunção, 66, 144-145
    menstrual, 66
    orgásmica, 144-145
Dispareunia, 150-151
Dispositivo intrauterino (DIU), 159, 163
Doença inflamatória pélvica aguda (DIP), 48-54
    classificação, 50
    complicações, 50
    diagnóstico, 50
    diagnóstico diferencial, 51
    etiologia, 48, 49q
    exames complementares, 50-51
    fatores de risco, 48
    fisiopatologia, 48-49
    tratamento, 51-54
        ATO, 53-54
        DIP, 51-53
Doenças tireoidianas, 186
Donovanose, 103
    diagnóstico, 103
    tratamento, 103
Dosagens hormonais, 21
Drospirenona, 158

E

"Efeito gancho", 77q
Endocardite, profilaxia da, 202
Endométrio, 89, 135-138, 228-229
    biópsia, 89
    cirurgia ambulatorial, 228-229

lesões precursoras do câncer de, 135-138
   classificação, 135
   diagnóstico, 136-137
   fatores de risco, 135
   sintomatologia, 135-136
   tratamento, 137-138
     HA/NIE, 137-138
     hiperplasia benigna (sem atipia), 137
Endometriose, 216
Estenose(s), 156, 220-221
   aórtica grave, 156
   mitral, 156
   vaginais, 220-221
Exame físico, 3-7
   geral, 3
   especial, 3-7
     abdome, 4
     genitália externa, 4-5
     genitália interna, 5-7
     mamas, 3-4
Expressão de gênero, 167

F

Falência ovariana precoce (FOP), 186
Fator V de Leiden, mutação do, 164
Falso-positivos, 9
Falso-negativos, 9
Febre, 235, 236, 237f
Fibromas, 217
Fitoestrogênios, 191-193

G

Gartner, cistos do canal de, 216
Gênero, 167 *ver também* Paciente LGBTQIAPN+
Genitália, exame da, 4-7
   externa, 4-5
   interna, 5-7
Gestação, 79, 154-160
   cardiopatias e, 154-160
Gestodeno, 158
Glândula(s), 93, 215, 216
   sebáceas, hiperplasia das, 93
   de Bartholin, cisto e abscesso, 215
   de Skene, cistos de, 216
Glicemia de jejum, 199
Glicose, intolerância à, 69-70, 71q
GnRH, 21-22
Gonadotrofinas (LH/FSH), deficiência isolada de, 23

H

Hematimetria, 199
Herpes-vírus simples, 99-100, 101q
   infecção recorrente, 99, 101q
   primoinfecção, 99, 100f
Hidradenoma, 217
Hímen imperfurado, 218-219
   diagnóstico, 219
   tratamento e técnica, 219
Hiperandrogenismo, 66-67
   clínico, 66-67
   laboratorial, 67
Hiperplasia, 93, 137-138
   atípica (HA), 137-138
   benigna (sem atipia), 137
   de glândulas sebáceas, 93
Hiperprolactinemia, 74-79
   diagnóstico, 77
     exames de imagem, 77
     exames laboratoriais, 77
   epidemiologia, 75
   fatores etiológicos, 75-76
     causa idiopática, 76
     causas farmacológicas, 75-76
     causas fisiológicas, 75
     causas patológicas, 76
   fisiologia, 74-75
   quadro clínico, 76-77
   tratamento, 78-79
     cirúrgico, 79
     gestação, 79
Hipertensão arterial, 156, 161-162
   e contracepção, 161-162
   pulmonar, 156
Hipogonadismo, 22-23, 25

hipergonadotrófico, 23, 25
hipogonadotrófico, 22-23, 25
hipogonadotrófico funcional, 22, 25
Histeroscopia com biópsia dirigida, 89
HIV e contracepção, 162
Hormonioterapia cruzada, 183
HPV, 115-116, 133-134 *ver também* Colo do útero, doenças
    e oncogênese viral, 115-116
    vacinas, 133-134

I

Identidade de gênero, 167
Imagem, exames de, 81-82, 200-201
    citologia oncótica, 201
    colposcopia, 201
    ultrassonografia pélvica, 200-201
    urografia excretora, 201
Implante, 158-159
Incongruência de gênero, 169-170, 183
Índice colposcópico de Reid, 129-130q
Infecção do trato urinário (ITU), 55-62
    classificação, 56-57
        associada a cateterismo, 56
        bacteriúria assintomática (BA), 56
        cistite, 56
        pielonefrite, 56
        recidiva, 56
        recorrente (ITUr), 56
        reinfecção, 56
        urosepse, 57
    de repetição, 61
    diagnóstico, 57-58
    epidemiologia, 56
    fatores de risco, 57
    patogênese, 55
    profilaxia, 61-62
        antimicrobiana, 62
        medidas comportamentais, 61
        não antimicrobiana, 61-62
    tratamento, 58-61
        antimicrobiano, 58-61
        medidas comportamentais, 58
        sintomáticos, 58
Infecções, 214-215, 99-105, 101, 203, 205-207
    associadas a úlceras, 99-105
    diminuição do risco no pré-operatório, 203, 205-207
    da vulva, 214-215
    pelo Herpes-vírus simples, 99-100, 101q
Injetáveis, 158
Intolerância à glicose, 69-70, 71q
IRSNs, 191
ISRS, 191

J

Jejum, glicemia de, 199

K

Kallmann, síndrome de, 23

L

Laser, 228
Leiden, mutação do fator V de 164
Lesões, 23, 116-119, 213-214
    cervicais, 116-119
    distróficas e displásicas da vulva, 213-214
    do SNC, 23
    precursoras e câncer de colo de útero, 154
    benignas (vagina), 219-220
    precursoras de câncer de endométrio, 135-138
    lesões malignas, 221-222
    pré-malignas, rastreio, 119-120, 121q
LGBTQIAPN+ *ver* Paciente LGBTQIAPN+
Linfogranuloma venéreo, 103
Lipomas, 217
Lipschutz, úlcera de, 103-104
Líquen, 105-110
    escleroso, 105-107
        diagnóstico, 107
        exame físico, 106-107
        tratamento de primeira linha, 107
    plano, 107-109

achados microscópicos, 108
diagnóstico, 108
quadro clínico, 107-108
tratamento, 108-109
simples crônico, 109-110
diagnóstico, 110
fatores de risco, 109
outras alterações secundárias, 110
tratamento, 110

M

Macroprolactinemia, 76-77
Mamas, 3-4, 11-13, 153-154, 187, 193
câncer de, 11-13, 153-154, 193
exame das, 3-4
inspeção dinâmica, 3
inspeção estática, 3
palpação axilar e das fossas supraclaviculares, 3
palpação e expressão mamária, 4
ultrassonografia, 187
Mamografia bilateral, 187
Marfan, síndrome, 156
Menopausa, 83 *ver também* Climatério
Menstruação, disfunção, 66
Métodos contraceptivos, 159-160
comportamentais, 160
de barreira, 159-160
Mioblastoma de células de granulosa, 217
Miocardiopatia periparto, 156
Molusco contagioso, 105
Mulheres *cis*, 168-169
Mulheres *trans*, 173-178
Mutação do fator V de Leiden, 164

N

Neoplasia(s), 85, 111-112, 137-138, 219
intraepiteliais vulvares (NIV), 111-112
clínica e sinais ao exame físico, 112
diagnóstico, 112
tratamento, 112
intraepitelial endometrial (NIE), 137-138
maligna em paciente de baixo risco, 85
vaginais, 219
Neurolépticos, 75
Nevus, 217
Nuck, cistos do canal de, 216

O

Obesidade e contracepção, 162-163
AHCOs, 162-163
DIUs, 163
Oncogênese viral, HPV, 115-116
Orgasmo, 144-145, 150
disfunção, 144-145
transtorno do, 150
Orientação sexual, 167-168
Ovários policísticos, 68

P

Paciente LGBTQIAPN+, 165-183
bloqueio da puberdade e hormonioterapia cruzada, 183
cirurgias de afirmação de gênero, 181-183
cuidados das mulheres *cis*, 168-169
diagnóstico da incongruência e disforia de gênero, 169-170
expressão de gênero, 167
gênero, 167
identidade de gênero, 167
orientação sexual, 167-168
terapia hormonal, 170-181
adequação de gênero de mulheres e homens *trans*, 170-173
cuidados das mulheres *trans*, 173-178
cuidados dos homens *trans*, 178-181, 182*f*
Palpação axilar e fossas supraclaviculares, 3
Pan-hipopituitarismo, 23
Papanicolaou, exame de, 5-6
Papilomatose vulvar, 93-94
Parecer cardiológico, 202, 203*f*
Pielonefrite, 56
Planejamento reprodutivo em situações especiais, 153-164
câncer de mama, 153-154

cardiopatias, 154-160
    de alto risco à gestação, 156
    de baixo risco à gestação, 156-157
    de risco intermediário à gestação, 157
climatério, 160
    contraindicações ao estrogênio, 160
    formulações mais indicadas, 160
    outros métodos, 160
diabetes melito, 160-161
    AHCOs, 160-161
hipertensão arterial, 161-162
    AHCOs, 161-162
HIV, 162
lesões precursoras e câncer de colo de útero, 154
obesidade, 162-163
    AHCOs, 162-163
    DIUs, 163
trombofilias, 163-164
    mutação do fator V de Leiden, 164

Polipectomia, 225-226

Pós-operatório, 232-238
    alterações intestinais, 235, 237-238
    febre, 235, 236, 237f
    protocolo ACERTO, 232-235
        pré-operatório, 232-234
        intraoperatório, 234
        pós-operatório, 234-235

Pré-operatório, 195-207
    classificação das cirurgias, 197
    diminuição do risco de infecção, 203, 205-207
    exames complementares, 199-201
        propedêutica de imagem, 200-201
            citologia oncótica, 201
            colposcopia, 201
            ultrassonografia pélvica, 200-201
            urografia excretora, 201
         propedêutica laboratorial, 199-200
            classificação sanguínea, 199
            glicemia de jejum, 199
            hematimetria, 199
            sumário de urina, 199
            teste luético, 199
    medicações de uso crônico, 197-199

outros procedimentos, 202-203, 204-205q, 206q
    avaliação da cavidade uterina, 202
    parecer cardiológico, 202, 203f
    profilaxia da endocardite, 202
    profilaxia da trombose venosa profunda, 202, 204-205q, 206q

Procinéticos, 75

Protocolo ACERTO, 232-235
    pré-operatório, 232-234
        instrução, 232-233
        otimização, 233
        preparo mecânico do colo do útero, 234
        suporte nutricional, 233
    intraoperatório, 234
    pós-operatório, 234-235

Psoríase, 110-111
    sintomas e exame físico, 110
    tratamento, 110-111

Pubarca precoce, 18

Puberdade, 16-25
    exame físico ginecológico, 16-17, 20
        anamnese, 16, 20
        exame físico, 16-17, 20
    precoce central, 21-22
    precoce, 17-21
        classificação, 18-20
        diagnóstico, 20-21
        tratamento, 21
    tardia, 22-25
        classificação, 22-23
        diagnóstico, 23-24
        tratamento, 24-25

R

Radiografia de mãos e punhos, 20

Rastreamento, 9-14
    e diagnóstico precoce, 10
    no SUS, 10-14
        câncer do colo do útero, 14
        rastreamento para toda a população, 10-11
        câncer de mama, 11-13
        tumores de cólon e reto, 13-14

resultados falso-negativos, 9
resultados falso-positivos, 9
superdiagnóstico, 9
Reid, índice colposcópico de, 129-130q
Resistência insulínica, 69
Resposta sexual, 140-142, 143q
Ressonância magnética, 89
Retardo constitucional do crescimento e da puberdade (RCCP), 22, 24-25
Reto, tumores de, 13-14

S

Sangramento uterino anormal (SUA), 87-92
    avaliação diagnóstica, 88-89, 90f
        anamnese, 88
        exame físico, 88
        exame pélvico, 88
    classificação, 87, 88
    parâmetros para avaliação, 87, 88q
    tratamento, 89, 90-92
Septos vaginais, 220-221
Sexualidade feminina, 139-152
    abordagem das disfunções, 146-149
    classificação das disfunções, 142, 143-146
    manejo das disfunções, 149-151
    resposta sexual, 140-142, 143q
Sífilis, 100, 102q
Síndrome da anovulação crônica, 63-73
    diagnóstico, 66-71
        alterações metabólicas, 68
        disfunção menstrual, 66
        hiperandrogenismo clínico, 66-67
        hiperandrogenismo laboratorial, 67
        intolerância à glicose, 69-70, 71q
        ovários policísticos, 68
        resistência insulínica, 69
        síndrome metabólica, 71
    epidemiologia, 63
    etiologia, 64
    fatores de risco, 66
    fisiopatologia, 64-66
    histórico, 63

    tratamento, 72
Síndrome, 23, 71, 156
    de Kallmann, 23
    de Marfan, 156
    de Turner, 23
    metabólica, 71
Sinequia vulvar, 212, 213
Superdiagnósticos, 9
Suporte nutricional, 233
SUS e rastreamento, 10-14
    câncer do colo do útero, 14
    rastreamento para toda a população, 10-11
    câncer de mama, 11-13
    tumores de cólon e reto, 13-14

T

Telarca precoce, 18
Terapia hormonal, 170-181
Teste, 21, 199, 211-212, 213
    de Collins, 211-212
    de estímulo com análogo GnRH, 21
    do ácido acético, 212, 213f
    luético, 199
Toque, 6-7
    retal, 6-7
    vaginal combinado, 6
Transição menopausal, manejo, 188
Transtorno, 145-146, 150
    da dor genitopélvica/penetração, 145-146
    da excitação, 150
    do orgasmo, 150
Trombofilias e contracepção, 163-164
Trombose venosa profunda, profilaxia da, 202, 204-205q, 206q
Tumores anexiais, 80-85
    abordagem cirúrgica, 83-85
        biópsia de congelação intraoperatória, 84-85
        neoplasia maligna em paciente de baixo risco, 85
        procedimentos minimamente invasivos, 83-84
    conduta, 82-83
        durante a idade fértil, 82-83

ÍNDICE

    na menopausa, 83
    propedêutica, 81-82
        anamnese, 81
        exame de imagem, 81-82
        exame físico, 81
        marcadores tumorais, 82
Tumores da vulva, 215-218
    benignos, 215-216
        cisto e abscesso da glândula de Bartholin, 215
        cistos de glândulas de Skene, 216
        cistos do canal de Gartner, 216
        cistos do canal de Nuck, 216
        cistos epidermoides, 216
        cistos sebáceos, 216
        endometriose, 216
    malignos, 218
    sólidos, 216-217
        angiomas, 217
        fibromas, 217
        hidradenoma, 217
        lipomas, 217
        mioblastoma de células de granulosa, 217
        nevus, 217
Tumores de cólon e reto, 13-14

U

Úlcera(s), 103-104, 217
    de Lipschutz, 103-104
    genitais, 217
Ultrassonografia, 20-21, 89, 187, 200-201
    endovaginal, 89, 187
    mamária, 187
    pélvica, 20-21, 200-201
Urina, sumário de, 199
Urografia excretora, 201
Urosepse, 57
Útero, colo do *ver* Colo do útero

V

Vagina, cirurgia ambulatorial da, 218-221
    estenoses e septos, 220-221
    hímen imperfurado, 218-219
        diagnóstico, 219
        tratamento e técnica, 219
    lesões benignas, 219-220
    neoplasias vaginais, 219
Vaginites *ver* Vulvovaginites
Vaginismo, 151
Vaginoses *ver* Vulvovaginites
Verrugas genitais, 104-105
    diagnóstico, 104-105
    manifestações clínicas, 104
    terapia tópica, 105
Vulva, cirurgia ambulatorial da, 210-218
    biópsia, 210-211
        descrição da técnica, 211
        local, 211
    infecções, 214-215
    lesões distróficas e displásicas, 213-214
    sinequia vulvar, 212, 213
    teste de Collins, 211-212
    teste do ácido acético, 212, 213f
    tumores benignos, 215-216
        cisto e abscesso da glândula de Bartholin, 215
        cistos de glândulas de Skene, 216
        cistos do canal de Gartner, 216
        cistos do canal de Nuck, 216
        cistos epidermoides, 216
        cistos sebáceos, 216
        endometriose, 216
    tumores malignos, 218
    tumores sólidos, 216-217
        angiomas, 217
        fibromas, 217
        hidradenoma, 217
        lipomas, 217
        mioblastoma de células de granulosa, 217
        nevus, 217
    úlceras, 217
    vasculares, 218
Vulva, doenças da, 93-113
    anamnese, 94-95
    anatomia vulvar normal, 93, 94f
    biópsia diagnóstica, 95
    dermatoses vulvares inflamatórias, 105-113

líquen escleroso, 105-107
  líquen plano, 107-109
  líquen simples crônico, 109-110
  neoplasias intraepiteliais vulvares (NIV), 111-112
  psoríase, 110-111
  terapias não cirúrgicas, 112-113
 exame físico, 95
 principais diagnósticos, 96-99
  candidíase vulvar, 96
  dermatite atópica, 96-98
  dermatite de contato irritante e alérgica, 98-99
  dermatites vulvares, 96
 principais infecções associadas a úlceras, 99-105
  cancroide, 102-103
  donovanose, 103
  infecção pelo herpes-vírus simples, 99-100, 101q
  linfogranuloma venéreo, 103
  molusco contagioso, 105
  sífilis, 100, 102q
  úlcera de Lipschutz, 103-104
  verrugas genitais, 104-105
 variações anatômicas, 93-94
  hiperplasia de glândulas sebáceas, 93
  papilomatose vulvar, 93-94
 vulvoscopia, 95
Vulvovaginites, 26-47
 candidíase vulvovaginal, 33-39
  diagnósticos, 35-36, 37f
  etiologia, 34-35
  fatores precipitantes, 35
  fisiopatologia, 35
  tratamento, 36, 38-39
 diagnóstico, 27-29
  exames complementares, 28-29
  sintomas, 28
 etiologia, 27
 fisiopatologia, 26-27
 vaginite atrófica, 44-46
  exames físicos e complementares, 45
  fisiopatologia, 44-45
  sintomatologia, 45
  tratamento, 45-46
 vaginite inflamatória descamativa, 42-44
  diagnóstico, 42-43
  recorrência, 44
  sintomatologia, 42
  tratamento, 43
 vaginite por *Trichomonas*, 39-42
  complicações, 41-42
  exame físico e diagnóstico, 41
  sinais e sintomas, 40-41
  tratamento, 41
 vaginose bacteriana, 29-33
  critério de Amsel, 30, 31f
  fisiopatologia, 30
  recorrências, 32-33
  tratamento, 30-32
 vaginose citolítica, 46-47
  fisiopatologia, 46
  sintomatologia e diagnóstico, 46
  tratamento, 47

APÊNDICE

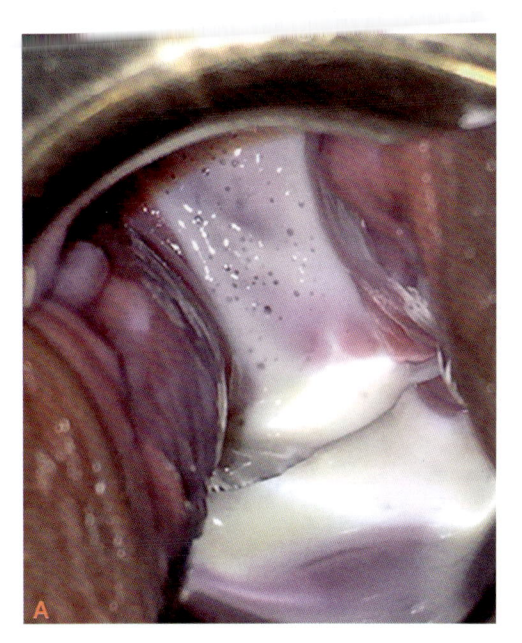

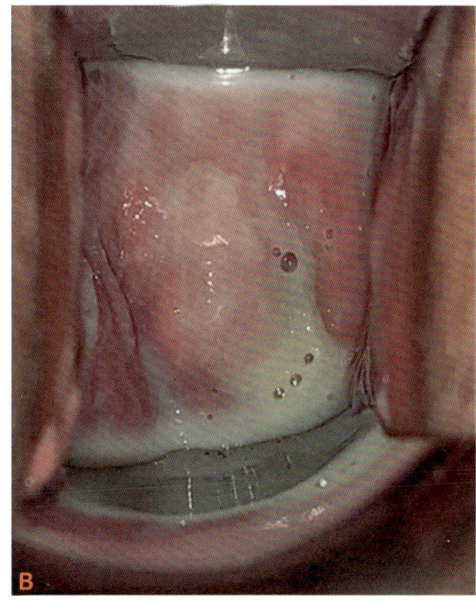

FIGURA 4.1 ■ Conteúdos vaginais de pacientes com VB, diagnosticadas após classificação baseada nos critérios de Amsel.

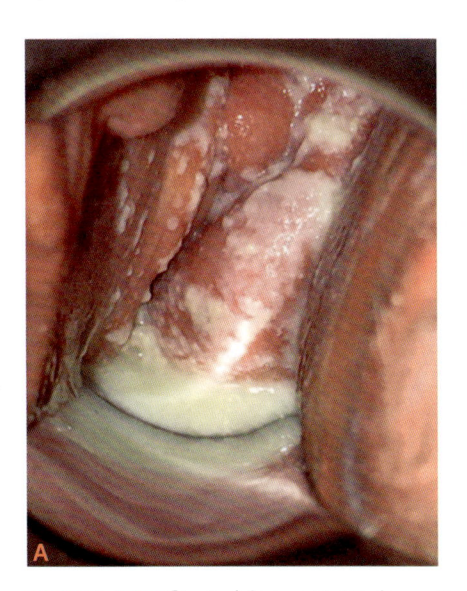

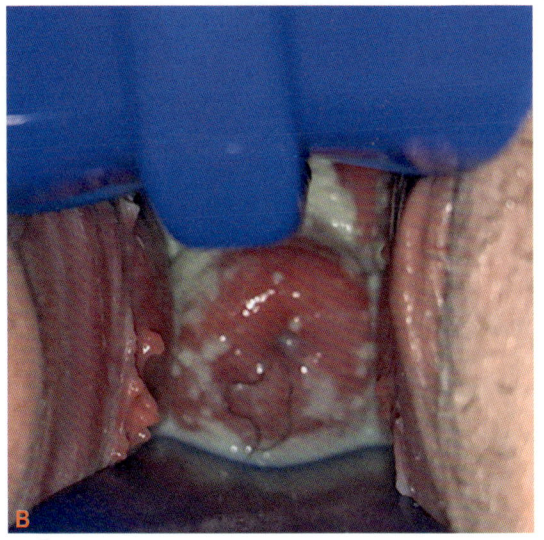

FIGURA 4.2 ■ Conteúdos vaginais de pacientes diagnosticadas com candidíase. (**A**) Conteúdo misto (fluido e grumoso, aderente às paredes vaginais); hiperemia de mucosa do colo e das paredes vaginais. (**B**) Nota-se os fios do DIU se exteriorizando pelo orifício cervical externo (OCE).

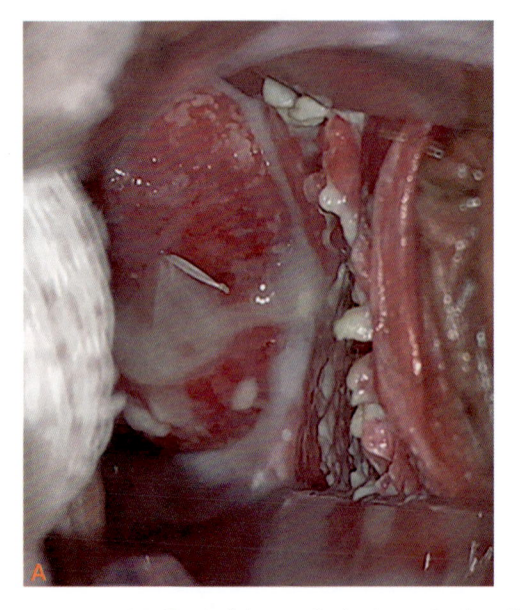

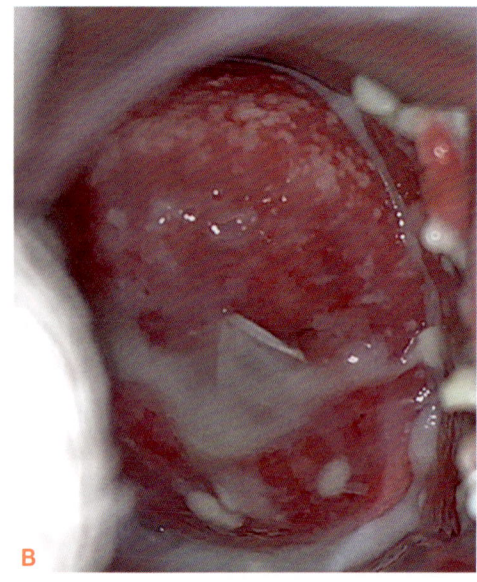

FIGURA 4.3 ■ Conteúdos vaginais de pacientes diagnosticadas com candidíase II. (**A**) Conteúdo misto (fluido e grumoso, aderente às paredes vaginais); hiperemia de mucosa do colo e das paredes vaginais. (**B**) Em ambas as fotos, nota-se os fios do DIU se exteriorizando pelo OCE.

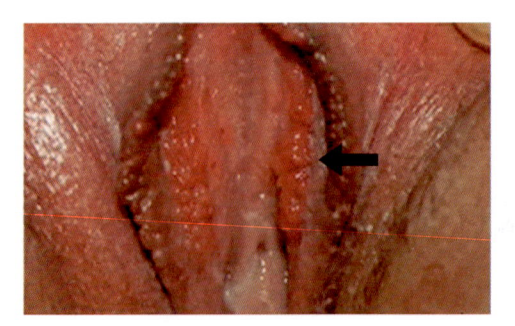

FIGURA 11.2 ■ Papilomatose vulvar.
Fonte: Ozkur e colaboradores.[1]

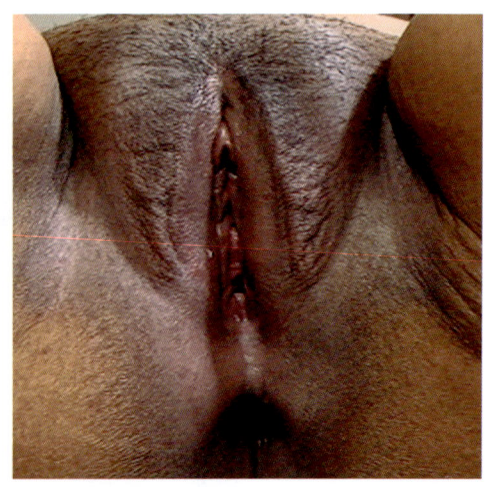

FIGURA 11.3 ■ Candidíase vulvar.

APÊNDICE

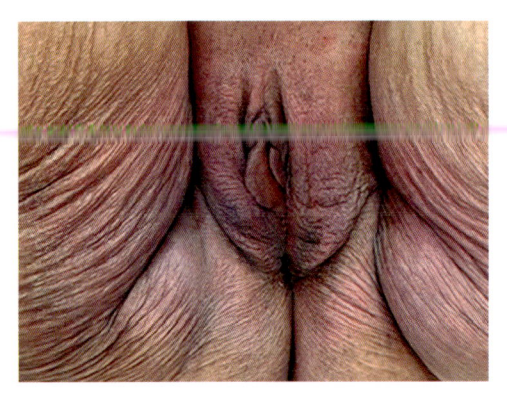

FIGURA 11.4 ■ Dermatite de contato irritante.

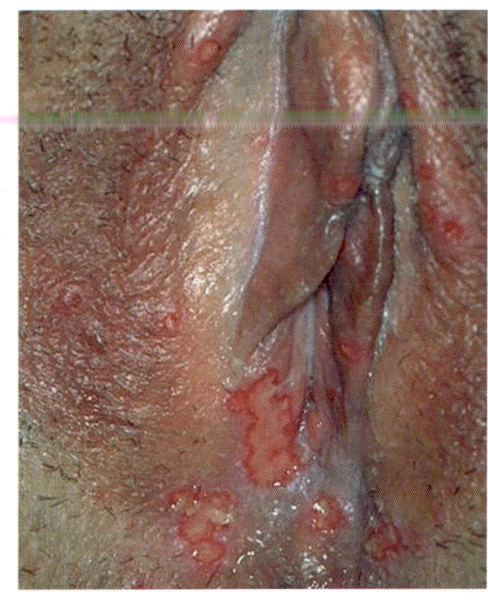

FIGURA 11.5 ■ Herpes vulvar.

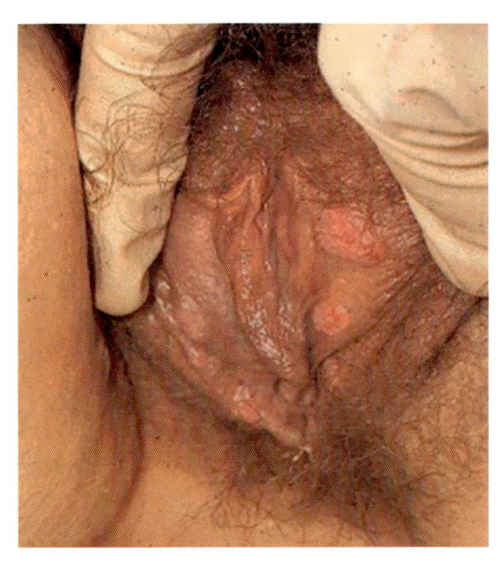

FIGURA 11.6 ■ Condilomas planos.
Fonte: Goh.[3]

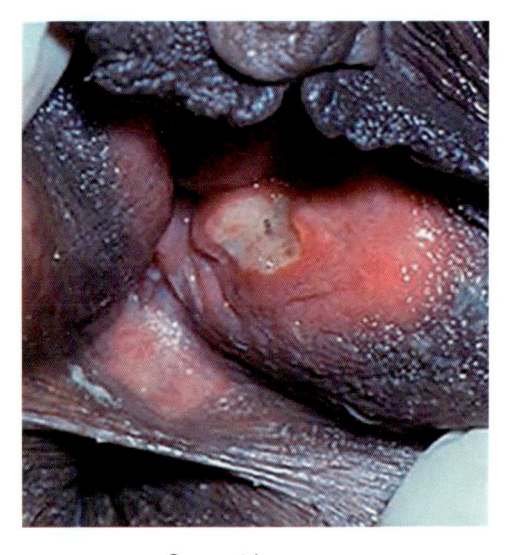

FIGURA 11.7 ■ Cancroide.
Fonte: Roett.[4]

GINECOLOGIA AMBULATORIAL

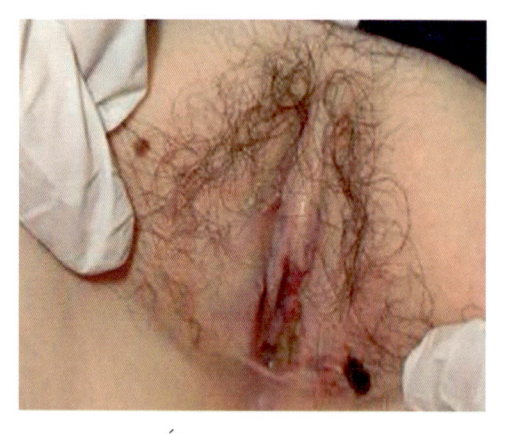

FIGURA 11.8 ■ Úlcera de Lipschutz.
Fonte: Arellano e colaboradores.[5]

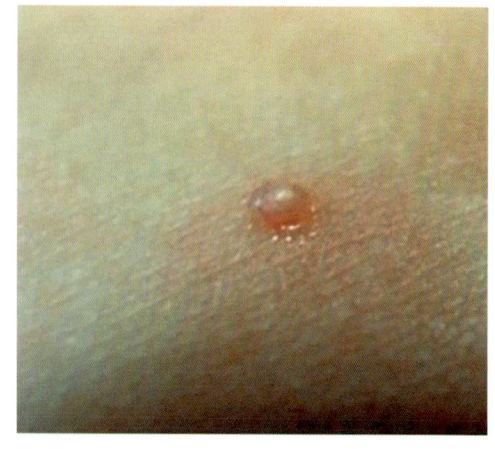

FIGURA 11.10 ■ Molusco contagioso.
Fonte: Meza-Romero e colaboradores.[6]

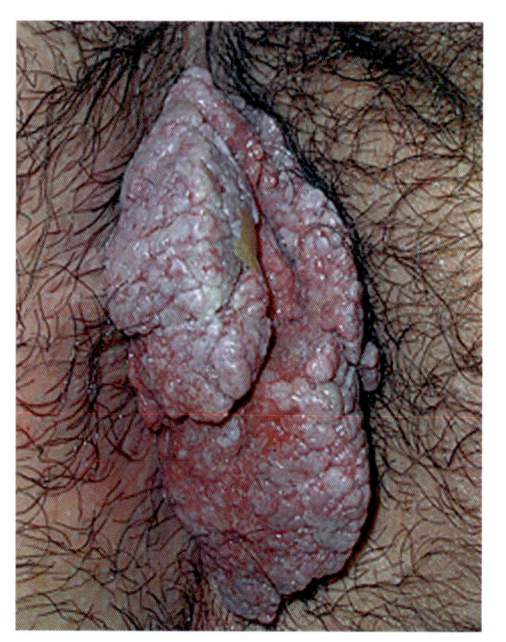

FIGURA 11.9 ■ Condiloma vulvar.

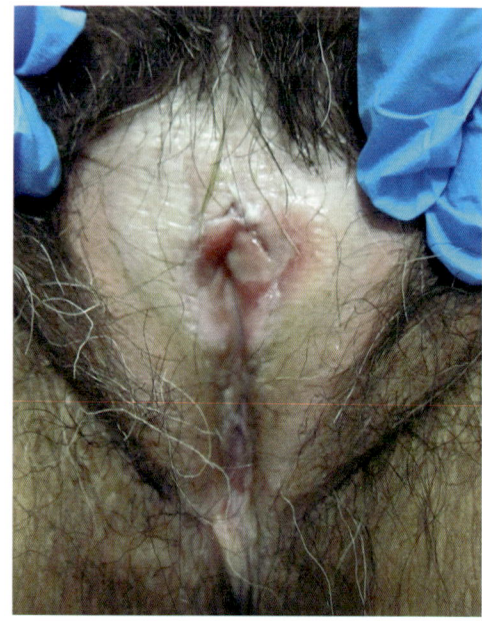

FIGURA 11.11 ■ Líquen atrófico.
Fonte: Fruchter e colaboradores.[7]

APÊNDICE

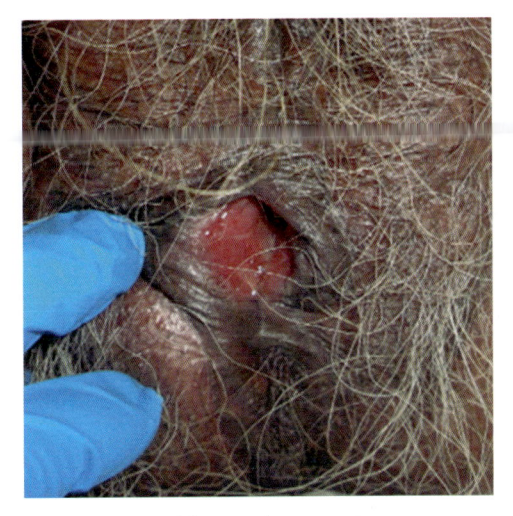

FIGURA 11.12 ■ Líquen plano erosivo.
Fonte: Fruchter e colaboradores.[7]

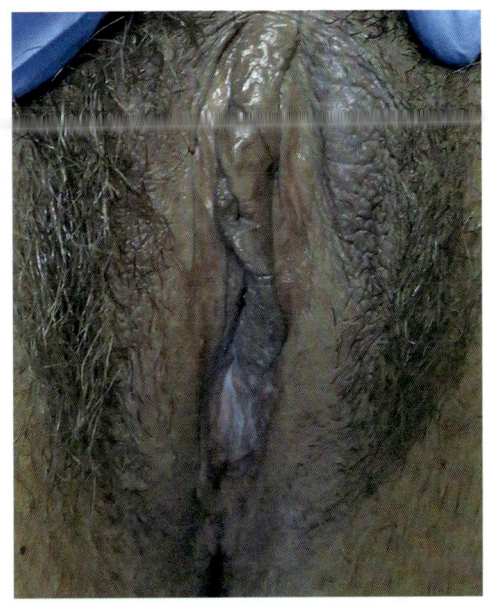

FIGURA 11.13 ■ Líquen simples.
Fonte: Fruchter e colaboradores.[7]

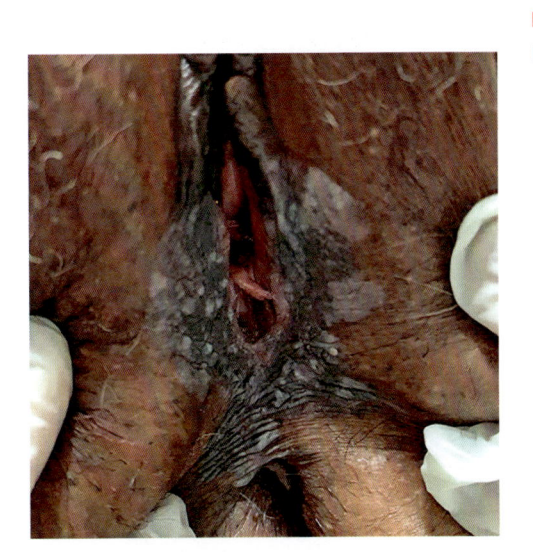

FIGURA 11.14 ■ Neoplasia intraepitelial vulvar de alto grau após aplicação de ácido acético 5%.

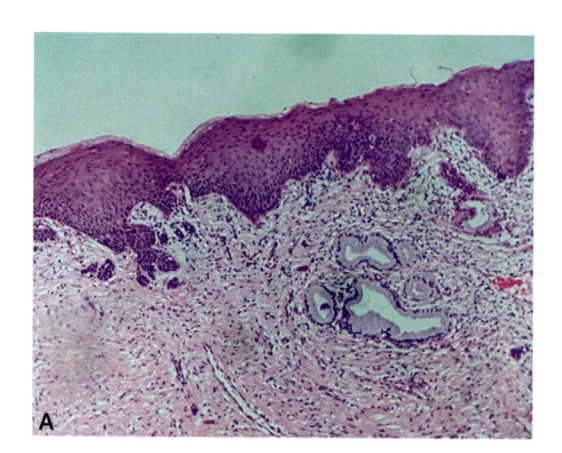

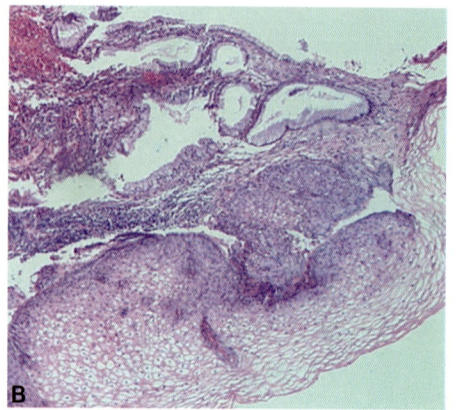

FIGURA 12.2 ■ Metaplasia do epitélio do colo do útero. (**A**) Epitélio escamoso estratificado maduro. (**B**) Epitélio escamoso metaplásico com hiperplasia simples.
Fonte: Imagens gentilmente cedidas por pelo Dr. Horácio Fittipaldi Jr.

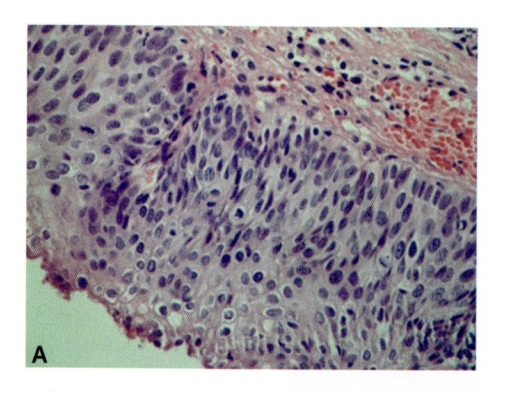

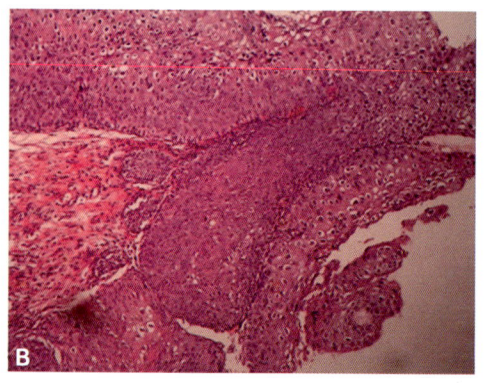

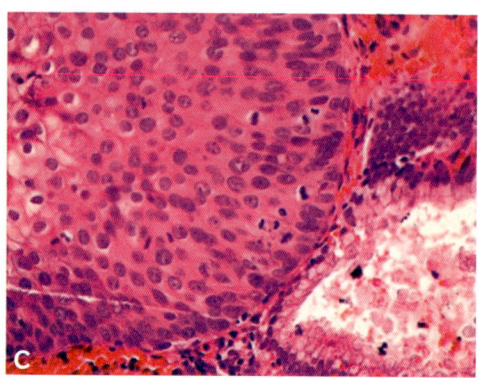

FIGURA 12.3 ■ Atipias nucleares na NIC II. (**A**) NIC II: acometimento por células displásicas nos dois terços inferiores do epitélio, com maturação normal no terço superior.
(**B**) NIC II + HPV: vê-se coilócitos na camada superficial e dois terços inferiores do epitélio com alterações displásicas. (**C**) NIC II com mitoses atípicas.
Fonte: Imagens gentilmente cedidas por pelo Dr. Horácio Fittipaldi Jr.

APÊNDICE

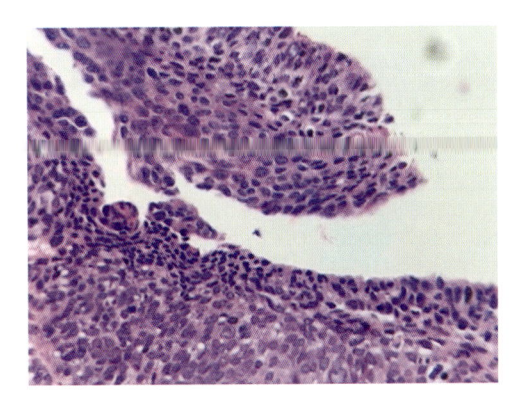

FIGURA 12.4 ■ NIC III com toda a espessura do epitélio representada por células displásicas, sem coilocitose.
Fonte: Imagens gentilmente cedidas por pelo Dr. Horácio Fittipaldi Jr

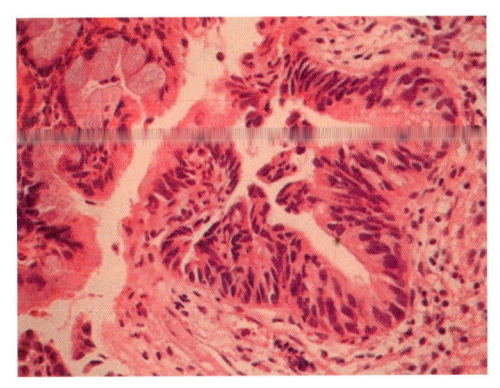

FIGURA 12.6 ■ AIS: células atípicas com núcleos alongados, com cromatina grosseira e irregular ou em grumos em vários níveis dentro das células, imitando estratificação.
Fonte: Imagens gentilmente cedidas por pelo Dr. Horácio Fittipaldi Jr.

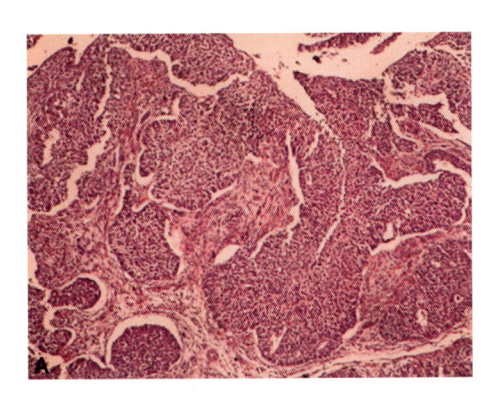

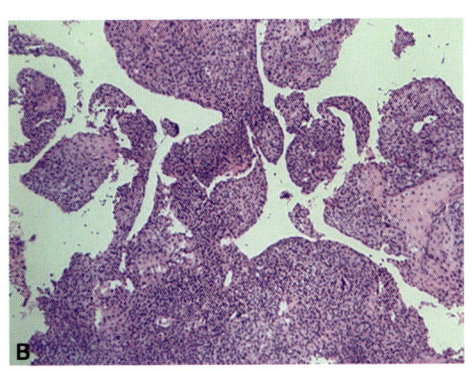

FIGURA 12.5 ■ Células displásicas já não mais restritas à camada epitelial, com invasão do estroma.
Fonte: Imagens gentilmente cedidas por pelo Dr. Horácio Fittipaldi Jr.

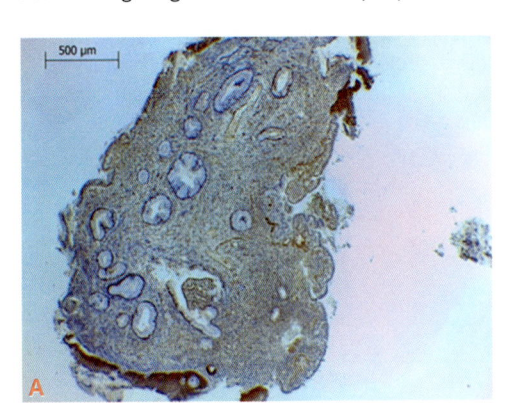

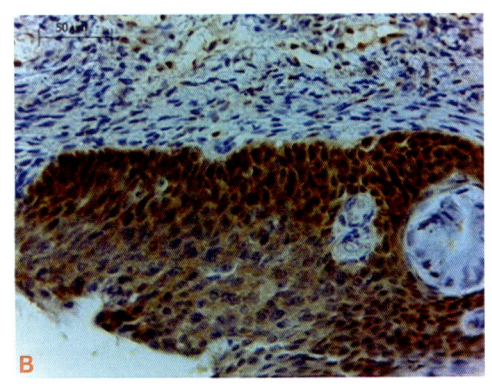

FIGURA 12.7 ■ NIC III. (**A**): NIC III, mostrando impregnação pelo marcador p16 em toda a espessura do epitélio. (**B**): A mesma lesão em aumento microscópico de 400x.
Fonte: Imagens gentilmente cedidas por Fernanda Medeiros (Instituto Aggeu Magalhães/Fiocruz – PE)

TERMO DE CONSENTIMENTO LIVRE E ESCLARECIDO (TCLE) PARA O USO DE TERAPIA HORMONAL DE AFIRMAÇÃO DE GÊNERO

Eu, _____ (nome do(a) paciente), CPF _____, declaro ter sido informado(a) claramente sobre todas as indicações, contraindicações, os efeitos colaterais e riscos relacionados ao uso da terapia hormonal indicada para o processo de transição (ou terapia hormonal de afirmação de gênero) de gênero (CID 10: F64 I CID 11: HA60).

Estou ciente de que a terapia hormonal prescrita somente poderá ser utilizada por mim, e comprometo-me a seguir as orientações relacionadas ao uso correto deste tratamento. A quantidade de hormônio prescrita será ajustada a partir de dosagens hormonais e consultas regulares com a equipe médica na tentativa de reduzir o risco de complicações, pois o uso desses hormônios pode apresentar efeitos colaterais.

Em mulheres transgênero, a terapia com estrogênio associado ou não a antiandrogênios pode proporcionar o aumento das mamas com possível alteração do peso corporal e redução da massa muscular. São previstas reduções das ereções espontâneas, da libido, do volume testicular e da produção do esperma com possível comprometimento da fertilidade. Há risco potencial de câncer de mama, tromboembolismo (trombose venosa), acidente vascular encefálico (derrame cerebral), infarto agudo do miocárdio (infarto do coração), alteração da sensibilidade à insulina e metabolismo da glicose, pode haver benefício ou prejuízo na massa óssea.

Em homens transgênero, a utilização de testosterona está associada com o aparecimento de acne (espinhas nas costas e face), mudanças no timbre da voz, alterações no apetite, retenção de líquidos, aumento da massa muscular e da libido. Há risco potencial para tromboembolismo (trombose venosa), alopecia (queda de cabelo), desenvolvimento ou piora da apneia do sono (dificuldade de respirar ao dormir), aumento da pressão arterial, policitemia (aumento dos glóbulos vermelhos do sangue) e piora do colesterol.

O uso da terapia hormonal de acordo com as doses prescritas pela equipe médica, bem como o uso da via transdérmica quando necessário, são medidas associadas a menor risco de efeitos adversos. Quando houver desejo de preservação da fertilidade, é importante que a busca por recursos de congelamento de óvulos ou espermatozoides seja realizada antes do início do tratamento hormonal. A terapia hormonal com testosterona não é considerada um método contraceptivo.

Afirmo que os termos médicos foram explicados e todas as minhas dúvidas foram esclarecidas pelo(a) médico(a) _____,
CRM _____ (nome e CRM do[a] médico[a] que prescreve). Expresso também minha concordância e espontânea vontade em submeter-me ao referido tratamento, estou ciente dos possíveis riscos e efeitos indesejáveis associados ao tratamento hormonal de afirmação de gênero, bem como da necessidade de acompanhamento médico periódico e possivelmente também por outros profissionais da saúde (p. ex., cirurgiões, profissionais da saúde mental, fonoterapeutas) por meio de consultas ambulatoriais e realização de exames a critério da equipe médica.

_____, _____/_____/_____
(Cidade, data)

_____
Assinatura (paciente)

_____
Assinatura (médico[a])

FIGURAS 16.7 ■ Modelo de Termo de consentimento livre e esclarecido (TCLE) para o uso de terapia hormonal de afirmação de gênero.

APÊNDICE

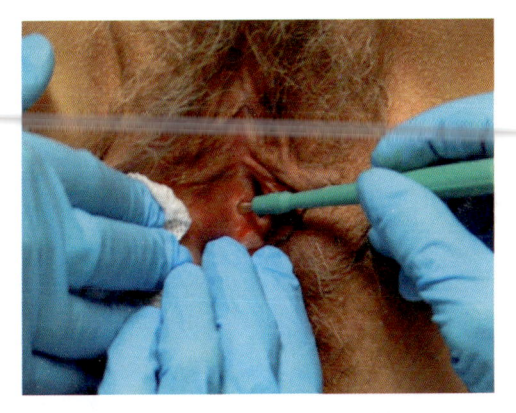

FIGURA 19.2 ■ Punção com Punch Keyes.
Fonte: Vulvovaginal Disorders.[9]

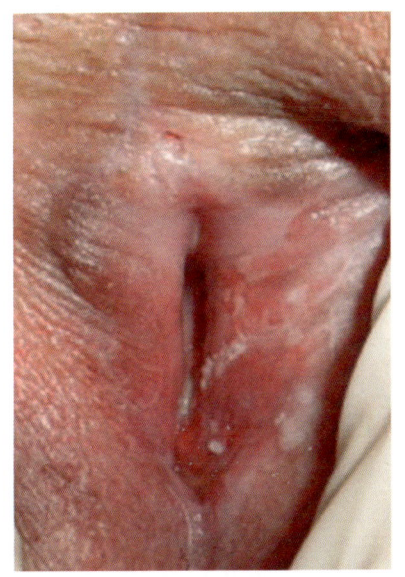

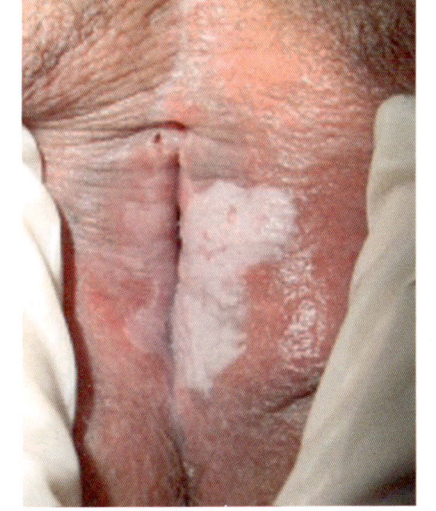

Antes do ácido acético 5%   Após o ácido acético 5%

FIGURA 19.3 ■ Destacamento da neoplasia intraepitelial vulvar (NIV) pela vulvoscopia, após a aplicação do ácido acético 5%.
Fonte: Federação Brasileira das Associações de Ginecologia e Obstetrícia.[10]

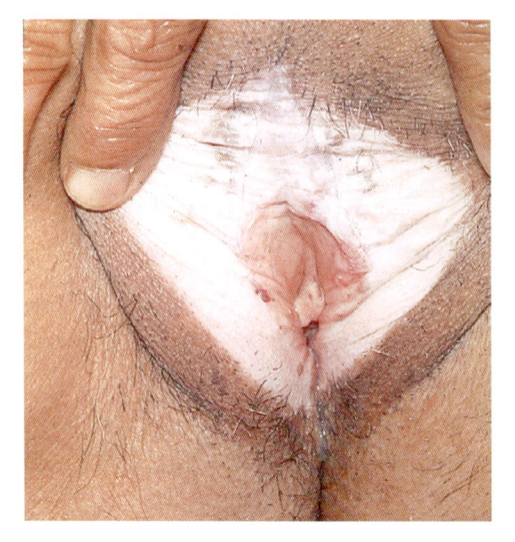

FIGURA 19.4 ■ Líquen escleroso em fase de intensa atrofia.
Fonte: Rivitti.[11]

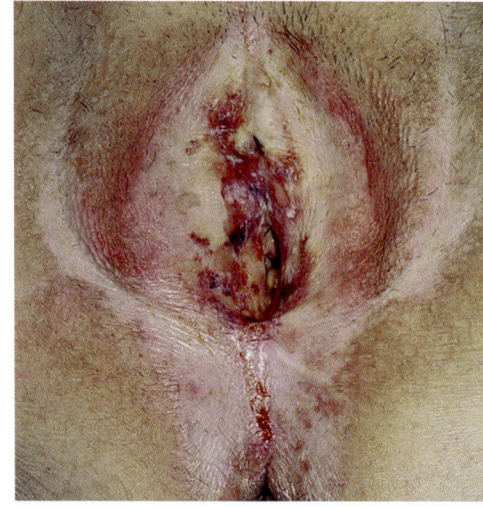

FIGURA 19.5 ■ Líquen escleroso cursando com estenose.
Fonte: Vulvovaginal Disorders.[12]

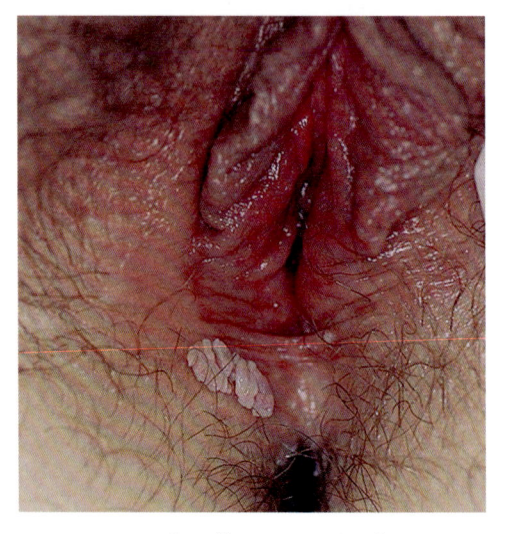

FIGURA 19.6 ■ Condiloma acuminado.
Fonte: Vulvovaginal Disorders.[13]

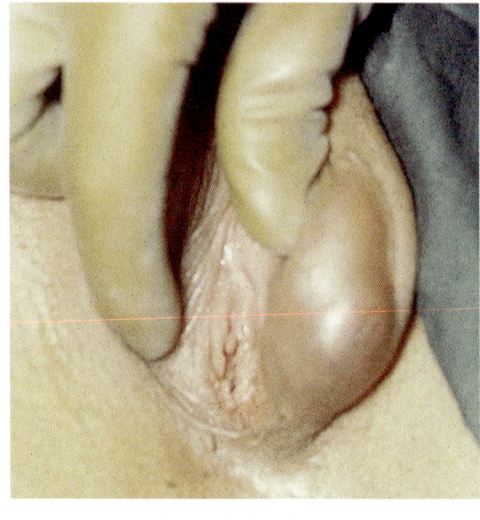

FIGURA 19.7 ■ Cisto de Bartholin.
Fonte: Vulvovaginal Disorders.[14]

APÊNDICE

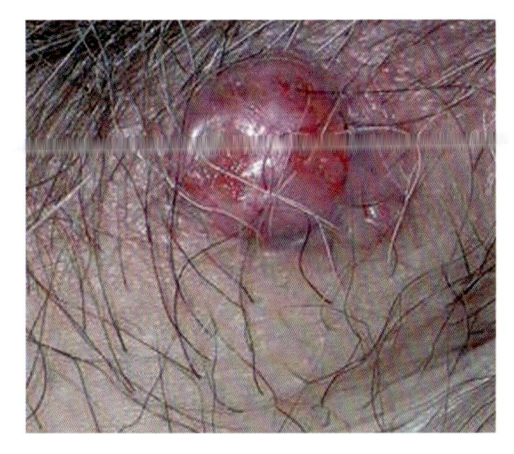

FIGURA 19.8 ■ Carcinoma basocelular de vulva.
Fonte: Bordel Gómez e colaboradores.[15]

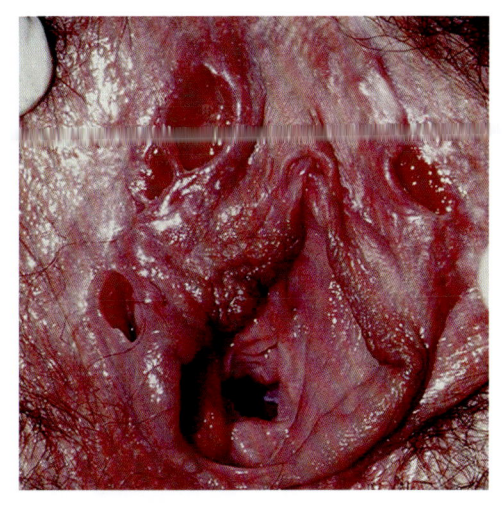

FIGURA 19.9 ■ Doença de Behçet.
Fonte: Vulvovaginal Disorders.[16]

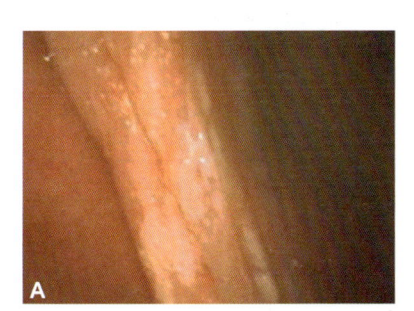

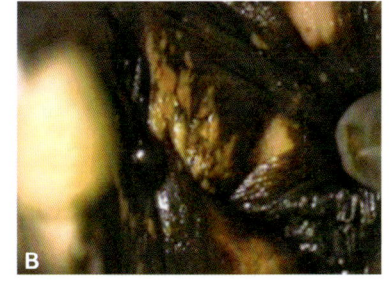

FIGURA 19.11 ■ Aspecto das estruturas após uso de ácido acético e solução de lugol. (**A**) Exame com ácido acético 5% e áreas descoradas pela alta quantidade proteica. (**B**) Teste de Schiller com áreas iodo-negativas.
Fonte: Federação Brasileira das Associações de Ginecologia e Obstetrícia.[10]

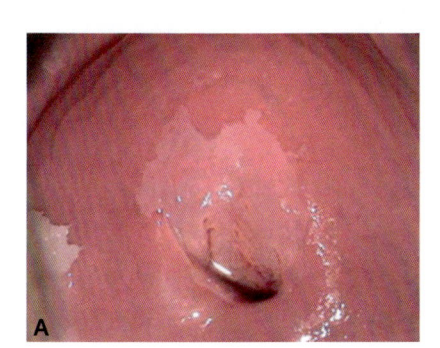

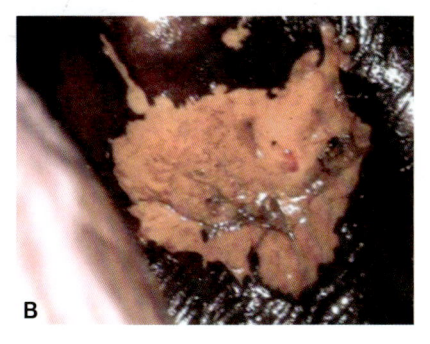

FIGURA 19.13 ■ Aspecto de área acetobranca após teste de Schiller. (**A**) Epitélio acetobranco em canal cervical. (**B**) Área iodo-negativa.
Fonte: Federação Brasileira das Associações de Ginecologia e Obstetrícia.[21]

GINECOLOGIA AMBULATORIAL

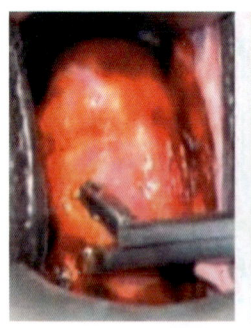

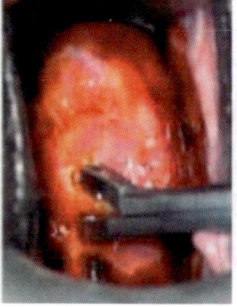

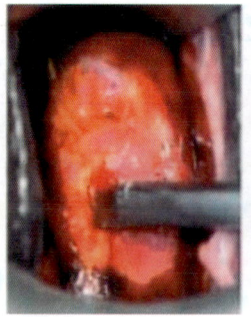

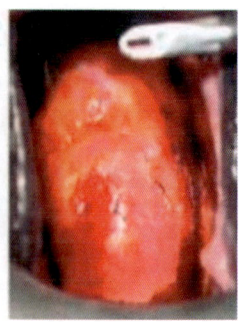

FIGURA 19.14 ■ Aproximação da biópsia.
Fonte: Sellors e Sankaranarayanan.[21]

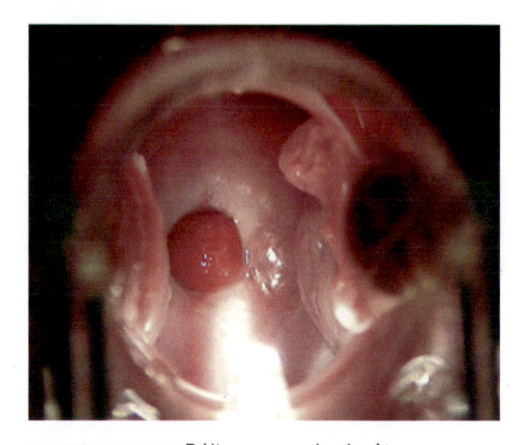

FIGURA 19.16 ■ Pólipo em colo do útero.
Fonte: Basicmedical Key.[23]

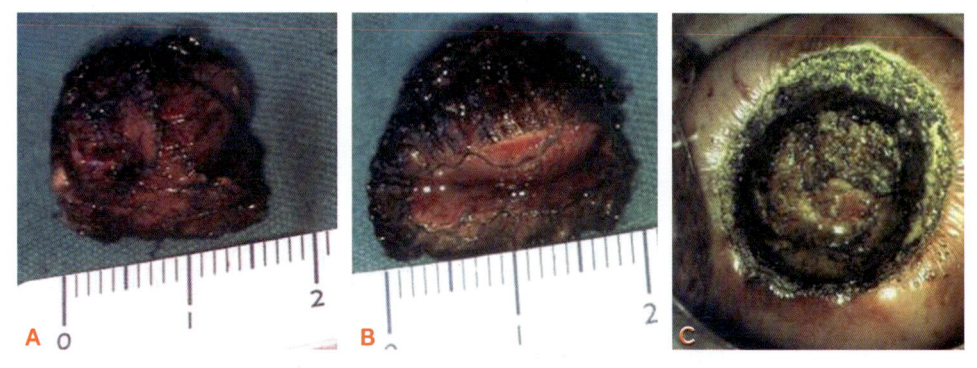

FIGURA 19.18 ■ Técnica do procedimento a *laser* de CO_2. (**A**) Visão frontal. (**B**) Visão lateral. (**C**) Campo cirúrgico final após *laser* de CO_2.
Fonte: Fambrini e colaboradores.[27]